T0380533

# Schmerzmanagement

Ahura Bassimtabar

# Schmerzmanagement

Ein wissenschaftliches Kompendium
für die Physiotherapie

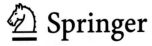 Springer

Ahura Bassimtabar
Deutsche Sporthochschule Köln
Köln, Deutschland

Bayer 04 Leverkusen Fußball GmbH
Leverkusen, Deutschland

ISBN 978-3-662-70333-5          ISBN 978-3-662-70334-2   (eBook)
https://doi.org/10.1007/978-3-662-70334-2

Die Deutsche Nationalbibliothek verzeichnet diese Publikation in der Deutschen Nationalbibliografie; detaillierte bibliografische Daten sind im Internet über https://portal.dnb.de abrufbar.

Planung/Lektorat: Kathrina Nißle
Springer ist ein Imprint der eingetragenen Gesellschaft Springer-Verlag GmbH, DE und ist ein Teil von Springer Nature.
Die Anschrift der Gesellschaft ist: Heidelberger Platz 3, 14197 Berlin, Germany

# Vorwort

Vom renommierten Springer Verlag die Möglichkeit zu erhalten ein Fachbuch über Schmerz zu schreiben, erfüllt mich mit tiefer Dankbarkeit und zugleich mit dem Bewusstsein einer großen Verantwortung. Schon während meiner Ausbildung empfand ich die abstrakte Behandlung des Themas ‚Schmerz' als unbefriedigend – es herrschte große Diskrepanz zwischen dem begrenzten Verständnis der zugrunde liegenden Mechanismen und der Fülle an uns beigebrachten Therapieansätzen zur Schmerzlinderung.

In der therapeutischen Praxis offenbart sich ein Kaleidoskop unterschiedlicher Ansätze und Erklärungsmodelle, wobei der Markt scheinbar von der stetigen Einführung neuer, möglichst komplex anmutender Theorien lebt. Dies ist extrem unbefriedigend, sowohl für mich als Therapeut, als auch für die Patienten, die komplett verwirrt sein müssen, wenn sie sich mit demselben Problem bei drei unterschiedlichen Therapeuten vorstellen und drei unterschiedliche Erklärungen erhalten. Die Ursachen hierfür sind meines Erachtens vielschichtig: Es mangelt an einem einheitlichen, deutschlandweiten Curriculum, die bestehenden Lehrpläne orientieren sich nur unzureichend an evidenzbasierten Leitlinien und das Grundlagenwissen über das Symptom Schmerz ist weiterhin sehr, sagen wir, ausbaufähig. Zudem sieht sich eine Vielzahl von Berufsgruppen im Kontext der Schmerztherapie genötigt, eigene Ansätze zu vermarkten, um ihre Existenzberechtigung zu untermauern.

Eine Patentlösung zur Behebung dieser Missstände liegt mir nicht auf der Hand. Doch ein Anfang kann bei der Wissensvermittlung gemacht werden. Während sich Experten und Politiker um die Akademisierung der Physiotherapie streiten, ist das Setting, in dem hochwertiges Wissen gepaart mit klinischer Expertise gelehrt und gelernt wird, in meinen Augen egal. Der Inhalt muss stimmen. Wieso nicht über ein Buch, welches sich fundamentalen Fragen widmet: Was ist Schmerz? Wie und warum entsteht er? Welche Faktoren führen zur Chronifizierung? Und wie lässt er sich lindern? Dieses Buch konkurriert nicht nur mit der bestehenden Praxis und Lehre, es wertet sie hoffentlich auf und wird ein unverzichtbarer Bestandteil der Schmerzlehre. Nicht weil ich ein besonders toller Autor bin, sondern weil ich mit den Inhalten dieses Buches bestehende und nachgewiesene Lücken fülle; durch Erkenntnisse, die bereits existieren. Als mein Erstlingswerk im Bereich der Fachliteratur mag diese Vision gewagt erscheinen. Premieren bergen sowohl Risiken als auch Chancen: Sie können fehlschlagen, wie der erste

V

Versuch der Gebrüder Wright, ein motorisiertes Flugzeug in die Luft zu bringen, oder triumphieren, wie Walt Disneys erster Animationsfilm „Schneewittchen und die sieben Zwerge". Ob es mir gelingt, mit diesem Fachbuch einen Meilenstein in der Schmerzliteratur zu setzen, bleibt abzuwarten. Doch wie Disney nicht primär den Ruhm, sondern die Innovation im Animationsbereich im Sinn hatte, so ist auch mein oberstes Ziel, einen substanziellen Beitrag zum Verständnis und zur Behandlung von Schmerz zu leisten, unabhängig vom kommerziellen Erfolg. Mit Spannung erwarte ich, ob mir dies gelingen wird.

Ahura Bassimtabar

# Danksagung

Ich mache es kurz. Alles in meinem Leben verdanke ich meinem Vater. Seine Taten haben mich so tief geprägt, dass ich kaum Worte finde, um meine Dankbarkeit auszudrücken. Ein großes Dankeschön geht auch an meinen kleinen, bzw. jüngeren Bruder, der mir immer und überall zur Seite steht. Zudem sind erfolgreiche berufliche Karrieren nie nur das Produkt der eigenen Leistung, sondern auch der situativen Förderung, Unterstützung und Wertschätzung durch Kollegen und Mentoren. Allen Freunden und Kollegen, ob in der Sportphysiotherapie, Universität, Lehre, Forschung oder Berufspolitik, möchte ich an dieser Stelle meinen herzlichen Dank aussprechen.

# Gender Disclaimer

Zum Zweck der besseren Lesbarkeit wird auf die geschlechtsspezifische Schreibweise verzichtet. Es wird das generische Maskulinum verwendet, wobei alle Geschlechter (maskulin, feminin, divers) gleichermaßen gemeint sind.

# Inhaltsverzeichnis

**1 Schmerz – die Geschichte** ................................ 1
   1.1   Spiritualität und Religionen ......................... 2
   1.2   Medikalisierung ................................... 7
   1.3   Neurowissenschaften und Kognition .................. 11
   Literatur. .............................................. 18

**2 Die Neurobiologie der Nozizeption** ...................... 21
   2.1   Transduktion ...................................... 26
   2.2   Transmission ...................................... 30
   2.3   Modulation. ....................................... 37
   2.4   Wahrnehmung ..................................... 43
   2.5   Schmerzformen .................................... 46
   Literatur. .............................................. 51

**3 Die Neurobiologie des Schmerzes** ....................... 55
   3.1   Schmerzrelevante Hirnareale ....................... 60
   3.2   Akute Schmerzinterpretation ....................... 64
   3.3   Chronische Schmerzwahrnehmung .................. 72
   3.4   Neuroplastizität ................................... 81
   3.5   Sensibilisierung ................................... 84
   3.6   Das bio-psycho-soziale Modell als Lösung? .......... 91
   Literatur. .............................................. 92

**4 Das postural-strukturell-biomechanische (PSB) Modell** .......... 103
   4.1   Haltungsdefizite ................................... 105
   4.2   Bewegungsdefizite ................................ 113
   4.3   Strukturdefizite. .................................. 122
   4.4   PSB-Therapie. .................................... 125
   Literatur. .............................................. 132

**5 Untersuchung und Therapie von Schmerzen** .................. 145
   5.1   Schmerzedukation ................................. 146
   5.2   Untersuchung. .................................... 152
       5.2.1   Anamnese. ................................ 152
       5.2.2   Klinische Tests ............................ 153

|        | 5.2.3 | Fragebögen | 157 |
|        | 5.2.4 | Dokumentation und Veranschaulichung | 162 |
| 5.3    | Therapie | | 166 |
|        | 5.3.1 | Allgemeine Empfehlungen für die Schmerztherapie | 166 |
|        | 5.3.2 | Spezifische Empfehlungen für die Schmerztherapie | 168 |
|        | 5.3.3 | Change Management | 181 |
|        | Literatur | | 184 |

**6  Übungsplanung in der Schmerztherapie** . . . . . . . . . . . . . . . . . . . . . . 199

| 6.1 | Ein progressiver Ansatz | 200 |
|     | 6.1.1 | Bewegungsmodifikation | 201 |
|     | 6.1.2 | Sind Schmerzen bei Übungen erlaubt? | 203 |
| 6.2 | Spezifische Übungsempfehlungen | 207 |
|     | 6.2.1 | Chronische untere Rückenschmerzen | 207 |
|     | 6.2.2 | Chronische hochzervikale Schmerzen | 214 |
|     | 6.2.3 | Chronische Nackenschmerzen | 220 |
|     | 6.2.4 | Chronische Schulterschmerzen | 228 |
|     | 6.2.5 | Chronische Knieschmerzen | 236 |
|     | Literatur | | 251 |

# Über den Autor

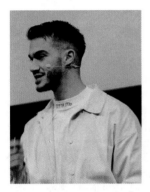

**Ahura Bassimtabar (info@edupain.de)** Schon während der Schulzeit spürte Ahura Bassimtabar den Wunsch, einen Beruf zu ergreifen, der seine Leidenschaft für Sport und Gesundheit miteinander vereint. Dieser Wunsch führte ihn zur Physiotherapie, die ihm genau diese Verbindung bot. Nach einem ausbildungsintegrierten dualen Studium, das er mit dem Staatsexamen und einer erfolgreichen Bachelorarbeit abschloss, setzte er seine Ausbildung mit einem berufsbegleitenden Masterstudium der Sportphysiotherapie an der Deutschen Sporthochschule Köln fort. Dort schloss er als Jahrgangsbester ab.

Seine berufliche Laufbahn begann Bassimtabar nach seinem Staatsexamen in einer Düsseldorfer Physiotherapiepraxis, wo er sowohl mit sporttraumatologischen als auch mit chronischen Schmerzpatienten arbeitete. Seine Expertise führte ihn anschließend über die Jugendabteilungen von Fortuna Düsseldorf und Bayer 04 Leverkusen, wo er unter anderem die Leitung der physiotherapeutischen Abteilung innehatte, bis in die Profimannschaft von Bayer 04 Leverkusen. Heute betreut er die Spieler der Werkself als Physio- und Rehatherapeut. Neben seiner Tätigkeit als Sportphysiotherapeut ist Ahura Bassimtabar seit 2018 auch als Dozent tätig. Er begann seine Lehrtätigkeit an Berufsfachschulen, wo er die Fächer Sportmedizin und Medizinische Trainingstherapie unterrichtete. Mit der Zeit verlagerte sich sein Fokus auf die Hochschullehre, wo er unter anderem an der Hochschule Niederrhein und der Hochschule Fresenius dozierte. Heute liegt sein Schwerpunkt auf der Lehre im Masterstudiengang der Sportphysiotherapie an der Deutschen Sporthochschule Köln. Dort lehrt er den Masterstudierenden sportphysiotherapeutische Screeningmethoden sowie sein selbst entwickeltes und neu eingeführtes Fach **Modern Pain Science**, das sich intensiv mit modernen Ansätzen zur Schmerzforschung und -behandlung auseinandersetzt. Bassimtabar entwickelte neben seiner Leidenschaft für die Sportphysiotherapie eine tiefgehende Faszination für Pain Science und Schmerzneurowissenschaften. Ihn beunruhigte es, dass er die genauen Mechanismen der Schmerzentstehung, -chronifizierung und -linderung nicht fundiert genug kennt, obwohl ihm zahlreiche schmerzlindernde Techniken vermittelt wurden. Seither las er sich autodidaktisch in die aktuelle Schmerzforschung ein, welche er in seiner Ausbildung nur unzureichend beigebracht bekam. Seine Bachelorarbeit widmete er der Variabilität individueller Schmerzwahrnehmung. Im Rahmen seiner Masterarbeit überprüfte er deutschlandweit bei etwa 300 Physiotherapeuten kurz vor ihrem Berufseinstieg deren Wissen über das Symptom Schmerz und den Einfluss einer Schmerzlehre. Die Ergebnisse offenbarten signifikante Wissenslücken, die durch eine Schmerzlehre wesentlich verbessert werden konnten. Diese und weitere Erkenntnisse aus anderen von ihm konzipierten Studien publizierte er mehrfach und präsentiert diese auf verschiedenen Messen und Kongressen, wo er sich für die Anpassung und Aufwertung physiotherapeutischer Lehrpläne durch die Integration schmerzneurowissenschaftlicher Erkenntnisse einsetzt. Diese Erfahrungen motivieren ihn, das Thema **Modern Pain Science** auch in der Lehre zu verankern. Heute unterrichtet er an verschiedenen Hochschulen das aus seiner Sicht so essentielle Thema und hat aus dieser Motivation heraus dieses Fachbuch verfasst, um möglichst viele Therapeuten zu erreichen. Zudem hat er die Fortbildungskampagne **EDUPAIN** ins Leben gerufen, um den Transfer von aktuellen schmerzneurowissenschaftlichen Erkenntnissen in die Praxis voranzutreiben. Zudem promoviert er nebenberuflich an der DSHS am Institut für Kreislaufforschung und Sportmedizin in der Abteilung der molekularen und zellulären Sportmedizin und führt prospektive Studien, unter anderem zu Biomarkerreaktionen nach Muskelverletzungen, durch.

# Abkürzungsverzeichnis

| | |
|---|---|
| Abb. | Abbildung |
| ACC | anteriorer zingulärer Kortex |
| ACT | Akzeptanz- und Commitment-Therapie |
| ADL | activities of daily living |
| AMPA | $\alpha$-Amino-3-hydroxy-5-methyl-4-isoxazol-propion acid |
| Ar | Arbeit |
| ATP | Adenosintriphosphat |
| BDNF | brain derived neurotrophic factor |
| BL | Bauchlage |
| BPSM | bio-psycho-soziales Modell |
| BWS | Brustwirbelsäule |
| bzw. | beziehungsweise |
| C | Celsius |
| CBT | cognitive-behavioral therapy |
| CFT | cognitive functional therapy |
| CGRP | Calcitonin Gene-related Peptide |
| CIPA | congenital insensitivity to pain with anhidrosis |
| CM-PF | Centrum medianum und Ncl. parafascicularis thalami |
| cm | Zentimeter |
| CMS | Constant-Murley Score |
| COX | Cyclooxygenase |
| CPM | conditioned pain modulation |
| CRPS | complex regional pain syndrome |
| CSI | Central Sensitisation Inventory |
| CWP | Chronic widespread pain |
| DASH | Disabilities of arm, shoulder, hand |
| DLPFC | dorsolateraler präfrontaler Kortex |
| DMN | Default Mode Network |
| DNIC | diffuse noxious inhibitory control by painful stimuli |
| EAA | excitatory amino acid |
| EKPQ | Essential Knowledge of Pain Questionnaire |
| ESAS | Elbow Self-Assessment Score |
| FAB-Q | Fear Avoidance Belief-Questionnaire |

| FAOS | Foot and Ankle Outcome Score |
|------|------|
| FD | Faserdicke |
| FHP | forward head posture |
| fMRT | funktionelle Magnetresonanztomografie |
| GA | Graded Activity |
| GABA | Gamma-Aminobuttersäure |
| GAP | growth associated protein |
| GCT | Gate Control Theorie |
| GE | Graded Exposure |
| GIRD | glenohumerales Innenrotationsdefizit |
| GMD | grey matter density |
| GMF | grundmotorische Fähigkeit |
| GMI | Graded Motor Imagery |
| HH | Hinterhorn |
| HIT-6 | Headache Impact Test-6 |
| HOOS | Hip disability and Osteoarthritis Outcome Score |
| HWS | Halswirbelsäule |
| IASP | International Association für the Study of Pain |
| ICF | International Classification of Functioning, Disability and Health |
| IL-N | intralaminäre Nuclei |
| ISG | Iliosakralgelenk |
| kA | körperliche Aktivität |
| Kap. | Kapitel |
| kg | Kilogramm |
| KOOS | Knee injury and Osteoarthritis Outcome Score |
| KTW | Knee to Wall |
| li. | links |
| lOFC | lateraler orbitofrontaler Kortex |
| LT | Lissauers Trakt |
| LTP | long-term depression |
| LWS | Lendenwirbelsäule |
| MBSR | mindfulness-based stress reduction |
| MCC | mittlerer zingulären Kortex |
| mg | Milligramm |
| MHQ | Michigan Hand Outcomes Questionnaire |
| mm | Millimeter |
| mPFC | medialer präfrontaler Kortex |
| MRT | Magnetresonanztomografie |
| MT | Manuelle Therapie |
| Myel. | Myelinisierung |
| MZ | Messzeitpunkt |
| N | Newton |
| N. | Nervus |
| NAA | N-Acetylaspartat |

| | |
|---|---|
| Ncl. | Nucleus |
| ND | navicular drop |
| NDI | Neck Disability Index |
| NGF | nerve growth factor |
| NK-1 | Neurokinin-1 |
| NLG | Nervenleitgeschwindigkeit |
| NMDA | N-Methyl-D-Aspartat |
| NPQ | Neurophysiology of Pain Questionnaire |
| NRPS | Numeric Rating Pain Scale |
| NSLBP | non-specific low back pain |
| ODI | Oswestry Disability Index |
| OFC | orbitofrontaler Kortex |
| PAG | periaquäduktales Grau |
| PCS | Pain Catastrophizing Scale |
| PDI | Pain Disabillity Index |
| PFC | präfrontaler Kortex |
| PNE | Pain Neuroscience Education |
| PRMD | pain related movement dysfunctions |
| PSB | postural-strukturell-biomechanisch |
| rACC | rostraler anteriorer zingulärer Cortex |
| re. | rechts |
| RL | Rückenlage |
| RMDQ | Roland Morris Disability Questionnaire |
| rNPQ | revised Neurophysiology of Pain Questionnaire |
| ROM | range of motion |
| RVM | rostrale ventromediale Medulla |
| S1 | primärer somatosensorischer Kortex |
| S2 | sekundärer somatosensorischer Kortex |
| SDT | sensorisches Diskriminationstraining |
| SIA | stressinduzierte Analgesie |
| SIAS | spina iliaca anterior superior |
| SIPS | spina iliaca posterior superior |
| S-LANSS | selfreported Leeds Assessment of Neuropathic Symptoms and Signs |
| TENS | transkutane elektrische Nervenstimulation |
| TNF-$\alpha$ | Tumornekrosefaktoralpha |
| TrkA | Tyrosinkinase-A |
| TRP | transient receptor potenzial channels |
| TSK-11 | Tampa Scale of Kinesiophobia-11 |
| VAS | visuelle Analogskala |
| Vfstnd | Vierfüßlerstand |
| Vgl. | Vergleich |
| VH | Vorderhorn |
| VPI | ventroposteroinferior |
| VPL | ventroposterolateral |

| | |
|---|---|
| VPM | ventroposteromedial |
| vlPFC | ventrolateraler präfrontaler Koretx |
| WDR | wide dynamic range |
| WHO | World Health Organization |
| YLD | years lived with disability |
| z. B. | zum Beispiel |
| ZNS | zentrales Nervensystem |

# Abbildungsverzeichnis

Abb. 2.1   Fasertypabhängige Schmerzantwort, eigene Anfertigung . . . . . .   25

Abb. 2.2   Temperaturspezifische TRP-Typen, eigene Anfertigung . . . . . . .   28

Abb. 2.3   Descartes Schmerzbahn. (aus dem Buch „Traite de
l'homme" 1664, gemeinfrei). https://upload.wikimedia.org/
wikipedia/commons/8/8a/Descartes-reflex.JPG . . . . . . . . . . . . .   31

Abb. 2.4   Nozizeptive Transmission. primäres Neuron (gelb),
sekundäres Neuron (orange) und tertiäres Neuron (rot). . . . . . . .   32

Abb. 2.5   Bahnen des Rückenmarks (von Polarlys, 05.06.2006,
unverändert) . . . . . . . . . . . . . . . . . . . . . . . . . . . . . . . . . . . . . . .   33

Abb. 2.6   Lissauers Trakt (LT), eigene Anfertigung. HH = Hinterhorn,
VH = Vorderhorn. . . . . . . . . . . . . . . . . . . . . . . . . . . . . . . . . . . . .   34

Abb. 2.7   Laminae des Rückenmarks, eigene Anfertigung . . . . . . . . . . . .   34

Abb. 2.8   Transmissionsweg nozizeptiver Signale, eigene Anfertigung . . .   36

Abb. 2.9   Nozizeptive Hemmung, eigene Anfertigung
1.1 = Nozizeptiver Zustrom durch einen noxischen
Reiz, 2.1 = Neuer stärkerer nozizeptiver Zustrom durch
einen größeren noxischen Reiz in einem anderen Gebiet,
1.2 = Abschwächung des schwächeren nozizeptiven
Zustroms, 2.1 = Gleichbleibender, aber in Relation
stärkerer, nozizeptiver Zustrom des zweiten Reizes. . . . . . . . . . .   42

Abb. 2.10  Schmerzdimensionen 1, eigene Anfertigung . . . . . . . . . . . . . . .   45

Abb. 2.11  Schmerzdimensionen 2, eigene Anfertigung . . . . . . . . . . . . . . .   46

Abb. 3.1   Wahrnehmungsentstehung . . . . . . . . . . . . . . . . . . . . . . . . . . . . .   57

Abb. 3.2   Aspekte der Schmerzwahrnehmung (grafisch). . . . . . . . . . . . . .   58

Abb. 3.3   Aspekte der Schmerzwahrnehmung (anatomisch). Die
Pfeile für den Punkt 3. (Modulation) stehen für die
Einflüsse durch die Interneurone und absteigenden Bahnen . . . .   59

Abb. 3.4   Kälteapplikation mit unterschiedlichen Farben, eigene
Anfertigung. . . . . . . . . . . . . . . . . . . . . . . . . . . . . . . . . . . . . . . . . .   67

Abb. 3.5   Mann an seinem PC, eigene Anfertigung. . . . . . . . . . . . . . . . . .   87

Abb. 3.6   Frau öffnet die Tür, eigene Anfertigung. . . . . . . . . . . . . . . . . . .   88

Abb. 3.7   wütender Mann, eigene Anfertigung . . . . . . . . . . . . . . . . . . . . .   88

Abb. 3.8   Allodynie und Hyperalgesie, eigene Anfertigung . . . . . . . . . . .   89

Abb. 4.1    Anteroposition des Kopfes, eigene Anfertigung. . . . . . . . . . . . .    108
Abb. 4.2    LWS-Kurvatur, eigene Anfertigung . . . . . . . . . . . . . . . . . . . . . . .    109
Abb. 4.3    Beckenschiefstand, eigene Anfertigung . . . . . . . . . . . . . . . . . .    112
Abb. 4.4    Knievalgus rechts, eigene Anfertigung. . . . . . . . . . . . . . . . . . . .    115
Abb. 4.5    Navicular Drop. Abstand zwischen Boden und Tuberositas
            ossis navicularis, eigene Anfertigung . . . . . . . . . . . . . . . . . . . . . .    117
Abb. 4.6    Scapuladyskinesie rechts, eigene Anfertigung . . . . . . . . . . . . . .    118
Abb. 4.7    Heben mit rundem Rücken, eigene Anfertigung . . . . . . . . . . . .    121
Abb. 4.8    Winkel des Drucks . . . . . . . . . . . . . . . . . . . . . . . . . . . . . . . . . . . .    127
Abb. 4.9    Verlauf des Drucks . . . . . . . . . . . . . . . . . . . . . . . . . . . . . . . . . . . .    127
Abb. 4.10   Stärke des Drucks. . . . . . . . . . . . . . . . . . . . . . . . . . . . . . . . . . . . . .    127
Abb. 4.11   Amplitude des Drucks . . . . . . . . . . . . . . . . . . . . . . . . . . . . . . . . .    128
Abb. 4.12   Geschwindigkeit des Drucks . . . . . . . . . . . . . . . . . . . . . . . . . . .    128
Abb. 4.13   Frequenz des Drucks . . . . . . . . . . . . . . . . . . . . . . . . . . . . . . . . . .    128
Abb. 4.14   Fläche des Drucks. . . . . . . . . . . . . . . . . . . . . . . . . . . . . . . . . . . . .    129
Abb. 5.1    Protectometer, eigene Anfertigung . . . . . . . . . . . . . . . . . . . . . . .    149
Abb. 5.2    ICF, eigene Anfertigung . . . . . . . . . . . . . . . . . . . . . . . . . . . . . . . .    152
Abb. 5.3    Graf mit klinischen Schmerzangaben. (Eigene Anfertigung). . . .    163
Abb. 5.4    Korrektur zur Mitte, eigene Anfertigung . . . . . . . . . . . . . . . . . .    184
Abb. 6.1    Komfort- und Diskomfortzone, eigene Anfertigung . . . . . . . . . .    202
Abb. 6.2    Schmerzmonitoring, eigene Anfertigung. Aktionsplan für 1.
            Schmerzintensität, 2. -zunahme und 3. -dauer . . . . . . . . . . . . . .    206
Abb. 6.3    schmerzhaftes Kreuzheben. . . . . . . . . . . . . . . . . . . . . . . . . . . . . .    208
Abb. 6.4    schmerzhaftes Bücken . . . . . . . . . . . . . . . . . . . . . . . . . . . . . . . . .    209
Abb. 6.5    Knie zur Brust bilateral. Weiterlaufende LWS-Flexion über
            maximale Hüft-Flexion mit Nachdruck über ein Handtuch . . . . .    209
Abb. 6.6    Knie zur Brust unilateral. Regression zu 6.5, weniger
            weiterlaufende LWS-Flexion durch kontralaterale
            Hüftstreckung . . . . . . . . . . . . . . . . . . . . . . . . . . . . . . . . . . . . . . . . .    209
Abb. 6.7    Knie zur Brust bilateral mit Kopferhöhung. Progression zu
            6.5. Mehr Flexions-Voreinstellung von kranial und mehr
            weiterlaufende LWS-Flexion . . . . . . . . . . . . . . . . . . . . . . . . . . . .    210
Abb. 6.8    LWS-Flexion aus Vfstnd. Näher an der problematischen
            Bewegungen als eine Flexion aus der Rückenlage . . . . . . . . . . . .    210
Abb. 6.9    LWS-Flexion aus Vfstnd mit Band. Progression der
            Intensität im Vgl. zu 6.8 . . . . . . . . . . . . . . . . . . . . . . . . . . . . . . . .    210
Abb. 6.10   LWS-Flexion aus Vfstnd mit Ellenbogenstütz. Progression
            der Kinematik im Vgl. zu 6.8. Durch den Ellenbogenstütz
            gibt es mehr Oberköpervorlage und mehr Hüft-Flexion und
            somit mehr tiefe LWS-Flexion . . . . . . . . . . . . . . . . . . . . . . . . . . .    211
Abb. 6.11   LWS-Flexion aus dem Sitz. . . . . . . . . . . . . . . . . . . . . . . . . . . . . .    211
Abb. 6.12   LWS-Flexion mit Oberkörper-Vorlage aus dem Sitz . . . . . . . . . .    212
Abb. 6.13   LWS-Flexion aus assistiertem Stand . . . . . . . . . . . . . . . . . . . . . .    212

Abb. 6.14    LWS-Flexion aus dem Stand mit Abstützen. Durch die
             Gewichtsabgabe durch die Hände kann dem Patienten
             Sicherheit vermittelt und Belastung reduziert werden.
             Zudem wird zunächst mit neutraler LWS die Oberkörper-
             Vorlage initiiert und später die LWS-Flexion hinzugefügt.
             Dies ist kognitiv betrachtet für den Patienten nicht die als
             schmerzhaft abgespeicherte Bückbewegung . . . . . . . . . . . . . . .  213
Abb. 6.15    Entlastende Bückbewegung mit Band. Mit den Handflächen
             in ein ausreichend festes Band greifen, welches etwas
             Körpergewicht abnimmt. Dies ermöglicht eine entspanntere
             Position für den Patienten und womöglich weniger
             Schutzspannung der hinteren Muskelkette. . . . . . . . . . . . . . . .  214
Abb. 6.16    Bücken mit antagonistischem Widerstand. Durch die Arbeit
             der vorderen Muskelkette gegen das Band kann womöglich
             der Fokus von der schmerzhaften Arbeit der hinteren
             Muskelkette weggelenkt werden . . . . . . . . . . . . . . . . . . . . . . . .  215
Abb. 6.17    Indirekte LWS-Flexion am Seilzug. Durch diese Übung
             kann die LWS indirekt trainiert werden. Durch die
             Hüftflexion wird die hintere Muskelkette und die LWS
             biomechanisch in Flexion belastbarer, jedoch impliziert
             diese Übung keine LWS-Flexion und der Patient sieht
             hierin womöglich eine geringere Gefahr als direkte
             Bückbewegungen. Durch die Umkehr von Punctum Fixum
             und Punctum Mobile ist häufig ein Umweg für die als
             schmerzhaft kodierten Bewegungen möglich. . . . . . . . . . . . . . .  216
Abb. 6.18    Jefferson Curl Hüft- und LWS-dominant. . . . . . . . . . . . . . . . .  216
Abb. 6.19    Jefferson Curl BWS-dominant. Regression zu 6.18
             durch weniger Hebel (biomechanisch) und weniger
             ähnliche Bewegung zur problematischen Bewegung des
             Patienten (kognitiv), welche hüft- und LWS-dominant ist.
             Manchmal lohnt es sich über Edukation dem Patienten
             zu verdeutlichen, dass es sich bei der Durchführung
             einer neuen Bewegung wie beispielsweise dieser um eine
             Bewegungsmodifikation handelt und es nicht dieselbe
             Bewegung ist, die sonst Probleme macht. Womöglich lässt
             sich dadurch der Patient eher darauf ein. . . . . . . . . . . . . . . . . .  217
Abb. 6.20    Jefferson Curl aus assistiertem Stand. Regression zu 6.18. . . . . .  217
Abb. 6.21    LWS-Flexion mit Ball aus assistiertem Stand.
             Biomechanische Regression zu 6.20 durch engere
             Gewichtsführung und weniger Hebel. . . . . . . . . . . . . . . . . . . . .  218
Abb. 6.22    Jefferson Curl aus dem Sitz. Regression zu 6.20 durch
             entferntere Position zur problematischen Bückbewegung
             des Patienten aus dem Stand (kognitiv), womöglich jedoch
             kinematisch gesehen eine Progression aufgrund der
             stärkeren Hüft- und somit LWS-Flexion . . . . . . . . . . . . . . . . .  218

Abb. 6.23   verspannte HWS.................................... 219
Abb. 6.24   schmerzhafte HWS-Rotation.......................... 219
Abb. 6.25   HWS-Rotation aus Rückenlage. Durch die Gewichtsabgabe
            an den Boden ist meistens eine für den Patienten sicherere
            Ausführung und größere Bewegungsamplitude möglich....... 220
Abb. 6.26   HWS-Rotation aus erhöhter Rückenlage. Progression
            zu 6.25 .......................................... 220
Abb. 6.27   BWS-dominante Rotation. Durch die visuelle Fixation
            der sich bewegenden Handflächen und der Rotation des
            Oberkörpers mit horizontaler Schulteradduktion wird
            zwar die HWS biomechanisch gesehen weiterlaufend mit
            rotiert, jedoch ist die Bewegung keine implizite HWS-
            Rotationsübung und kann womöglich als kognitiver
            Türöffner dienen................................... 221
Abb. 6.28   BWS-Rotation ohne Kopfrotation. Durch die visuelle
            Fixation eines Punktes und eine BWS-Rotation ohne
            Kopfrotation wird eine indirekte gegenläufige HWS-
            Rotation erzeugt. Im folgenden Beispiel findet eine Umkehr
            von Punctum Fixum und Mobile statt, wobei die BWS nach
            links und die HWS indirekt nach rechts rotiert .............. 221
Abb. 6.29   Chin-in aus Rückenlage. Isometrische Aktivierung der
            hochzervikalen Flexoren und tiefzervikalen Extensoren....... 222
Abb. 6.30   Isometrie HWS-Extension ............................. 222
Abb. 6.31   Isometrie HWS-Flexion ............................... 223
Abb. 6.32   Isometrie HWS-Lateralflexion links...................... 223
Abb. 6.33   Isometrie HWS-Rotation links. Mit einem Band ist ein
            Drehmoment in die Rotation nur schwer zu kreieren. Es
            hilft, sich weiter nach vorne zu setzen, damit der Zug nach
            dorso-lateral geht .................................... 224
Abb. 6.34   Isometrie HWS-Rotation links mit der Hand. Mit der Hand
            lässt sich über einen Druck an der lateralen Stirn nach
            medial eine bessere Anti-Rotationsaktivität auslösen ......... 224
Abb. 6.35   tiefzervikale Mobilisation. Die Nase zeigt immer Richtung
            Boden. Dadurch wird eine Bewegung tiefzervikaler und
            hochthorakaler Segmente erreicht ...................... 225
Abb. 6.36   hochzervikale Mobilisation. Nase und Kopf schwenken mit,
            Blick nach vorne und hinten unten richten. Progression zu
            6.35 im individuellen Patientenfall, der besonders Probleme
            in hochzervikalen Regionen aufweist...................... 225
Abb. 6.37   Dynamische Kräftigung der HWS Flexion. Beispiel für die
            HWS-Flexion. Extension aus Bauchlage .................. 225
Abb. 6.38   Dynamische Kräftigung der HWS-Flexion aus Überhang.
            Progression zu 6.37 aufgrund größerer Bewegungsamplitude ... 226
Abb. 6.39   Dynamische Kräftigung der HWS-Flexion mit Band ......... 226

Abb. 6.40   Dynamische Kräftigung der HWS-Rotation mit Band. . . . . . . . .   226
Abb. 6.41   schmerzhafter Nacken . . . . . . . . . . . . . . . . . . . . . . . . . . . . . .   227
Abb. 6.42   schmerzhafte Schulterabduktion . . . . . . . . . . . . . . . . . . . . . .   227
Abb. 6.43   Passive Schulterabduktion mit Widerlager. Durch das
            Tauschen von Punctum Fixum und Mobile werden die
            abduzierenden Muskeln weniger aktiviert und indirekt
            eine größere Abduktion erzielt, als es aktiv gegen die
            Schwerkraft der Fall wäre. . . . . . . . . . . . . . . . . . . . . . . . . . . .   228
Abb. 6.44   Assistive Schulterabduktion mit Stab. Progression
            zu 6.43 durch mehr aktive Arbeit der abduzierenden
            Muskeln. Durch den Schub der rechten Hand wird die
            linke Schulter im Vergleich zur Abduktion ohne Stab
            entlastet. . . . . . . . . . . . . . . . . . . . . . . . . . . . . . . . . . . . . . . . .   229
Abb. 6.45   Schulterabduktion mit antagonistischem Widerstand. Die
            adduzierenden Muskeln werden während der Abduktion
            exzentrisch aktiv und können die abduzierenden
            Muskeln entlasten und die Abduktion erleichtern. Der
            Bewegungsauftrag ist eine Adduktion, was auch kognitiv
            ein Umgang für die als schmerzhaft kodierte Abduktion
            sein kann. . . . . . . . . . . . . . . . . . . . . . . . . . . . . . . . . . . . . . . .   229
Abb. 6.46   Schulterabduktion mit Widerstand . . . . . . . . . . . . . . . . . . . . .   230
Abb. 6.47   Schulterflexion mit Widerstand . . . . . . . . . . . . . . . . . . . . . . .   230
Abb. 6.48   Shrugs mit Widerstand . . . . . . . . . . . . . . . . . . . . . . . . . . . . .   231
Abb. 6.49   Shrugs unilateral. Progression zu 6.48 durch ipsilaterale
            HWS-Lateralflexion in der konzentrischen Phase und
            kontralaterale HWS-Lateralflexion in der exzentrischen
            Phase. . . . . . . . . . . . . . . . . . . . . . . . . . . . . . . . . . . . . . . . . . .   231
Abb. 6.50   Aufrechtes Rudern . . . . . . . . . . . . . . . . . . . . . . . . . . . . . . . .   232
Abb. 6.51   schmerzhafte Schulterflexion . . . . . . . . . . . . . . . . . . . . . . . .   233
Abb. 6.52   schmerzhafter Overheadpress. . . . . . . . . . . . . . . . . . . . . . . .   233
Abb. 6.53   assistive Schulterflexion mit Stab. . . . . . . . . . . . . . . . . . . . .   234
Abb. 6.54   Schulterflexion mit Widerlager an der Wand . . . . . . . . . . . . .   235
Abb. 6.55   Incline Dumbell Bench Press . . . . . . . . . . . . . . . . . . . . . . . .   235
Abb. 6.56   angepasster Overhead-Press. Ein weitere mögliche
            Regression ist der Overhead-Press in der geschlossenen
            Kette mit einer Langhantel oder in einem geführten Gerät . . . . .   236
Abb. 6.57   Front Raise . . . . . . . . . . . . . . . . . . . . . . . . . . . . . . . . . . . . .   237
Abb. 6.58   schmerzhafte Kniebeuge . . . . . . . . . . . . . . . . . . . . . . . . . . .   238
Abb. 6.59   schmerzhafter Ausfallschritt. . . . . . . . . . . . . . . . . . . . . . . . .   238
Abb. 6.60   steife tiefe Hocke . . . . . . . . . . . . . . . . . . . . . . . . . . . . . . . .   239
Abb. 6.61   B-Stance Kniebeuge. . . . . . . . . . . . . . . . . . . . . . . . . . . . . . .   240
Abb. 6.62   Hüftdominante Kniebeuge. Ähnlich zum Kreuzheben . . . . . . . .   240
Abb. 6.63   Wandsitz bilateral. . . . . . . . . . . . . . . . . . . . . . . . . . . . . . . . .   241
Abb. 6.64   Wandsitz unilateral. Progression zu 6.63 . . . . . . . . . . . . . . . .   241

Abb. 6.65   Isometrie flektierter Einbeinstand. Regression zu 6.63,
            aufgrund der Oberkörpervorlage mehr Beteiligung
            posteriorer Muskelgruppen. . . . . . . . . . . . . . . . . . . . . . . . . . . . . . 242
Abb. 6.66   Step-Down Fuß lateral runter. . . . . . . . . . . . . . . . . . . . . . . . . 242
Abb. 6.67   Stepdown Fuß ventral runter. Regression zu 6.66 durch die
            Oberkörpervorlage mehr Knieflexion. . . . . . . . . . . . . . . . . . . . . 243
Abb. 6.68   Landung bilateral aus dem Stand. Diese Bewegung ist kein
            Sprung. Aus dem Zehenstand erfolgt nur ein Fallen, ohne
            nach oben zu springen . . . . . . . . . . . . . . . . . . . . . . . . . . . . . . . . 243
Abb. 6.69   Landung bilateral aus einer Erhöhung . . . . . . . . . . . . . . . . . . . 244
Abb. 6.70   verlagerte Landung aus dem Stand. Vorbereitung auf
            unilaterale Landungen. Der rechte Fuß dient hier als leichte
            Unterstützung für eine Gewichtsabnahme und für mehr
            Stabilität . . . . . . . . . . . . . . . . . . . . . . . . . . . . . . . . . . . . . . . . . . . 244
Abb. 6.71   Unilaterale Landung aus dem Stand. Progression zu 6.70. . . . . . 245
Abb. 6.72   verlagerte Landung aus einer Erhöhung. Vorbereitung
            auf unilaterale Landung aus einer Erhöhung. Der
            rechte Fuß dient hier als leichte Unterstützung für eine
            Gewichtsabnahme und für mehr Stabilität. . . . . . . . . . . . . . . . . . 246
Abb. 6.73   unilaterale Landung aus einer Erhöhung . . . . . . . . . . . . . . . . . 247
Abb. 6.74   tiefe Hocke mit Festhalten . . . . . . . . . . . . . . . . . . . . . . . . . . . 248
Abb. 6.75   Fersensitz Variante 1. Durch die knienahe Stützposition
            kann der tolerierbare Druck auf das Kniegelenk besser
            dosiert werden . . . . . . . . . . . . . . . . . . . . . . . . . . . . . . . . . . . . . 249
Abb. 6.76   Fersensitz Variante 2. . . . . . . . . . . . . . . . . . . . . . . . . . . . . . . . 250
Abb. 6.77   Unilaterale Kniemobilisation auf einer Erhöhung . . . . . . . . . . . 251

# Tabellenverzeichnis

Tab. 2.1  Nervenfaserklassifikation nach Erlanger & Gasser und
Loyd & Hunt, eigene Anfertigung. . . . . . . . . . . . . . . . . . . . . . . . .  24
Tab. 5.1  Paraphrasierung von Nocebos, eigene Anfertigung. . . . . . . . . . . . .  150
Tab. 5.2  Tabelle mit klinischen Untersuchungsergebnissen, eigene
Anfertigung . . . . . . . . . . . . . . . . . . . . . . . . . . . . . . . . . . . . . . . . . . .  163

# Schmerz – die Geschichte

**1**

**Zusammenfassung**

Das Schmerzverständnis hat sich von frühen mystisch-religiösen Deutungen zu komplexen wissenschaftlichen Theorien entwickelt. Antike Philosophen und Ärzte begannen den Schmerz medizinisch zu betrachten. Im 17.-19. Jahrhundert führten medizinische Fortschritte zu neuen Analgetika und Anästhetika. Verschiedene Theorien entstanden: von Descartes' linearem Modell, über die Spezifitäts- und Intensitätstheorie, bis zur bahnbrechenden Gate-Control-Theorie von Melzack und Wall im Jahr 1965. Diese integrierte erstmals psychologische Faktoren in die Schmerzverarbeitung. Spätere Ansätze, wie die Neuromatrix-Theorie und das bio-psycho-soziale Modell, betonten die Multidimensionalität von Schmerz. Verhaltenstherapeutische und kognitive Methoden gewannen an Bedeutung. Heute wird Schmerz als komplexes Zusammenspiel physischer, emotionaler und sozialer Faktoren verstanden. Die Integration dieser ganzheitlichen Sicht in Forschung und Praxis bleibt eine zentrale Herausforderung für zukünftige Schmerztherapien.

*Was ist Schmerz? Beschreibe mit einem Wort.* – Dies wäre eine Frage, mit deren Antwort man ziemlich schnell auf die Natur des Schmerzes schließen könnte. Beschreibungen wie *unangenehm, belastend* oder *Leid* würden zutreffen. Die offizielle Definition der International Association for the Study of Pain (IASP) lautet: „Schmerz ist ein unangenehmes Sinnes- und Gefühlserlebnis, das mit einer tatsächlichen oder potentiellen Gewebeschädigung einhergeht oder einer solchen ähnelt." (Raja et. al, 2020). Man kann sich darauf einigen, dass Schmerzen – grundlegend – unschön sind. Wir verbinden mit Schmerz eine Erfahrung des Leidens. Was dahinter steckt, hat mit der Zeit einen starken Wandel hingelegt.

## 1.1    Spiritualität und Religionen

Medizin und Heilverfahren gibt es vermutlich genauso lange, wie es Schmerzen gibt. Und Schmerzen gibt es vermutlich genau so lange, wie es Menschen gibt. Diese Annahme basiert auf der evolutionären Entwicklung des Menschen und der Funktion von Schmerz als lebenswichtiger Schutzmechanismus. Schmerz warnt vor Gefahren und motiviert zu Verhaltensänderungen, die das Überleben sichern (Nesse & Schulkin, 2019). Somit gehören Schmerzen und das Bedürfnis nach Schmerzlinderung zu den Urphänomenen der menschlichen Geschichte. Die Bedeutung von Schmerz hat jedoch mit der Zeit einen Wandel hinter sich, wobei dieser Wandel eng mit kulturellen und religiösen Vorstellungen verknüpft war. Schmerz schien nicht immer ein medizinisches Problem zu sein, sondern wurde oft in einen spirituellen oder moralischen Kontext eingeordnet. Vor mehreren tausend Jahren galt Schmerz als **Strafe der Götter**, eine Vorstellung, die in vielen frühen Kulturen verbreitet war. Diese Interpretation des Schmerzes als göttliche Intervention spiegelte das damalige Weltbild wider und beeinflusste maßgeblich den Umgang mit Schmerzen. Menschen mit Kopfschmerzen seien von Dämonen besessen gewesen – eine Erklärung, die die Komplexität des menschlichen Nervensystems und die Vielfalt möglicher Schmerzursachen auf eine einfache, wenn auch furchterregende Formel brachte. Diese Vorstellung führte zu spezifischen Therapieansätzen, die oft rituellen Charakter hatten. Es existierten in fast allen Zivilisationen unzählige Rituale zur Austreibung böser Geister, um Schmerzen zu lindern. Diese Rituale variierten stark zwischen verschiedenen Kulturen, hatten aber oft gemeinsam, dass sie versuchten, eine Verbindung zwischen der physischen und der spirituellen Welt herzustellen. Ein besonders drastisches Beispiel für frühe Schmerztherapien sind Leichenfunde, deren Schädelknochen Löcher aufweisen. Diese archäologischen Funde lassen vermuten, dass hier in den Schädelknochen gebohrt wurde, um böse Geister entweichen zu lassen (Heidecker, 2009). Diese als *Trepanation* bekannte Praxis ist eines der ältesten bekannten chirurgischen Verfahren und wurde in verschiedenen Teilen der Welt unabhängig voneinander entwickelt. Erstaunlicherweise gibt es Hinweise darauf, dass einige Patienten diese Prozedur überlebten, was auf ein gewisses Maß an chirurgischem Geschick und Kenntnissen über Hygiene hindeutet. Diese frühen Ansätze zur Schmerztherapien, so fremd sie uns heute erscheinen mögen, zeugen von dem tief verwurzelten menschlichen Bedürfnis, Schmerzen zu verstehen und zu lindern. Sie bilden den Ausgangspunkt für eine lange Entwicklung der Schmerztherapie, die bis in die Gegenwart reicht und wahrscheinlich auch in Zukunft eine zentrale Herausforderung der Medizin bleiben wird.

Die Schmerzgeschichte der **Antike** ist ein besonderes Kapitel in der Entwicklung des medizinischen Denkens. In dieser Epoche, die sich über mehrere Jahrhunderte erstreckte, begannen Gelehrte und Heiler, Schmerz nicht mehr nur als göttliche Strafe oder dämonische Besessenheit zu betrachten, sondern als ein Phänomen, das rational erklärt und therapiert werden konnte. In der frühen Antike war die Vorstellung von Schmerz noch stark von mythologischen und religiösen Überzeugungen geprägt. Mit der Entwicklung der Heilkunst begann jedoch eine neue Ära des Denkens über Schmerz. Insbesondere die Naturphilosophen begannen natürliche Erklärungen für körperliche Phänomene zu suchen, was auch das Nachdenken über Schmerz beeinflusste. Diese frühen Ansätze bereiteten den Weg für tiefgreifendere philosophische und medizinische Betrachtungen des Schmerzes. Eine der ersten umfassenden philosophischen Auseinandersetzungen mit dem Thema Schmerz finden wir bei Platon, einem der einflussreichsten Denker der Antike.

**Platon** unterschied zwischen seelischem und körperlichem Schmerz, wobei der Schmerz unabhängig ihrer Ursache immer das Ende der Lust sei, und Lust das Ende von Schmerz (Jungnitz, 2017). Diese Unterscheidung legt eine fundamentale philosophische Einsicht offen: Schmerz, gleichgültig ob physischer oder psychischer Natur, wird als unerwünschter Zustand wahrgenommen. Diese frühe philosophische Perspektive offenbart die tiefe Verwurzelung des Schmerzkonzepts in der menschlichen Erfahrung und im kollektiven Denken. Platon vermittelt, dass Schmerz und Lust entgegengesetzte Zustände sind, die sich gegenseitig ausschließen und in ihrer Wechselwirkung die menschliche Existenz maßgeblich prägen. So wird deutlich, dass das Streben nach Lust und das Vermeiden von Schmerz zentrale Antriebe menschlichen Handelns und Denkens sind; ein Prinzip, das sich bis heute in vielen wissenschaftlichen und philosophischen Überlegungen wiederfindet.

**Aristoteles** definierte die 5 Sinne tasten, sehen, riechen, hören und schmecken. Dabei ordnete er den Schmerz dem Tastsinn zu und schloss somit indirekt die Möglichkeit einer Schmerzempfindung ohne sensorische Grundlage aus (Hicks, 1907). Diese Einordnung des Schmerzes als Bestandteil des Tastsinns hatte einen tiefgreifenden Einfluss auf die Schmerzforschung über Jahrhunderte hinweg. Sie illustriert die Herausforderungen, Schmerz als ein eigenständiges Phänomen zu begreifen. Aristoteles' Perspektive verdeutlicht die historische Herausforderung, die Komplexität und Vielschichtigkeit von Schmerz jenseits der reinen sensorischen Wahrnehmung zu erkennen. Diese frühe konzeptionelle Verankerung und möglicherweise falsche Orientierung beeinflusste nachhaltig das wissenschaftliche Verständnis von Schmerz und prägte die Methoden und Ansätze der Schmerzforschung bis in die Moderne hinein.

**Hippokrates** war der erste Arzt, der versuchte, Schmerz systematisch zu medikalisieren. Er interpretierte Schmerz nicht als eigenständige Krankheit, sondern als Symptom einer tieferliegenden Pathologie. Diese Pathologie führte er auf ein Ungleichgewicht der vier sogenannten *Körpersäfte* zurück: Blut, Schleim, gelbe Galle und schwarze Galle. Die Humoralpathologie, wie dieses Modell genannt wird, bildete das Fundament für Hippokrates' gesamtes Verständnis von Gesundheit und Krankheit. Innerhalb dieses Rahmens galt Schmerz als ein Hinweis auf ein Ungleichgewicht im Körper. Diese humoralpathologische Sichtweise führte dazu, dass Hippokrates Schmerz als Ausdruck eines systemischen Problems ansah. Seine Therapiemethoden zielten daher darauf ab, das vermeintliche Ungleichgewicht der Körpersäfte zu korrigieren. Dies erreichte er durch Maßnahmen wie eine angepasste Diät, Änderungen der Lebensweise und spezifische medizinische Eingriffe, darunter auch den Aderlass. Indem er Schmerz auf diese Weise medikalisierte, wenngleich mit aus heutiger Sicht nicht-nachweisbaren bzw. widerlegten

Theorien, legte Hippokrates den Grundstein für ein ganzheitliches Verständnis von Schmerz, das sowohl die physischen als auch die systemischen Aspekte der menschlichen Gesundheit berücksichtigt.

**Galen** erweiterte Hippokrates' Gedanken und sah in Gewebeschädigungen die alleinige Ursache für körperlichen Schmerz. Galens Beitrag zur Schmerzforschung war bedeutend, da er versuchte, Schmerz auf konkrete physische Veränderungen im Körper zurückzuführen. Er entwickelte eine detaillierte Theorie über die Entstehung und Weiterleitung von Schmerzen, die auf seiner Vorstellung vom Nervensystem basierte. Galen glaubte, dass Schmerz durch eine Störung der normalen Funktion der Nerven verursacht wird, die er als hohle Röhren betrachtete, durch die der *Spiritus animalis* floss (Rocca, 2003). Schmerz entstand seiner Meinung nach, wenn diese *Seelen* durch einen Gewebeschaden blockiert oder gestört wurden. Obwohl diese Theorie aus heutiger Sicht falsch ist, war sie ein wichtiger Schritt in Richtung eines physiologischen Verständnisses von Schmerz.

**Avicenna**, auch bekannt als Ibn Sina, entwickelte in seinem Werk *Kanon der Medizin* eine umfassende Theorie des Schmerzes, die sich deutlich von den vorangegangenen philosophischen und medizinischen Vorstellungen unterschied. Avicenna ging davon aus, dass Schmerz durch eine Störung der normalen Funktion von Geweben und Organen hervorgerufen wird, was eine breite Palette von möglichen Schmerzursachen einschloss. Avicenna sah eine Zustandsänderung der Gewebe und Organe als Schmerzursache, nicht erst oder nur den Schaden (Tashani & Johnson, 2010), und postulierte anders als Aristoteles Schmerz als eine eigenständige Sinnesempfindung (Naderi et al., 2003). Avicennas Beitrag zur Schmerzforschung war revolutionär für seine Zeit. Er erkannte, dass Schmerz nicht nur durch offensichtliche Verletzungen oder Schäden verursacht wird, sondern auch durch subtilere Veränderungen im Körper entstehen kann. Dies ermöglichte ein nuancierteres Verständnis von Schmerzursachen und -mechanismen. Darüber hinaus war Avicennas Konzeption von Schmerz als eigenständiger Sinn ein bedeutender Fortschritt. Er argumentierte, dass Schmerz eine einzigartige sensorische Erfahrung sei, die sich von anderen Sinneswahrnehmungen unterscheidet. Er erkannte auch die psychologischen Aspekte des Schmerzes und betonte die Bedeutung des emotionalen und geistigen Zustands des Patienten bei der Schmerzwahrnehmung und -bewältigung. Dies war ein bedeutender Schritt hin zu einem ganzheitlichen Verständnis von Schmerz, das sowohl physische als auch psychische Komponenten berücksichtigt. Neben den traditionellen Methoden, wie der Anwendung von pflanzlichen Heilmitteln und chirurgischen Eingriffen, betonte Avicenna die Bedeutung einer sorgfältigen Diagnose und einer individuellen Anpassung der Therapie. Er empfahl spezifische Maßnahmen zur Wiederherstellung des Gleichgewichts im Körper, wie Diätanpassungen, körperliche Übungen und psychologische Unterstützung, was eine frühe Form der multimodalen Schmerztherapie darstellt. Avicennas umfassende und differenzierte Betrachtung des Schmerzes hatte einen nachhaltigen Einfluss auf die medizinische Praxis und die theoretische Auseinandersetzung mit Schmerz. Seine Ideen legten den Grundstein für spätere Entwicklungen in der Schmerzforschung und -therapie und markieren einen entscheidenden Wendepunkt in der Geschichte der Schmerzmedizin.

Trotz dieser Erklärungsversuche vieler unterschiedlicher Philosophen und Naturwissenschaftler wurde Schmerz nicht immer und allgemeingültig als medizinisches Problem anerkannt. Die Theorien von Hippokrates, Galen und Avicenna existierten oft nebeneinander und wurden je nach kulturellem und historischem Kontext unterschiedlich interpretiert und angewandt. Die Anerkennung von Schmerz als eigenständiges medizinisches Problem war ein langwieriger Prozess, der sich über Jahrhunderte erstreckte und von verschiedenen philosophischen, religiösen und wissenschaftlichen Strömungen beeinflusst wurde. Erst mit dem Aufkommen der modernen Medizin und insbesondere der Neurobiologie im 19. und 20. Jahrhundert begann sich ein umfassendes wissenschaftliches Verständnis von Schmerz zu entwickeln, das auf den Erkenntnissen dieser frühen Denker aufbaute.

Religiös betrachtet galt Schmerz im Juden- und Christentum als **Glaubensprobe**, welches unter anderem an der Geschichte von Hiob deutlich wird: Obwohl der Teufel Hiob, einem reichen und frommen Mann, schlimme Dinge antat und er plötzlich unter Armut und starken Schmerzen litt, damit er sich von Gott abwende, verlor er nie den Glauben an Gott. Zwar klagte er gefrustet über seine Situation, hat aber die Existenz von Gott nie infrage gestellt und sich ihm weiterhin unterworfen. Gott belohnt schließlich Hiobs Treue. Weil er in all seinem Leid, seiner Armut und seiner Trauer seinem Gott die Treue hielt, erlöst Gott ihn von der Krankheit und segnet sein weiteres langes Leben. Der Schmerz war in diesem Fall eine Prüfung Gottes und dessen Linderung erfolgte nach Annahme und Duldung der Situation durch Gottes Erlösung. Auch die Kreuzigung Jesus Christus ist ein Schmerzthema. Er hat den qualvollen Tod in Kauf genommen, welcher den Gläubigen Heil und Segen gebracht haben soll. Schmerz ist ein leidendes und heilendes Phänomen zugleich. Ein Gefühl, ohne das es kein Leben geben würde. Oder ein Gefühl, womit das Leben durch ihre Abwesenheit genießbarer wird. Denn die Schmerzfreiheit weiß man zu schätzen, wenn man Schmerzen empfindet. Genauso wie die Jugend, die man erst zu schätzen weiß, wenn sie zu Ende ist. Auch die empfundene Verbindung zwischen fortgeschrittenem Lebensalter (mit dem einhergehenden Verlust der Jugend) und chronischen Schmerzsyndromen (charakterisiert durch eine verminderte Schmerzfreiheit) hat sich zu einem wiederkehrenden Narrativ in der gesellschaftlichen Wahrnehmung entwickelt. Aussagen wie „Mein gealterter Bewegungsapparat ist diesen Belastungen nicht mehr gewachsen und schmerzt ständig" werfen die Frage auf, ob die beschriebenen Schmerzzustände primär durch den biologischen Alterungsprozess bedingt sind.

Auch im Islam ist Schmerz eng mit Leid verbunden. Der Gläubige wird ermahnt, im Diesseits gute Taten zu vollbringen, da ansonsten im Jenseits das Höllenfeuer droht – ein Zustand extremer Qual und Schmerz. Schmerzen im Diesseits werden als Prüfung Gottes betrachtet, durch die sich der Gläubige in Geduld und Ausdauer üben soll, ohne das Vertrauen in Gott zu verlieren oder sein Schicksal infrage zu stellen. Diese theologische Perspektive deutet darauf hin, dass Schmerz als eine Möglichkeit gesehen wird, spirituelles Wachstum und Charakterstärke zu fördern. Ob religiöse Menschen Schmerzen anders wahrnehmen oder anders damit umgehen, weil sie diese als göttliche Strafe oder Prüfung betrachten, bleibt eine Frage, die die Wissenschaft nicht eindeutig beantworten kann. Untersuchungen aus der Psychologie und Schmerzforschung haben jedoch gezeigt, dass der individuelle Umgang mit Schmerz stark von kulturellen, sozialen und persönlichen Überzeugungen beeinflusst wird (Lasch, 2000; Peacock & Patel, 2008). Allerdings fehlt es an systematischen Studien, die den spezifischen Einfluss religiöser Überzeugungen auf die Schmerzbewältigung isolieren und analysieren. Es ist dennoch klar, dass Schmerzen – auch in religiösen Kontexten – nicht als freudvolle Zustände angesehen werden. In religiösen Lehren wird Schmerz als ein Mittel betrachtet, um sich spirituell zu läutern und innerlich zu wachsen. Diese Sichtweise kann den Betroffenen helfen, eine positive Haltung gegenüber ihrem Leiden zu entwickeln und eine tiefere Bedeutung in ihren schmerzhaften Erfahrungen zu finden. Dennoch bleibt der Schmerz eine negative Empfindung, die physisch und emotional belastend ist.

Im Mittelalter wurde der Schmerz zudem als eine Möglichkeit gesehen, die Seele durch das Leid zu reinigen. Diese Vorstellung wurzelte tief in der christlichen Theologie und der mittelalterlichen Weltanschauung. Schmerz und Leiden wurden nicht nur als unvermeidliche Aspekte des menschlichen Daseins betrachtet, sondern auch als Weg zur spirituellen Vervollkommnung und als Mittel, um Buße zu tun und Sünden zu sühnen. Diese Interpretation des Schmerzes als spirituelles Werkzeug führte zu einer komplexen Beziehung zwischen körperlichem Leid und religiöser Erfahrung. **Selbstkasteiung** – ein Ritual bei dem man sich selbst Schmerzen zufügte und das Leid von Jesus Christus nachahmte – wurde praktiziert, um Gott und dem Himmel näher zu kommen. Diese Praxis, die in verschiedenen Formen auftrat, reichte von Fastenritualen über das Tragen von rauen Büßergewändern bis hin zu extremeren Formen der körperlichen Züchtigung. Flagellanten, Gruppen von Büßern, die sich öffentlich geißelten, waren ein besonders sichtbares Beispiel für diese Tradition der Selbstkasteiung. Die Nachahmung des Leidens Christi, bekannt als *imitatio Christi*, wurde als Weg zur spirituellen Reinigung und als Ausdruck tiefer Frömmigkeit verstanden (Mowbray, 2009).

Im Gegensatz dazu entwickelt sich im 18. Jahrhundert eine grundlegende Verschiebung in der Philosophie des Schmerzes und Wohlbefindens. Mit dem Aufkommen des **hedonistischen Utilitarismus,** der von Philosophen wie Jeremy Bentham und John Stuart Mill maßgeblich geprägt wurde, erfährt das Verständnis von Schmerz eine bedeutende Neuausrichtung. Im hedonistischen Utilitarismus wird das menschliche Wohlergehen primär durch das Empfinden von Lust und Freude sowie durch die Abwesenheit von Leid und Schmerz definiert. Diese Perspektive stellt eine scharfe Abweichung von der mittelalterlichen Sichtweise dar, in der Schmerz oft als notwendiges Mittel zur moralischen oder spirituellen Läuterung angesehen wurde. In der hedonistischen Philosophie stehen das Streben nach maximalem Vergnügen und die Vermeidung von Leid im Zentrum. Die Grundannahme ist, dass das menschliche Wohlbefinden am höchsten ist, wenn Lust maximiert und Leid minimiert wird. Diese Sichtweise führt dazu, dass Schmerz nicht nur als unangenehmer Zustand, sondern auch als ernsthafte Bedrohung für das allgemeine Wohl angesehen wird. In dieser Ära wird Schmerz nicht mehr durch religiöse oder spirituelle Interpretationen gemildert, sondern als etwas betrachtet, das es zu vermeiden gilt, um ein möglichst hohes Maß an Lebensqualität und persönlichem Glück zu erreichen. Diese Philosophie beeinflusst die medizinische Praxis, da der Fokus zunehmend auf der Linderung von Schmerzen liegt, um das individuelle Wohlbefinden zu fördern. Die Verbreitung der hedonistischen Ideen begünstigt Entwicklungen wie die Einführung von Anästhetika und die Etablierung von Schmerzmanagementstrategien, die darauf abzielen, das Leiden zu minimieren und das Wohlbefinden zu maximieren. Im Gegensatz zur mittelalterlichen Vorstellung, dass Schmerzen eine spirituelle Bedeutung haben oder als Prüfung dienen, wird im hedonistischen Utilitarismus Schmerz als eine rein negative Erfahrung betrachtet, die vermieden werden sollte, um ein optimales Leben zu gewährleisten. Diese Philosophie stellt einen Paradigmenwechsel dar, der die Grundlage für moderne Ansätze in der Schmerztherapie bildet. Während das Mittelalter Schmerz als Prüfstein für den Glauben interpretierte, betrachtete das 18. Jahrhundert Schmerz vor allem als ein Hindernis für persönliches Glück und Wohlergehen, das es zu überwinden gilt.

## 1.2 Medikalisierung

Zuvor begannen viele Ärzte bereits im 16. Jahrhundert, den Schmerz immer mehr als **medizinisches Problem** zu betrachten und nach körperlichen Ursachen für den Schmerz zu suchen. Medikamenteneinsatz gegen Schmerz wurde populär. Viele europäische Ärzte begannen Opium zur Schmerzlinderung zu verwenden. Um 1800 wurden Äther und Chloroform als Anästhetika für den Geburtsvorgang und später für die Chirurgie eingeführt. Diese medizinische Revolution wurde aber nicht von allen gutgeheißen. Zum einen gab es ethische Debatten über Operationen an einem bewusstlosen Menschen, zum anderen religiöse Einwände: Anästhetika würden Gottes Gesetze missachten und beispielsweise der gebärenden Mutter die Chance nehmen durch den Schmerz ihren Glauben zu stärken und das eigene Wohl für ihr Kind zu opfern (Meldrum, 2003). Hier wurden erneut die Diskrepanzen in den Sichtweisen und Definitionen von Schmerz deutlich. Schlussendlich setzte sich die Anästhesie aufgrund der vielzähligen Vorteile medizinischer Interventionen erfreulicherweise durch. In den 1900er Jahren wurden Morphin und Heroin als Schmerzmittel verwendet. Ein einfacher und effektiver Weg, um Schmerzen akut zu lindern. Spätestens dann sahen sich Ärzte in einem Dilemma, Morphin und Heroin als Schmerzkiller zu verschreiben, um die Lebensqualität ihrer Patienten zu verbessern, aber gleichzeitig zu befürchten, dass diese Therapien abhängig und süchtig machen könnten (Collier, 2018). Chronische Schmerzpatienten befanden sich jedoch in einer Zwickmühle: Weder halfen die Opiate langfristig, noch gab es eine gute Erklärung für ihre Schmerzen, da Ärzte keine offensichtliche Pathologie bei vielen Schmerzpatienten fanden. Die Bedeutung chronischer Schmerzen, die trotz Verabreichung von Opiaten anhielten, nahm zu. Heute wissen wir, dass Schmerzen, die muskuloskelettal oder nerval nicht erklärbar sind, nicht gleichbedeutend mit psychischen Problemen sind (Gagliese & Katz, 2000). Damals war das anders. Patienten, deren chronische Schmerzen unerklärlich schienen, wurden häufig als Simulanten verurteilt oder wegen vermeintlicher psychischer Probleme an einen Psychiater verwiesen. Hier eröffnete sich ein neues Feld der Schmerzforschung auf neurobiologischer Ebene, in dem neurochirurgische und psychoanalytische Disziplinen zusammenkamen und neue Therapieansätze erprobten. Aufgrund starker Regulierung von Opiaten durch das Gesetz, hatten chronische Schmerzpatienten nur wenige Therapiemöglichkeiten: Psychotherapie oder Neurochirurgie. Hier wurden neue Ansätze entwickelt, um Schmerzen zu lindern. Neurochirurgisch wurde versucht den noziceptiven Zustrom in das zentrale Nervensystem (ZNS) zu stoppen, beispielsweise durch die Quetschung oder Resektion von lokalen Nerven, welche aber logischerweise größere Nachteile als Vorteile nach sich zog. Der französische Arzt René Leriche nutzte als erster Arzt zur Therapie von Patienten mit Nervenschmerzen standardmäßig und in großen Mengen Prokain (ein 1905 von Alfred Einhorn synthetisiertes Lokalanästhetikum), um alle afferenten Sinnesweiterleitungen zu stoppen. Führte diese Methode nicht zum gewünschten Erfolg, so folgte die Ligatur – eine Art Abbinden – der sympathischen Nervenfasern/Ganglien, welche die Betroffene Extremität versorgte. Hier verfolgte man die Idee, dass Patienten keine Schmerzen mehr empfänden, wenn keine afferenten noziceptiven Signale mehr das Gehirn erreichen würden.

Während des **Zweiten Weltkriegs** machte Henry K. Beecher, ein renommierter Anästhesist aus Harvard und Militärarzt der USA, eine für damals verblüffende Entdeckung, welche die etablierte Auffassung von Schmerz grundlegend infrage stellte. Er beobachtete, dass Soldaten, die auf dem Schlachtfeld schwer verwundet worden waren, überraschend oft über weniger Schmerzen klagten als Patienten in der Heimat, die nur geringfügige Verletzungen erlitten hatten (Beecher, 1946). Diese Beobachtungen stellten eine radikale Herausforderung an die bis dahin allgemein akzeptierte Vorstellung dar, dass die Intensität des Schmerzes direkt proportional zum Schädigungsgrad des Gewebes sei. Zuvor wurde weitgehend selbstverständlich angenommen, dass der Zustand des Gewebes eine lineare Beziehung zur Schmerzintensität aufwies – je schwerer die Verletzung, desto intensiver der Schmerz. Die Vorstellung, dass Schmerz und Gewebeschädigung eine klare, vorhersehbare Verbindung hatten, wurde von der medizinischen Gemeinschaft als grundlegendes Prinzip betrachtet. Beecher stellte jedoch fest, dass diese Annahme nicht immer zutraf und entdeckte, dass der Schädigungsgrad des Gewebes nicht notwendigerweise mit der Schwere des erlebten Schmerzes korrelierte. Diese Erkenntnis war bahnbrechend, denn sie eröffnete neue Perspektiven auf die komplexe Natur des Schmerzes. Die Soldaten, die sich in einem Kriegsszenario befanden, könnten durch verschiedene Faktoren wie Adrenalin, Gruppenzusammenhalt, oder die direkte Bedrohung durch den Tod eine veränderte Schmerzwahrnehmung erlebt haben. Im Gegensatz dazu könnten die zivilen Patienten, obwohl sie weniger schwere Verletzungen hatten, durch andere Stressoren wie emotionale Belastungen, Sorgen um den Heilungsprozess oder den Mangel an sofortiger Unterstützung stärker unter Schmerz gelitten haben. Beechers

Beobachtungen führten zu einem radikalen Umdenken in der Schmerzforschung. Anstatt Schmerz ausschließlich als direktes Ergebnis von Gewebeschäden zu betrachten, erkannte man zunehmend, dass es sich um ein multifaktorielles Phänomen handelt, das sowohl physiologische als auch psychologische Dimensionen umfasst. Diese Erkenntnis leitete eine neue Ära in der Schmerzforschung und -therapie ein, die einen integrativen Ansatz zur Berücksichtigung der vielfältigen Faktoren forderte, die das Schmerzerlebnis beeinflussen können.

Im Jahre 1965 wurde durch Ronald Melzack, einem kanadischen Psychologen, und Patrick Wall, einem britischen Neurophysiologen, der Grundstein für die moderne Schmerzwissenschaft gelegt, welche der Schmerzentstehung und -verarbeitung ganz neue Perspektiven erlaubte: Die Gate-Control Theorie (GCT), welche ergänzend und auch teilweise konträr zur Schmerztheorie von Descartes war. Ein kleiner Rückblick: **Descartes** nahm im 17. Jahrhundert an, dass bei Verletzung eines peripheren Gewebes sensorische Kanäle (heute: Nozizeptoren) aktiviert werden und Schmerzsignale direkt und linear in das Gehirn gelangen, wo die Schmerzen wahrgenommen werden. Dies aktiviert wiederum motorische Kanäle, um dem sensorischen Reiz auszuweichen – eine Schutzfunktion. Er vermutete zudem, dass je stärker dieser periphere sensorische Kanal gereizt wird, umso deutlicher der Schmerz im Gehirn wahrgenommen werden würde (Descartes, 1664). Die Schmerzentstehung basiert somit auf ein peripheres, mechanistisches und rein körperbasiertes Phänomen, welches zum Gehirn lediglich weitergeleitet, dort empfunden und darauf motorisch reagiert wird. 1856, noch vor Beechers Entdeckungen und der GCT, erweiterte der Physiologe Moritz Schiff diese Überlegungen und stellte die **Spezifitätstheorie** auf, welche später besonders vom Physiologen Max von Frey stark vertreten wurde. Diese Spezifitätstheorie beschreibt, dass jede somatosensorische Modalität einen spezifischen Rezeptor und eine dazugehörige afferente Nervenfaser besitzt, welche auf einen spezifischen Reiz reagiert. Die Schmerzrezeptoren würden die Schmerzinformation direkt zum Gehirn übertragen. Die Spezifitätstheorie postuliert, dass es spezielle Nervenendigungen gibt, die ausschließlich für die Wahrnehmung von Schmerz zuständig sind. Diese reagieren selektiv auf schmerzhafte Reize und leiten diese Information über spezifische Nervenfasern zum Rückenmark und weiter zum Gehirn. Nach dieser Theorie gibt es eine direkte, lineare Beziehung zwischen dem schmerzhaften Stimulus, der Aktivierung der Nozizeptoren und der Schmerzempfindung. Gemäß dieser Theorie werden begleitende Emotionen als Reaktionen auf die anfängliche Schmerzinformation verstanden, wobei sie den Schmerz selbst jedoch nicht direkt beeinflussen. Einige medizinische Behandlungen, darunter Neurochirurgie und Nervenblockaden, stützen sich auf diesen Ansatz. Die Spezifitätstheorie trennt biologische und psychische Aspekte des Schmerzerlebens voneinander. Diese Trennung impliziert, dass die Schmerzempfindung rein physisch-schädigender (noxischer) Natur ist und keine psychologischen Einflüsse aufweist. Daher ist die Theorie nicht in der Lage, chronische Schmerzsyndrome angemessen zu erklären, insbesondere wenn keine organische Basis für den Schmerz vorliegt. Ein weiteres Problem dieser Theorie besteht darin, dass sie keine Erklärung dafür bietet, warum Schmerzen fortbestehen können, nachdem die zugrunde liegende Verletzung geheilt ist. Nach dieser Theorie sollten Schmerzen nicht mehr vorhanden sein, wenn die Gewebeschädigung beseitigt wurde.

Schmerz zählte zu der Zeit weiterhin, neben beispielsweise dem Geruchs- oder Tastsinn, zu einer dieser somatosensorischen Modalitäten (Moayedi & Davis, 2013). Dieses Modell suggeriert, dass die Schmerzempfindung einen spezifischen Rezeptor mit einem dazugehörigen spezifischen Weg zum Gehirn hat. Ob Schmerz somit als ein Sinn interpretiert werden kann, blieb offen. Einige argumentierten, dass der Schmerz sich von anderen Sinnen unterscheide, da er von Natur aus unangenehm ist (Boring, 1942). In den Schriften von Platon wurde Schmerz stets als eine Emotion beschrieben (Schmitter, 2021).

Ab 1874 bildete sich ein Gegenlager zur Spezifitätstheorie, welches für die **Intensitätstheorie**, auch als Summationstheorie bekannt, warb. Diese wurde vom Neurologen Wilhelm Erb auf Basis der Überlegungen von Erasmus Darwin entwickelt und besagt, dass jeder Sinnesreiz als schmerzhaft empfunden werden kann, wenn er intensiv genug ist. Schmerz stelle keine eigenständige Sinnesmodalität dar (Dallenbach, 1939). Vielmehr geht es um eine ungewohnte Zustandsveränderung (Erinnerung an Avicenna), welche als Gefahr gedeutet und somit als schmerzhaft empfunden werden kann. Im Gegensatz zur Spezifitätstheorie, die von spezifischen Schmerzrezeptoren ausging, postulierte die Intensitätstheorie, dass alle sensorischen Nervenfasern potenziell Schmerzsignale übertragen können. Diese Theorie erklärte, warum manchmal auch nicht-schmerzhafte Reize als schmerzhaft empfunden werden können, wenn sie eine bestimmte Intensität überschreiten. Beispielsweise kann ein leichter Druck auf der Haut als angenehm empfunden werden, während starker Druck Schmerzen verursacht. Die Intensitätstheorie bot auch eine Erklärung für Phänomene wie Hyperalgesie, bei der normalerweise nicht schmerzhafte Reize als schmerzhaft wahrgenommen werden.

1906 prägte der britische Neurophysiologe Charles Sherrington den Begriff **Nozizeptor** – ein Rezeptor, der speziell auf noxische Reize reagiert und Schutzreflexe und Schmerz auslöst (Sherrington, 1906). Die Einführung des Begriffs Nozizeptor löste die Kluft zwischen der Intensitäts- und Spezifitätstheorie. Ein spezifischer Rezeptor, der reagiert, wenn die Gefahr groß genug und noxisch wird. Sherrington erkannte die Existenz spezialisierter Rezeptoren an, wie von der Spezifitätstheorie vorgeschlagen, berücksichtigte aber auch die Bedeutung der Reizintensität, wie von der Intensitätstheorie betont. Nozizeptoren reagieren selektiv auf potenziell gewebeschädigende Reize, unabhängig davon, ob diese mechanischer, thermischer oder chemischer Natur sind.

Zurück zu den Beobachtungen von den stark verwundeten, aber nicht wirklich unter starken Schmerzen leidenden Soldaten von Beecher, oder andersherum zu den unter quälenden chronischen Rückenschmerzen leidenden Patienten, ohne nachweisbare medizinische Läsion, schienen sämtliche vorherrschende Theorien die Vielfalt der Schmerzwahrnehmung nicht vereinen zu können. Diese Theorien fallen mit Beobachtungen, in denen Patienten ohne vorzufindende Pathologie oder Läsion unter Schmerzen leiden, andere jedoch trotz größerer Läsionen keine bis wenige Schmerzen haben. Wobei man Descartes für seine aufgestellten Theorien im 17. Jahrhundert ohne fortgeschrittene diagnostischen Technologien loben muss. Er hat das Gehirn als Wahrnehmungszentrale von Schmerz definiert (auch wenn wir heute wissen, dass das Gehirn mehr ist als nur eine Wahrnehmungszentrale in der Empfängerrolle). Und als Naturwissenschaftler widersprach er wenig überraschend mit seiner Theorie gegen die mystische/religiöse Sicht, laut der Schmerz als Gottes Strafe oder Sühne für Schuld gesehen wurde. Schmerz entwickelte sich immer mehr von einem philosophisch-religiösen Thema, hin zu einem pathologisch-medizinischen Thema – zu einem körperlichen Warnsignal.

Während der Schmerzforschung des 20. Jahrhunderts standen Wissenschaftler vor grundlegenden Fragen, deren Beantwortung durch die bisherigen Theorien nicht vollständig möglich war. Diese Fragen reflektieren die Komplexität und Vielschichtigkeit des Schmerzerlebnisses und zeigen auf, dass die bestehenden Modelle nicht alle Facetten der Schmerzempfindung erklären konnten. Die wichtigsten offenen Fragen, die zu dieser Zeit unbeantwortet blieben, umfassen:

- Wieso korrelieren Schädigungsgrad und Schmerzintensität nicht miteinander?
- Wieso empfinden einige Menschen nach starker Verwundung wenige bis gar keine Schmerzen?
- Wieso verursachen bei anderen Menschen vermeintlich harmlose Reize starke Schmerzen?
- Wieso verändert sich das Schmerzgebiet oder die -qualität mit der Zeit?
- Wieso halten Schmerzen an, trotz offensichtlicher Abheilung der Verletzung?
- Wieso gibt es chronische Rückenschmerzpatienten, ohne bei diesen eine biologische/medizinische Läsion zu finden?

## 1.3 Neurowissenschaften und Kognition

Die Schwierigkeiten, eine konsistente Antwort auf diese Fragen zu finden, führten dazu, dass Forscher wie Melzack und Wall intensiv nach neuen Erklärungsansätzen suchten. Die **Gate-Control Theorie** (GCT) versuchte etwas zu erreichen, was andere Theorien nie beinhalteten: Die Variabilität und Vielfalt der Schmerzwahrnehmung erklärbar zu machen. Anders gesagt: Die scheinbare Unspezifität der Schmerzausprägung zu spezifizieren. Dafür suchte man die Lösung nicht im Schmerzgebiet, sondern im Verarbeitungsgebiet: im ZNS.

Die GCT, entwickelt im Jahr 1965, markierte einen Wendepunkt in der Schmerzforschung und revolutionierte das Verständnis der Schmerzwahrnehmung und -verarbeitung. Zum ersten Mal schien eine Theorie die Vielfalt und Komplexität des Schmerzerlebens zuzulassen und integrierte dabei physiologische, psychologische und kognitive Aspekte in einem kohärenten Modell. Die GCT postuliert, dass es spezielle Fasern für die Nozizeption gibt, nämlich die dünnen C- und Aδ-Fasern, welche sich von den Fasern für den Tastsinn, den dickeren Aβ-Fasern, unterscheiden. Diese unterschiedlichen Fasertypen konvergieren im Hinterhorn des Rückenmarks und treffen dort aufeinander. Das Hinterhorn fungiert in diesem

Modell als eine Art neuronales Stellwerk, das den Informationsfluss reguliert und
entscheidet, welche Signale weitergeleitet werden, welche blockiert werden und
welche zusätzlichen Modulationen stattfinden. Melzack und Wall vermuteten,
dass die Substantia gelatinosa im Hinterhorn wie ein *Gate* oder Tor wirkt, das die
Übertragung der dort eingehenden sensorischen Informationen von den primären
afferenten Neuronen zu den Interneuronen im Rückenmark herstellt und moduliert. Diese Interneurone spielen eine Schlüsselrolle bei der Weiterleitung der Signale zum sekundären Hinterhornneuron, indem sie den Informationsfluss weiter
regulieren und filtern. Der Gating-Mechanismus wird durch das Aktivitätslevel
in den dicken und dünnen Fasern gesteuert. Die dickeren Aβ-Fasern haben dabei
einen inhibitorischen Effekt und tendieren dazu, das Gate zu schließen oder zu
hemmen. Im Gegensatz dazu haben die schmaleren C- und Aδ-Fasern einen exzitatorischen Effekt und neigen dazu, das Gate zu öffnen oder zu erregen. Dieses Zusammenspiel erklärt, warum bei einem eingehenden nozizeptiven Stimulus,
der beispielsweise über C-Fasern geleitet wird, durch gleichzeitige Aktivierung
der dickeren Aβ-Fasern – etwa durch leichtes, nicht-noxisches Reiben an der Verletzungsstelle – das durch den noxischen Reiz ausgelöste nozizeptive Signal in-
hibiert und der Schmerz gelindert werden kann. Ein besonders innovativer Aspekt
der GCT ist die Berücksichtigung absteigender Fasern, die in supraspinalen Regionen des Gehirns ihren Ursprung haben und zum Hinterhorn projizieren. Diese
absteigenden/deszendierenden Bahnen können den Gating-Mechanismus ebenfalls beeinflussen und die Signalverarbeitung auf Rückenmarksebene modulieren.
Dies eröffnete erstmals eine wissenschaftliche Erklärung für den Einfluss kognitiver und emotionaler Faktoren auf die Schmerzwahrnehmung. Dass absteigende
Bahnen Impulse auf Rückenmarksebene beeinflussen können, kann erklären,
wieso je nach Situation oder Geisteszustand Schmerzen anders wahrgenommen
werden, da sich das Tor situativ beispielsweise leichter öffnen lässt und somit
mehr nozizeptive Signale das Gehirn erreichen, wenn das Individuum negativ ver-
stimmt ist. Andersherum wird bei Freude und positiven Stimmungen, Serotonin
und Endorphin ausgeschüttet, welche die Weiterleitung der nozizeptiven Signale
vom primären auf das sekundäre Hinterhornneuron inhibieren können. Diese kognitive Beeinflussung des Gates auf Rückenmarksebene ist einer der möglichen
Erklärungen, wieso Sportler erst nach dem Wettkampf gewisse Verletzungen
bemerken, oder depressive Menschen eine höhere Prävalenz für chronischen
Schmerz vorweisen (Bair et al., 2003).

Die GCT beschreibt, wie nozizeptive Impulse auf Rückenmarksebene mehrfach moduliert werden, bevor sie das Gehirn erreichen. Diese Modulation erfolgt
einerseits durch nicht-noxische Signale der Aβ-Fasern und andererseits durch absteigende Bahnen aus höheren Hirnregionen (Melzack & Wall, 1965). Diese komplexe Interaktion erklärt, warum die Schmerzwahrnehmung nicht linear mit der
Intensität des noxischen Stimulus korreliert, sondern durch verschiedene Faktoren beeinflusst wird. Die GCT hat weitreichende Implikationen für das Verständnis und die Therapie von Schmerzen. Sie bietet eine Erklärung für Phänomene
wie den analgetischen Effekt von Ablenkung oder Meditation, die Wirksamkeit
von Techniken wie TENS (transkutane elektrische Nervenstimulation) und die

Variabilität der Schmerzwahrnehmung zwischen Individuen und in verschiedenen Situationen. Die Theorie hat zudem die Bedeutung psycho-sozialer Faktoren in der Schmerztherapie hervorgehoben. Sie unterstützte die Entwicklung bio-psycho-sozialer Modelle des Schmerzes und förderte interdisziplinäre Ansätze in der Schmerztherapie. Zusammenfassend hat die GCT somit die zuvor dominierenden Theorien vereint und bedeutend ergänzt. Zum einen wird zwischen speziellen Nozizeptoren und anderen Sinnesrezeptoren unterschieden, welches an die Spezifitätstheorie erinnert. Zum anderen besagt die GCT, dass es zur Schmerzwahrnehmung kommt, wenn die erregenden Signale größer sind als die inhibierenden. Dies erinnert an die Intensitätstheorie. Zudem wird gezeigt, dass das Nervensystem nicht wie von Descartes vermutet eine reine Leitungsbahn ist, sondern selbst zur Regulation beiträgt. Weiterhin ergänzte die GCT die Vielschichtigkeit und Situationsabhängigkeit der Schmerwahrnehmung, insbesondere durch die Beeinflussung der neurobiologischen Geschehnissen auf Rückenmarksebene durch absteigende Bahnen abhängig vom kognitiven, psychologischen und emotionalen Status. Das Gehirn wurde hier hinzugefügt, nicht als passives Wahrnehmungsorgan, sondern als aktives Mitbestimmungsorgan.

Eine Theorie, wäre aber keine Theorie, wenn sie nicht auch Makel hätte. Beispielsweise setzte die GCT eine peripheren noxischen Reiz voraus, wenngleich dieser Reiz situativ vielfältig wahrgenommen werden kann. Dennoch ist ein peripheres Ereignis als Voraussetzung von Schmerz nach heutigem Wissen nicht notwendig. Phantomschmerzen (Schmerzen, ohne einen peripheren noxischen Reiz) ließen sich beispielsweise nicht mit der GCT erklären (Melzack, 1996). Diese Limitationen führten zu einem Paradigmenwechsel in der Schmerzforschung, bei dem das Gehirn für Forscher in den Vordergrund rückte.

Als Antwort auf diese Herausforderungen stellte Ronald Melzack einen neuen Ansatz auf: die **Neuromatrix-Theorie**. Diese Theorie postuliert, dass es weder eine spezifische Schmerzeingangsstelle noch ein spezifisches Wahrnehmungszentrum im Gehirn gibt. Stattdessen verdeutlicht die Neuromatrixtheorie, dass verschiedene Hirnbereiche vom Thalamus über den Kortex zum limbischen System miteinander und parallel zueinander interagieren können und selbst ohne Input Prozesse initiieren (Melzack, 1996; Melzack, 2001). Die Neuromatrix-Theorie versucht nicht, die Relevanz der aus der Peripherie eingehenden Sensorik zu schmälern, sondern den Einfluss anderer Faktoren wie Emotionen, Erfahrungen und Erwartungen hinzuzufügen und diese biologisch und neurophysiologisch zu begründen. Der Begriff der Neuromatrix mag im ersten Moment vage erscheinen, ist aber der komplexen Natur des menschlichen Gehirns geschuldet, dessen schmerzbezogene Prozesse womöglich nicht in einem Begriff spezifischer zu nennen sind. Melzack beschreibt die Neuromatrix als ein Netzwerk unzähliger Neuronen und Synapsen, das sich durch verschiedene Teile des Gehirns erstreckt. Ein zentrales Konzept innerhalb dieser Theorie ist die *Neurosignatur*. Wiederholte Muster neuronaler Impulse bilden diese Neurosignatur, die wie Fingerabdrücke individuell sein soll. Dies erklärt, warum die Schmerzwahrnehmung interindividuell so vielfältig ausfällt, da jeder Mensch andere Voraussetzungen und andere Neurosignaturen mit sich bringt. Ein entscheidender Aspekt der Neuromatrix-Theorie ist, dass diese Neurosignatur existiert, ohne dass es dafür einen Input benötigt. Ein sensorischer und nicht-noxischer Input kann diese Neurosignatur triggern, ist aber keine Voraussetzung für Schmerz (Melzack, 2001). Dies bietet eine Erklärung für Phänomene wie Phantomschmerzen oder chronische Schmerzen ohne erkennbare Ursache. Die Neurosignatur ist das Ergebnis der synaptischen Architektur der Neuromatrix, die teilweise genetisch bestimmt und teilweise durch sensorische Erfahrungen modifiziert wird. Sie produziert charakteristische Muster von Nervenimpulsen, die Schmerz und andere Körperempfindungen erzeugen. Die Neurosignatur wird nicht nur durch sensorische Inputs beeinflusst, sondern auch durch kognitive Prozesse wie psychologischen Stress und durch den Einfluss des Immunsystems. Die Neuromatrix-Theorie stellt Schmerz als eine mehrdimensionale Erfahrung dar, die durch verschiedene Einflüsse wie kognitive und affektive Ereignisse erzeugt wird. Sie eröffnete ganz neue Perspektiven für das Verständnis und die Therapie von Schmerzen. Insbesondere bietet sie einen Erklärungsansatz für chronische Schmerzsyndrome, bei denen oft keine eindeutige physiologische Ursache identifiziert werden kann.

Die Theorie hat weitreichende Implikationen für die klinische Praxis. Sie unterstützt multimodale Therapieansätze, die nicht nur auf die Linderung peripherer noxischer Reize abzielen, sondern auch kognitive, emotionale und verhaltensbezogene Interventionen einbeziehen. Darüber hinaus hat die Neuromatrix-Theorie das Forschungsfeld der Schmerzbildgebung inspiriert. Moderne bildgebende Verfahren, wie funktionelle Magnetresonanztomografie (fMRT), haben gezeigt, dass Schmerz tatsächlich ein komplexes Netzwerk von Hirnregionen aktiviert, was die Grundannahmen der Theorie unterstützt (Apkarian et al., 2005).

Zusammenfassend lässt sich sagen, dass die Neuromatrix-Theorie die zentrale Rolle des Gehirns bei der Schmerzerfahrung betont und einen umfassenden Rahmen für das Verständnis der vielfältigen und oft rätselhaften Aspekte des Schmerzerlebens bietet. Indem sie die Komplexität und Individualität der Schmerzwahrnehmung anerkennt, hat sie den Weg für personalisierte und ganzheitliche Ansätze in der Schmerztherapie geebnet.

Fast zeitgleich zu den wegweisenden Theorien von Ronald Melzack und Patrick Wall entstand 1977 das heute weit verbreitete **bio-psycho-soziale Modell** (BPSM) von George Engel, einem amerikanischen Psychologen. Engel wollte mit diesem Modell ein integratives Verständnis für die komplexe Natur von Gesundheitszuständen, einschließlich Schmerz, schaffen. Sein Modell stellte einen bedeutenden Fortschritt in der medizinischen und psychologischen Wissenschaft dar, indem es die Annahme, dass medizinische Phänomene ausschließlich durch biologische Prozesse erklärt werden können, infrage stellte. Das BPSM postuliert, dass der medizinische Status eines Patienten – insbesondere bei der Schmerzerfahrung – nicht nur durch rein biologische oder pathologische Faktoren bestimmt wird, sondern auch durch psychologische und soziale Dimensionen. Engel argumentierte, dass Schmerz nicht isoliert betrachtet werden sollte. Vielmehr müsse man die Wechselwirkungen zwischen körperlicher Gesundheit, psychischem Wohlbefinden und sozialen Umständen berücksichtigen, um ein vollständiges Bild des Schmerzerlebnisses zu erhalten. Laut Engel beeinflussen biologische Faktoren, wie Gewebeschäden oder neurologische Störungen, die Schmerzempfindung, aber sie stellen nur einen Teil des gesamten Schmerzerlebnisses dar. Psychologische Faktoren, wie Stress, Angst oder Depression, können die Wahrnehmung und das Schmerzmanagement erheblich beeinflussen. Darüber hinaus spielen soziale Faktoren, wie soziale Unterstützung, Lebensumstände oder gesellschaftliche Erwartungen, eine entscheidende Rolle in der Art und Weise, wie Schmerz erlebt und bewältigt wird.

Entgegen häufiger Fehlinterpretationen, die das BPSM als eine Erklärung für die Entstehung von Schmerz aufgrund von psychologischen oder sozialen Faktoren betrachten, beschreibt Engel vielmehr die möglichen Auswirkungen, die Schmerz auf diese Bereiche haben kann, sowie den Einfluss, den diese Faktoren auf das Schmerzerlebnis ausüben. Das Modell soll verdeutlichen, dass Schmerz nicht nur als eine rein körperliche Reaktion auf eine Verletzung oder Krankheit verstanden werden sollte. Engels Ziel war es, die medizinische Praxis und Forschung über die rein biologische Perspektive hinaus zu erweitern. Er strebte an, dass der medizinische Ansatz zur Schmerzlinderung und -therapie sowohl die psychologischen als auch die sozialen Dimensionen des Schmerzes berücksichtigt. Das BPSM fordert somit eine ganzheitliche Betrachtung des Patienten, bei der alle relevanten Faktoren in die Diagnose und Therapie einfließen. In der wissenschaftlichen Literatur wird das BPSM als ein grundlegendes Modell zum Verständnis von Schmerz und anderer Gesundheitszustände anerkannt, da es die Notwendigkeit betont, über die traditionellen medizinischen Modelle hinauszugehen und ein umfassenderes Verständnis für das menschliche Wohlbefinden zu entwickeln (Engel, 1977; Gatchel et al., 2007).

Im späten 20. Jahrhundert entstanden weitere bedeutende Ansätze in der Schmerzforschung, die das Verständnis von chronischen Schmerzen und deren Therapie erweiterten. **Lerntheorien,** insbesondere die von Behavioristen wie Skinner und Watson, nahmen an, dass Schmerz, ähnlich wie andere Verhaltensweisen, von der Geburt an erlernt sei und folglich durch gezielte Interventionen umgelernt/verlernt werden könne (Eysenck, 1976; Cordier & Diers, 2018). Diese Perspektive hob die Wichtigkeit von psycho-sozialen Ansätzen hervor. Die Anwendung lerntheoretischer Prinzipien in der Schmerztherapie führte zur Entwicklung verschiedener verhaltenstherapeutischer Techniken. Eine besonders einflussreiche Methode war die operante Konditionierung, die auf den Arbeiten von Skinner basiert (Gatzounis et al., 2012). Bei diesem Ansatz wird davon ausgegangen, dass Verhaltensweisen durch ihre Konsequenzen verstärkt oder abgeschwächt werden. In der Schmerztherapie wurde dieses Prinzip genutzt, um adaptive Verhaltensweisen zu fördern und maladaptive zu reduzieren. Fordyce et al. (1973) waren Pioniere in der Anwendung dieser Methode bei chronischen Schmerzpatienten. Ein konkretes Beispiel für die Anwendung der operanten Konditionierung in der Schmerztherapie ist die Verwendung von Verstärkern. Hierbei erlangten die Patienten die Aufmerksamkeit und Dienste des Arztes als positive Verstärkung (Belohnung) dafür, wenn sie in der Lage waren, ihre Schmerzen selbst zu managen. Dies bedeutete, Bewegungen so anzupassen und diese je nach Schmerzzustand zu steigern, um weiterhin funktionsfähig zu bleiben. Dieser

Ansatz zielte darauf ab, die Selbstwirksamkeit der Patienten zu erhöhen. Aus diesen frühen Ansätzen entwickelte sich das Konzept des Graded Activity (GA), das heute als wichtiger Bestandteil vieler multimodaler Schmerztherapieprogramme gilt. GA basiert auf dem Prinzip der schrittweisen Steigerung von Aktivitäten. Dabei werden individuelle Baselines ermittelt und realistische Ziele gesetzt, die graduell gesteigert werden. Dieser Ansatz zielt darauf ab, die Angst vor Bewegung (Kinesiophobie) zu reduzieren und die körperliche Funktionsfähigkeit zu verbessern. Neuere Forschungen, wie die von Macedo et al. (2010), haben die Wirksamkeit von GA bei chronischen Schmerzpatienten bestätigt, insbesondere in Kombination mit kognitiven Verhaltenstherapien (englisch: cognitive-behavioral therapy, CBT). Die Entwicklung von GA und ähnlichen Ansätzen unterstreicht die Bedeutung von individualisierten, aktiven Therapieformen in der Behandlung chronischer Schmerzen. Modifikationsprogramme wie GA und CBT haben sich für viele chronische Schmzerzpatienten als wirksam erwiesen (Macedo et al., 2010, Williams et al., 2012; Ehde et al., 2014; Hajihasani et al., 2019; Yang et al., 2022).

Sowohl Lern- als auch Verhaltenstherapien respektieren die Multidimensionalität von Schmerz und versuchen, Wahrnehmung, Emotionen, Kognition und Überzeugungen mit einzubeziehen und diese zu beeinflussen. Diese Ansätze basieren auf dem von Engel entwickelten BPSM. Melzack und Wall (1965) trugen mit ihrer GCT ebenfalls maßgeblich zum Verständnis der multidimensionalen Natur des Schmerzes bei, indem sie die Rolle von psychologischen Faktoren bei der Schmerzmodulation hervorhoben. Der Patient soll aktiv daran teilhaben, was er über seine Problematik denkt, was er fühlt und was er kontrollieren kann. Dieser Ansatz basiert auf dem Konzept der Selbstwirksamkeit von Bandura (1977): die Überzeugung einer Person, eine bestimmte Aufgabe bewältigen zu können, habe einen signifikanten Einfluss auf ihr tatsächliches Verhalten und ihre Leistung. Im Kontext der Schmerztherapie bedeutet dies, dass Patienten, die glauben, ihren Schmerz besser kontrollieren zu können, tatsächlich bessere Ergebnisse erzielen. Hauptziel dieser Therapien ist die Verbesserung des Copings – des Umgangs mit dem Schmerz – nicht die Schmerzlinderung per se. Lazarus und Folkman definierten 1984 *Coping* als kognitive und verhaltensbezogene Bemühung, externe und interne Anforderungen zu bewältigen, die als belastend oder die eigenen Ressourcen übersteigend wahrgenommen werden (Ben-Zur, 2019). In der Schmerztherapie umfasst Coping eine Vielzahl von Strategien, darunter Problemlösung, kognitive Umstrukturierung, Akzeptanz und Achtsamkeit. Die Förderung adaptiver Copingstrategien zielt darauf ab, die Lebensqualität der Patienten zu verbessern, auch wenn der Schmerz nicht vollständig beseitigt werden kann. Diese Therapieansätze zeigten positive Effekte auf die Stimmung, körperliche Funktion und auch das Schmerzlevel der Patienten (Sharp, 2001; Salomons et al., 2004). Natürlich ist die Schmerzlinderung auch eines der Ziele dieser Therapien, aber die Herangehensweise unterscheidet sich von anderen Schmerztherapien: Man geht nicht gegen den Schmerz vor und versucht ihn zu lindern (wo meist der Therapeut die aktive und der Patient die passive Rolle einnimmt), sondern versucht unterschiedliche Dimensionen von Schmerz – Kognition, Emotionen und Überzeugungen –

zu regulieren und darüber den Schmerz zu beeinflussen. Dieser Ansatz steht im Einklang mit dem Konzept der zentralen Sensibilisierung, das die Rolle des zentralen Nervensystems bei der Aufrechterhaltung chronischer Schmerzen betont und die Notwendigkeit unterstreicht, nicht nur periphere nozizeptive Quellen, sondern auch zentrale Verarbeitungsprozesse zu adressieren (Woolf, 2011). Die Integration von akzeptanz- und achtsamkeitsbasierten Ansätzen in die Schmerztherapie, wie die Akzeptanz- und Commitment-Therapie (ACT) hat in den letzten Jahren an Bedeutung gewonnen (Hayes et al., 2013). Diese Ansätze zielen darauf ab, die psychologische Flexibilität der Patienten zu erhöhen und eine nicht-wertende Haltung gegenüber Schmerzerfahrungen zu fördern. Studien zeigen, dass diese Ansätze vergleichbare oder sogar bessere Ergebnisse erzielen können als traditionelle kognitiv-verhaltenstherapeutische Interventionen, insbesondere in Bezug auf die langfristige Verbesserung der Lebensqualität und Funktionsfähigkeit (Veehof et al., 2016). Lern- und verhaltenstherapeutische Ansätze in der Schmerztherapie basieren auf einem umfassenden Verständnis der komplexen Natur des Schmerzes. Sie zielen darauf ab, Patienten zu befähigen, aktiv mit ihrem Schmerz umzugehen/zu copen, indem sie kognitive, emotionale und verhaltensbezogene Aspekte der Schmerzerfahrung adressieren. Diese ganzheitliche Herangehensweise hat sich als wirksam erwiesen, nicht nur in Bezug auf die Schmerzreduktion, sondern auch hinsichtlich der Verbesserung der allgemeinen Lebensqualität und Funktionsfähigkeit der Patienten.

Kritiker beanstandeten jedoch bei diesen patienten-partizipierenden Ansätzen, dass die Verantwortung über den Therapieerfolg vollständig auf den Patienten übertragen werden könnte und im Falle eines Scheiterns der Patient dafür verantwortlich gemacht werde. Die Zuschreibung von Verantwortung für einen Misserfolg an den Patienten ist ethisch bedenklich. Hingegen wird die Übertragung von Verantwortung im Sinne eines aktiven Einbezugs des Patienten in den Therapieprozess sowie die Vermittlung von Selbstmanagementkompetenzen als bedeutsam und derzeit unterrepräsentiert betrachtet. Das vorherrschende Paradigma, bei dem der Patient eine passive Rolle einnimmt und die Intervention vollständig dem Therapeuten überlässt, wird als überholt angesehen. Es wird argumentiert, dass eine Verschiebung hin zu einem partizipativen Ansatz in der Therapie erforderlich ist, bei dem der Patient aktiv am Heilungsprozess mitwirkt (Longtin et al., 2010).

Heute wird Schmerz als multidimensionales Erlebnis betrachtet, das physische, emotionale und soziale Aspekte umfasst. Und obwohl, wie bereits in der Einleitung erwähnt, Schmerz eine emotionale Erfahrung ist, werden Untersuchungen und therapeutische Verfahren traditionell durch die muskuloskelettale Brille aufgestellt und interpretiert, ohne Einbezug der emotionalen Komponenten (Gilam et al., 2020). Seit dem BPSM gelangen die Emotionen wieder mehr in den Vordergrund. Die Entwicklung von einer religiös-philosophischen zu einer medizinischen Betrachtungsweise des Schmerzes könnte möglicherweise Auswirkungen auf das Verhalten von Menschen mit Schmerzerfahrungen haben. Diese Veränderung in der Wahrnehmung und dem Umgang mit Schmerz bedarf weiterer Untersuchung, möglicherweise führt dies zu mehr Vorsicht oder sogar defensivem Verhalten, wenn es sich um ein vermeintlich körperliches/krankhaftes Problem

handelt, und nicht um eine Glaubensprobe. Die Medikalisierung des Schmerzphänomens hat zu einer großen Erweiterung des Therapiespektrums geführt.
Dies beinhaltet eine Vielzahl von therapeutischen Ansätzen und Expertisen, was
die Auswahl einer geeigneten Therapiemethode komplex gestalten kann. Die Di-
versität der Schmerzursacheninterpretationen durch verschiedene Fachrichtungen
unterstreicht die Notwendigkeit eines interdisziplinären Ansatzes in der Schmerzforschung und -therapie, besonders dann, wenn unterschiedliche Experten unterschiedliche Ursachen für denselben Schmerz beim selben Menschen sehen. Um
ein umfassendes Verständnis zu erlangen, ist es zweckmäßig, die verschiedenen
Faktoren zu untersuchen, die zur Entstehung von Schmerzen beitragen können.
Dieses Kompendium soll diesen Zweck erfüllen.

## Literatur

Apkarian, A. V., Bushnell, M. C., Treede, R. D., & Zubieta, J. K. (2005). Human brain mecha-
nisms of pain perception and regulation in health and disease. *European Journal of Pain
(London, England), 9*(4), 463–484. https://doi.org/10.1016/j.ejpain.2004.11.001
Bair, M. J., Robinson, R. L., Katon, W., & Kroenke, K. (2003). Depression and pain comorbi-
dity: A literature review. *Archives of Internal Medicine, 163*(20), 2433–2445. https://doi.
org/10.1001/archinte.163.20.2433
Bandura, A. (1977). Self-efficacy: Toward a unifying theory of behavioral change. *Psychological
Review, 84*(2), 191–215. https://doi.org/10.1037/0033-295X.84.2.191
Beecher, H. K. (1946). Pain in Men Wounded in Battle. *Annals of Surgery, 123*(1), 96–105.
Boring E. G. (1942). Sensation and Perception in the History of Experimental. *Psychology. D. Ap-
pleton-Century.* https://ia801507.us.archive.org/12/items/in.ernet.dli.2015.52372/2015.52372.
Sensation-And-Perception-In-The-History-Of-Experimental-Psychology_text.pdf. *Zugegriffen:
23. Dez. 2023.*
Ben-Zur, H. (2019). Transactional Model of Stress and Coping. In: Zeigler-Hill, V., Shackel-
ford, T. (Hrsg.) Encyclopedia of Personality and Individual Differences. Springer. https://doi.
org/10.1007/978-3-319-28099-8_2128-1
Collier R. (2018). A short history of pain management. *CMAJ : Canadian Medical Association journal = journal de l'Association medicale canadienne, 190*(1), E26–E27. https://doi.
org/10.1503/cmaj.109-5523
Cordier, L., & Diers, M. (2018). Learning and Unlearning of Pain. *Biomedicines, 6*(2), 67.
https://doi.org/10.3390/biomedicines6020067
Dallenbach, K. M. (1939). Pain: History and present status. *The American Journal of Psychology,
52,* 331–347. https://doi.org/10.2307/1416740
Descartes R. (1664) Treatise on Man. *angepasst von Clerselier C., übersetzt von Sloan P. R.* https://
www.coretexts.org/wp-content/uploads/2010/08/DescartesTreatiseMnfin.pdf. *Zugegriffen: 10.
Dez. 2023.*
Ehde, D. M., Dillworth, T. M., & Turner, J. A. (2014). Cognitive-behavioral therapy for indi-
viduals with chronic pain: Efficacy, innovations, and directions for research. *The American
Psychologist, 69*(2), 153–166. https://doi.org/10.1037/a0035747
Engel G. L. (1977). The need for a new medical model: A challenge for biomedicine. Science
(New York, N.Y.), 196(4286), 129–136. https://doi.org/10.1126/science.847460
Eysenck, H. J. (1976). The learning theory model of neurosis: A new approach. *Behaviour Re-
search and Therapy, 14*(4), 251–267. https://doi.org/10.1016/0005-7967(76)90001-
Fordyce, W. E., Fowler, R. S., Jr, Lehmann, J. F., Delateur, B. J., Sand, P. L., & Trieschmann,
R. B. (1973). Operant conditioning in the treatment of chronic pain. *Archives of physical*

*medicine and rehabilitation*, *54*(9), 399–408. https://static1.squarespace.com/static/54fe-580de4b0e762cd9f4d34/t/5516adbae4b0392be72053d0/1427549626375/Operant+conditioning+in+the+treatment+of+chronic+pain.pdf. Zugegriffen: 03. Jan. 2024.

Gagliese, L., & Katz, J. (2000). Medically unexplained pain is not caused by psychopathology. *Pain Research & Management*, *5*(4), 251–257. https://doi.org/10.1155/2000/701397

Gatchel, R. J., Peng, Y. B., Peters, M. L., Fuchs, P. N., & Turk, D. C. (2007). The biopsychosocial approach to chronic pain: Scientific advances and future directions. *Psychological bulletin*, *133*(4), 581–624. https://doi.org/10.1037/0033-2909.133.4.581

Gatzounis, R., Schrooten, M. G., Crombez, G., & Vlaeyen, J. W. (2012). Operant learning theory in pain and chronic pain rehabilitation. *Current pain and Headache Reports*, *16*(2), 117–126. https://doi.org/10.1007/s11916-012-0247-1

Gilam, G., Gross, J. J., Wager, T. D., Keefe, F. J., & Mackey, S. C. (2020). What Is the Relationship between Pain and Emotion? Bridging Constructs and Communities. *Neuron*, *107*(1), 17–21. https://doi.org/10.1016/j.neuron.2020.05.024

Hajihasani, A., Rouhani, M., Salavati, M., Hedayati, R., & Kahlaee, A. H. (2019). The Influence of Cognitive Behavioral Therapy on Pain, Quality of Life, and Depression in Patients Receiving Physical Therapy for Chronic Low Back Pain: A Systematic Review. *PM & R: The Journal of Injury, Function, and Rehabilitation*, *11*(2), 167–176. https://doi.org/10.1016/j.pmrj.2018.09.029

Hayes, S. C., Levin, M. E., Plumb-Vilardaga, J., Villatte, J. L., & Pistorello, J. (2013). Acceptance and commitment therapy and contextual behavioral science: Examining the progress of a distinctive model of behavioral and cognitive therapy. *Behavior Therapy*, *44*(2), 180–198. https://doi.org/10.1016/j.beth.2009.08.002

Heidecker, K. (2009). Schädeltrepanationen in der Antike. In C. Brockmann, W. Brunschön & O. Overwien (Hrsg.), *Antike Medizin im Schnittpunkt von Geistes- und Naturwissenschaften* (S. 259–280). De Gruyter. https://doi.org/10.1515/9783110216493.259

Hicks, R. D. (1907). Aristotle: De anima; with translation, introduction and notes. *Cambridge: University Press*. https://archive.org/details/aristotledeanima005947mbp/page/n29/mode/2up. *Zugegriffen: 12. Jan. 2024.*

Jungnitz, S. (2017). *Platon. Sind körperliche Freuden wahre Freuden?* GRIN Verlag. https://www.grin.com/document/387716

Lasch, K. E. (2000). Culture, pain, and culturally sensitive pain care. *Pain management nursing : Official journal of the American Society of Pain Management Nurses*, *1*(3 Suppl 1), 16–22. https://doi.org/10.1053/jpmn.2000.9761

Longtin, Y., Sax, H., Leape, L. L., Sheridan, S. E., Donaldson, L., & Pittet, D. (2010). Patient participation: Current knowledge and applicability to patient safety. *Mayo Clinic Proceedings*, *85*(1), 53–62. https://doi.org/10.4065/mcp.2009.0248

Macedo, L. G., Smeets, R. J., Maher, C. G., Latimer, J., & McAuley, J. H. (2010). Graded activity and graded exposure for persistent nonspecific low back pain: A systematic review. *Physical Therapy*, *90*(6), 860–879. https://doi.org/10.2522/ptj.20090303

Meldrum, M. L. (2003). A capsule history of pain management. *JAMA*, *290*(18), 2470–2475. https://doi.org/10.1001/jama.290.18.2470

Melzack, R., & Wall, P. D. (1965). Pain mechanisms: A new theory. *Science (New York, N.Y.)*, *150*(3699), 971–979. https://doi.org/10.1126/science.150.3699.971

Melzack, R. (1996). Gate control theory: On the evolution of pain concepts. *Pain Forum*, *5*(2), 128–138. https://doi.org/10.1016/S1082-3174(96)80050-X

Melzack, R. (2001). Pain and the neuromatrix in the brain. *Journal of Dental Education*, *65*(12), 1378–1382.

Moayedi, M., & Davis, K. D. (2013). Theories of pain: From specificity to gate control. *Journal of Neurophysiology*, *109*(1), 5–12. https://doi.org/10.1152/jn.00457.2012

Mowbray, D. (2009). Pain and Suffering in Medieval Theology: Academic Debates at the University of Paris in the Thirteenth Century. *Boydell and Brewer: Boydell and Brewer*. https://doi.org/10.1515/9781846157516

Naderi, S., Acar, F., Mertol, T., & Arda, M. N. (2003). Functional anatomy of the spine by Avicenna in his eleventh century treatise Al-Qanun fi al-Tibb (The Canons of Medicine). *Neurosurgery, 52*(6), 1449–1454. https://doi.org/10.1227/01.neu.0000064811.30933.7f

Nesse, R. M., & Schulkin, J. (2019). An evolutionary medicine perspective on pain and its disorders. *Philosophical transactions of the Royal Society of London. Series B, Biological sciences, 374*(1785), 20190288. https://doi.org/10.1098/rstb.2019.0288

Peacock, S., & Patel, S. (2008). Cultural Influences on Pain. *Reviews in pain, 1*(2), 6–9. https://doi.org/10.1177/204946370800100203

Raja, S. N., Carr, D. B., Cohen, M., Finnerup, N. B., Flor, H., Gibson, S., Keefe, F. J., Mogil, J. S., Ringkamp, M., Sluka, K. A., Song, X. J., Stevens, B., Sullivan, M. D., Tutelman, P. R., Ushida, T., & Vader, K. (2020). The revised International Association for the Study of Pain definition of pain: Concepts, challenges, and compromises. *Pain, 161*(9), 1976–1982. https://doi.org/10.1097/j.pain.0000000000001939

Rocca, J. (2003). Galen on the Brain. Anatomical Knowledge and Physiological Speculation in the Second Century AD. *Studies in Ancient Medicine, 26.* ISBN: 978-90-04-12512-4

Salomons, T. V., Johnstone, T., Backonja, M. M., & Davidson, R. J. (2004). Perceived controllability modulates the neural response to pain. *The Journal of neuroscience : The official journal of the Society for Neuroscience, 24*(32), 7199–7203. https://doi.org/10.1523/JNEUROSCI.1315-04.2004

Sharp, T. J. (2001). Chronic pain: A reformulation of the cognitive-behavioural model. *Behaviour Research and Therapy, 39*(7), 787–800. https://doi.org/10.1016/s0005-7967(00)00061-9

Sherrington, C. S. (1906). Observations on the scratch-reflex in the spinal dog. *The Journal of Physiology, 34*(1–2), 1–50. https://doi.org/10.1113/jphysiol.1906.sp001139

Schmitter, A. M. (2021). 17th and 18th Century Theories of Emotions. *The Stanford Encyclopedia of Philosophy.* https://plato.stanford.edu/entries/emotions-17th18th/ *Zugegriffen: 15. Dez. 2023.*

Tashani, O. A., & Johnson, M. I. (2010). Avicenna's concept of pain. *The Libyan Journal of Medicine, 5,.* https://doi.org/10.3402/ljm.v5i0.5253.doi:10.3402/ljm.v5i0.5253

Veehof, M. M., Trompetter, H. R., Bohlmeijer, E. T., & Schreurs, K. M. (2016). Acceptance- and mindfulness-based interventions for the treatment of chronic pain: A meta-analytic review. *Cognitive Behaviour Therapy, 45*(1), 5–31. https://doi.org/10.1080/16506073.2015.1098724

Williams, A. C., Eccleston, C., & Morley, S. (2012). Psychological therapies for the management of chronic pain (excluding headache) in adults. *The Cochrane database of systematic reviews, 11*(11), CD007407. https://doi.org/10.1002/14651858.CD007407.pub3

Woolf, C. J. (2011). Central sensitization: Implications for the diagnosis and treatment of pain. *Pain, 152*(3 Suppl), S2–S15. https://doi.org/10.1016/j.pain.2010.09.030

Yang, J., Lo, W. L. A., Zheng, F., Cheng, X., Yu, Q., & Wang, C. (2022). Evaluation of Cognitive Behavioral Therapy on Improving Pain, Fear Avoidance, and Self-Efficacy in Patients with Chronic Low Back Pain: A Systematic Review and Meta-Analysis. *Pain research & management, 2022,* 4276175. https://doi.org/10.1155/2022/4276175

# Die Neurobiologie der Nozizeption

**2**

## Zusammenfassung

Schmerz basiert auf komplexen neurobiologischen Prozessen. Häufig wird Schmerz mit Nozizeption gleichgesetzt, jedoch ist die Nozizeption ein Teil des Schmerzerlebnisses. Vom noxischen Reiz bis zur bewussten Wahrnehmung laufen verschiedene nozizeptive Prozesse ab. Hierzu zählen Transduktion, Transmission und Modulation. Nozizeptoren, primär Aδ- und C-Fasern, reagieren auf verschiedene noxische Stimuli und leiten Signale über das Rückenmark zum Gehirn. Die Transmission erfolgt über primäre, sekundäre und tertiäre Neurone, wobei im Rückenmark wichtige Modulationsprozesse stattfinden. Fazilitierende und inhibierende Mechanismen beeinflussen die Signalweiterleitung, gesteuert durch Neurotransmitter wie Glutamat und GABA. Die Schmerzwahrnehmung im Gehirn ist multidimensional und umfasst neben sensorischen nozizeptiven Informationen auch affektive und kognitive Aspekte.

Wieso gibt es Schmerz? Was denkt sich Gott oder die Evolution dabei, den Menschen mit einem solch unangenehmen Gefühl auszustatten? Welchen Nutzen hat Schmerz? Im Akutfall besitzt der Schmerz eine schützende, fast schon lehrende Funktion. Er lehrt uns, nicht ins Feuer zu fassen, vorsichtig mit scharfen Gegenständen umzugehen und unseren Körper im Falle einer körperlichen Auseinandersetzung zu schützen und Attacken auszuweichen. Neben seiner schützenden Funktion kann er aber je nach Intensität und Dauer die Lebensqualität drastisch beeinträchtigen.

Die International Association for the Study of Pain (IASP) wurde 1973 von John Bonica, einem amerikanischen Anästhesisten gegründet, der sich selbst zum Präsidenten wählte.

Er versuchte eine interdisziplinäre Schmerzgemeinschaft aufzubauen. Das wachsende Interesse zum Thema Schmerz, das auf den Gate-Control-Artikel von

Wall und Melzack folgte, motivierte ihn zum Handeln. Er lud im Jahr 1973 Forscher und Kliniker aus aller Welt in ein abgelegenes Kloster in der Nähe von Seattle ein. Dies war der Startpunkt der IASP, welche heute mehr als 6700 Mitglieder aus mehr als 100 Ländern und 60 Fachgebieten umfasst und sich der Prävention und Therapie von Schmerz widmet. Was ist Schmerz? Ein Einstieg bietet die aktuelle Definition der IASP:

> „Schmerz ist ein unangenehmes Sinnes- und Gefühlserlebnis, das mit einer tatsächlichen oder potentiellen Gewebeschädigung einhergeht oder einer solchen ähnelt." (Raja et al., 2020).

Hieraus können vier Ableitungen getroffen werden:

1. *unangenehm* – Schmerzzustände sind in der Regel nicht angenehm und somit nicht wünschenswert. Daraus entspringt das Bedürfnis sie loswerden zu wollen.
2. *Sinnes- oder Gefühlserlebnis* – Schmerz ist nicht nur ein Sinn oder das Ergebnis eines sensorischen Inputs. Er besitzt auch emotionale Komponenten. Gefühle kann niemand besser beschreiben, als derjenige, der diese Gefühle empfindet. Die Version des Patienten ist hier die komplette Realität. Der Bericht einer Person über ein Schmerzerlebnis sollte respektiert werden. Der Versuch, den Gefühlen mit sachlichen Fakten zu begegnen oder ihnen zu widersprechen, könnte zu Unverständnis und Unzufriedenheit führen.
3. *tatsächlicher oder potenzieller Gewebeschaden* – Dies unterstreicht, dass bei Schmerzen nicht zwangsläufig ein Gewebeschaden oder ein noxischer Stimulus existieren muss.
4. *oder einer solchen ähnelt* – Schmerz wird häufig mit Gewebeschaden oder der Gefahr eines Schadens beschrieben, auch wenn kein Schaden existiert. Dies ist das Narrativ und die Sprache der Menschen, die Schmerzen wahrnehmen – und besonders für Ärzte und Therapeuten essenziell, es aufzugreifen.

Traditionell wird Schmerz als Folge einer Verletzung, Entzündung oder Pathologie beschrieben, welcher durch spezielle Schmerzrezeptoren ans Gehirn weitergeleitet und dort wahrgenommen wird (Goldberg, 2008). Der Begriff des Schmerzrezeptors ist jedoch mittlerweile unbeliebt und überholt, da Schmerz eine vom Gehirn erzeugte Erfahrung ist, die auf vielen unterschiedlichen Faktoren basiert, einschließlich der Nozizeption, jedoch nicht ausschließlich. Der Begriff des *Gefahrenmelders* oder *Warnmelders* wird heutzutage synonym zum Begriff des Nozizeptors verwendet. Nozizeptoren (von Latein: nocere = schaden) sind Nerven, die auf noxische (also schädliche oder potenzielle schädliche) Reize reagieren. Sie senden Signale über den thermischen, chemischen oder mechanischen Gewebezustand und schützen so den Körper vor (weiteren) Gefahren und Verletzungen. Sie leiten Gefahren- oder Warninformationen, aber keinen Schmerz zum Gehirn. Dass es aber infolgedessen schmerzt, ist zweckmäßig und funktional, sonst würde der schädliche Reiz nicht gemieden werden. Nozizeptoren haben hohe Erregungsschwellen und lassen sich nur durch intensive und noxische Reize aktivieren (Mickle et al., 2015).

**Kurzfassung**
Das somatosensorische System innerviert sensorisch u. a. die Haut, Muskeln und Organe. Das nozizeptive System ist Teil des somatosensorischen Systems und verbindet durch den Transport peripherer sensorisch-noxischer Informationen peripheres Gewebe über das primäre Neuron mit dem Hinterhorn des Rückenmarks (periphere primäre Kopfnerven münden nicht im Rückenmark, sondern über trigeminale Ganglien im Hirnstamm), wo sie kontralateral auf das sekundäre Neuron geschaltet werden und über den Tractus spinothalamicus zum lateralen Thalamus (Kopfnerven zum medialen Thalamus) ziehen. Vom Thalamus gelangen die Signale über das tertiäre Neuron zu kortikalen Strukturen, speziell dem primären somatosensorischen Kortex. Dies ist das aufsteigende/aszendierende System. Das absteigende/deszendierende System kann wiederum eingehende sensorische Afferenzen durch synaptische Verbindungen zwischen primären und sekundären Neuronen auf Rückenmarksebene modulieren. Eine Fazilitation geht mit einer zentralen Sensibilisierung einher, eine Inhibierung mit einer Analgesie.

An der Nozizeption (Umwandlung noxischer Reize in elektrische Signale und deren Transport zum zentralen Nervensystem) sind verschiedene Strukturen des peripheren und zentralen Nervensystems beteiligt, die im Folgenden dargestellt werden. Der Begriff des Nozizeptors bezieht sich nur auf das primäre Neuron (auch Neuron erster Ordnung genannt), das peripher im Gewebe beginnt und im Rückenmark endet. Das sekundäre und tertiäre Neuron (auch Neurone zweiter und dritter Ordnung genannt), die diese nozizeptiven Signale empfangen und weiterleiten, sind per Definition keine Nozizeptoren. Im Englischen werden sie Nozineurone ( nocineurons). Da sich jedoch die Lehre der Nozizeption klassischerweise nicht nur auf die Abläufe des peripheren primären Neurons bezieht, der Nozizeptor aber als solches definiert ist, empfiehlt sich der Begriff des nozineuronalen Systems, das auch Vorgänge über das primäre Neuron hinaus beinhaltet (primäres, sekundäres und tertiäres Neuron).

Unterschiedliche exterozeptive Informationen aus der Umwelt werden durch unterschiedliche Rezeptoren und Nerven aufgenommen und an das ZNS weitergeleitet. Somatosensorische Signale sind meist informativ, nozizeptive Signale – als eine Form der somatosensorischen Signale – jedoch auch protektiv. Schmerz unterscheidet sich von den klassischen Sinnen (Hören, Riechen, Schmecken, Tasten und Sehen) dadurch, dass er sowohl eine informativ-diskriminative Komponente (Reizintensität, -lokalisation und -qualität) als auch eine emotionale Komponente enthält, die mit einer tatsächlichen oder potenziellen Gewebeschädigung verbunden ist.

Nozizeptoren haben **freie Nervenendigungen,** welche in der Haut, Muskulatur, den Knochen, Gelenken und Organen vorzufinden sind. Mikroskopisch weisen sie keine spezifische rezeptive Struktur auf und somit auch keinen strukturellen Unterschied zu nicht-nozizeptiven freien Nervenendigungen (z. B. Mechanorezeptoren und Thermorezeptoren). Funktionell wird angenommen, dass verschiedene freie Nervenendigungen unterschiedliche Rezeptormoleküle in ihrer Axonmembran besitzen und sich somit in ihrer Sensitivität auf entweder noxische oder nicht-noxische Reize unterscheiden.

**Nervenfasern** werden nach ihrer Faserdicke (FD), ihrer Beschichtung/Myelinisierung (Myel.) und der damit verbundenen Nervenleitgeschwindigkeit (NLG) klassifiziert (s. Tab. 2.1). Bei der Klassifizierung nach Erlanger und Gasser werden die Nervenfasern in afferente, vegetative und efferente Fasern eingeteilt (A$\alpha$, A$\beta$, A$\gamma$, A$\delta$, B, C), nach Loyd und Hunt nur in afferente Fasern (I, II, III, IV). Die Nozizeptoren stellen nach Erlanger und Gasser die A$\delta$- und C-Fasern und nach Loyd und Hunt die Klasse III- und IV-Fasern dar. Die Heterogenität der Nervenfaserstrukturen ist von funktioneller Relevanz und Basis für das Verständnis neurobiologischer Mechanismen.

Je nach Literatur findet man unterschiedliche Angaben zur NLG der jeweiligen Nervenfasern. Zusammengefasst sind A$\delta$-Fasern im Gegensatz zu C-Fasern dicker und myelinisiert und deshalb schneller. Sie sind hauptsächlich sensitiv auf noxische thermale (A$\delta$-I) und mechanische (A$\delta$-II) Reize und verantwortlich für den ersten, scharfen und kurzen Schmerz. Die Schmerzqualität wird häufig als *stechend* oder *scharf* beschrieben und kann genauer lokalisiert werden, da die rezeptiven Felder der A$\delta$-Fasern klein sind. C-Fasern sind dünner, unmyelinisiert und somit langsamer. Sie reagieren auf noxische mechanische, thermische und chemische Reize (wie nach Entzündungen) und sind bekannt für den zweiten, späten

**Tab. 2.1** Nervenfaserklassifikation nach Erlanger & Gasser und Loyd & Hunt, eigene Anfertigung

| Erlanger und Gasser | Loyd und Hunt | a = afferent e = efferent | FD (µm) | Myel. | NLG (m/s) |
|---|---|---|---|---|---|
| A$\alpha$ | I | a = Propriozeption aus Muskelspindeln (Ia) und Sehnenspindeln/Golgiorgan (Ib) | 15 | Ja Ja | 70–120 |
|  | – | e = alpha Motoneurone |  |  |  |
| A$\beta$ | II | a = Tast- und Drucksinn der Haut | 8 | Ja | 30–70 |
| A$\gamma$ | – | a = Muskelspindeln | 5 | Ja |  |
| A$\delta$ | III | a = nozizeptiv | 5 | Ja | 12–30 |
| B | – | e = sympathische präganglionäre viszerale Motoneurone | 3 | Leicht | 2–12 |
| C | IV | a = nozizeptiv | 1 | Nein | 0.5–2 |
|  | – | e = sympathische postganglionäre viszerale Motoneurone |  |  |  |

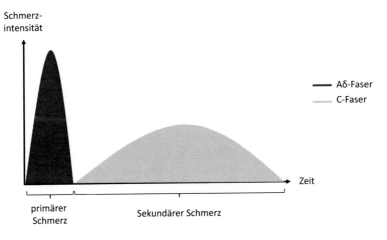

**Abb. 2.1**  Fasertypabhängige Schmerzantwort, eigene Anfertigung

und langanhaltenden Schmerz (Abb. 2.1). Die Schmerzqualität wird häufig als *dumpf, diffus* oder *brennend* beschrieben und kann nicht wie bei Signalen aus Aδ-Fasern klar lokalisiert werden, da deren rezeptiven Felder größer sind.

C-Fasern werden sekundär zu Aδ-Fasern stimuliert und wenn der noxische Reiz anhält, passen sich die C-Fasern nach dessen Aktivierung schnell an den Reiz an und verlieren ihre Reaktivität (Frias & Merighi, 2016; Tracey, 2017; Sneddon, 2018; Bista & Imlach, 2019).

Nozizeptoren lassen sich nach ihrer **Lokalisation** unterteilen:

- somatisch oberflächlich: die höchste Dichte der Nozizeptoren herrscht in der Haut.
- somatisch tief: Muskel, Sehne, Band, Knochen, Gelenk. Im Knorpel gibt es keine Nozizeptoren.
- Viszeral: innere Organe. Viszerale Nozizeptoren reagieren nicht wie somatische Nozizeptoren auf Schnitt- oder Brandverletzungen. Stattdessen werden sie als Reaktion auf pathologische Veränderungen aktiviert. Zu den schmerzauslösenden Reizen in den Eingeweiden gehören Entzündungen, Zug und Dehnungen von Hohlorganen wie dem Magen-Darm-Trakt, der Harnwege und Gallenblase, starke Kontraktionen der Muskelschichten, die solche Hohlorgane umgeben, chemische Reizstoffe oder Ischämie in Organen, wie dem Herzen.

Darüber hinaus besitzt jeder Nozizeptor, wie jedes andere somatosensorische Neuron auch, ein spezifisches nozizeptives bzw. **rezeptives Feld.** Jedes somatosensorische Neuron reagiert spezifisch auf Reize einer bestimmten Modalität, die sich in einer ganz bestimmten Region des Körpers ereignen. Zum Beispiel reagiert ein mechano-sensorisches Axon, das auf taktile Stimulation der linken Zeigefingerkuppe anspricht, nicht auf taktile Stimulation der ulnaren Handkante. Der stimulierte Bereich, der eine Reaktion hervorruft, wird als rezeptives Feld des

Neurons bezeichnet. Dieses rezeptive Feld kann auch anatomisch als der Bereich des Sinnesorgans (wie Haut, Muskeln oder Gelenke), der direkt oder indirekt von dem Neuron innerviert wird, definiert werden. Somit leitet ein somatosensorisches Neuron Informationen über den Ort und die Modalität des Reizes weiter. Die Größe des rezeptiven Feldes eines Neurons hängt eng mit dem innervierten oder repräsentierten Körperbereich zusammen. Die rezeptiven Felder der Neuronen, die die Fingerballen, Lippen und Zunge innervieren oder repräsentieren, sind am kleinsten, während die Neuronen, die Schultern, Rücken und Beine innervieren oder repräsentieren, größere rezeptive Felder aufweisen. Für eine präzisere Lokalisierung des Reizkontakts sind kleinere Rezeptionsfelder erforderlich. Auch feinmotorische Aktivitäten, wie Klavierspielen oder Sprechen, erfordern kleine propriozeptive Rezeptionsfelder.

Die **nozineuronalen Vorgänge** können vom peripheren noxischen Reiz bis zum Eingang der Signale im Kortex in **4 Phasen** eingeteilt werden.

1. Transduktion (Rezeption noxischer mechanischer, thermischer oder chemischer Stimuli und Umwandlung in ein elektrisches Signal)
2. Transmission (Transport dieses Signals zum Gehirn)
3. Modulation (Beeinflussung dieses Signals)
4. Perzeption (Interaktion unterschiedlicher Hirnstrukturen mit anschließender Schmerzwahrnehmung)

## 2.1    Transduktion

Die freien Nervenendigungen der A$\delta$- und C-Fasern besitzen unterschiedliche Rezeptormodalitäten, sprich unterschiedliche Reize triggern unterschiedliche **nozizeptive Fasern**. Nicht jeder Nozizeptor reagiert auf jeden noxischen Reiz. Nozizeptoren lassen sich nach ihrer **Rezeptormodalität** in 3 Gruppen unterteilen:

1. Monomodal: aktivierbar durch noxisch mechanische, thermische oder chemische Reize
   a) mechanisch (durch starken noxischen Druck oder Zug, beispielsweise nach Ruptur eines Bandes oder Bruch eines Knochens)
   b) thermisch (durch starke noxische Hitze oder Kälte)
   c) chemisch (durch Säureexposition erfolgte pH-Wertänderung, beispielweise nach Herzinfarkten oder peripherer Sensibilisierung aufgrund lokaler inflammatorischer Marker, wie Bradykinin oder Histamin)
2. polymodal: aktivierbar durch unterschiedliche noxische mechanische, thermische oder chemische Reize. Die große Mehrheit der A$\delta$- und C-Fasern ist polymodal
3. stumm: ein geringer Anteil der A$\delta$-Fasern und ein Drittel der C-Fasern sind stumme Nozizeptoren. Diese Gruppe der Nozizeptoren hat eine sehr hohe Aktivierungsschwelle und wird erst durch extrem hohe oder langanhaltende Reizintensitäten oder im Ergebnis einer peripheren Sensibilisierung erregt. Sie

sind primär nicht durch noxische thermische oder mechanische Reize aktivierbar, sondern sekundär nach Entzündungsprozessen, welche z. B. nach Mückenstichen zur Rötung in der Umgebung der gereizten Hautstelle führt. Die Reizung hat eine Herabsetzung der Aktivierungsschwelle stummer Nozizeptoren zur Folge, sie werden dann auch mechano- oder thermosensitiv. Die Aktivierung stummer Nozizeptoren sorgt durch die Verstärkung nozizeptiver Signale Richtung Rückenmark zur einer Verstärkung der Nozizeption und unterstützt den akuten Prozess der primären Hyperalgesie.

Alle Modalitäten sind in beiden nozizeptiven Fasertypen (A$\delta$ und C) vorzufinden. Es sollte kritisch beachtet werden, dass die meisten Studienergebnisse, die auf eine Polymodalität der Nozizeptoren hinweisen, elektrophysiologische Studien sind. Kalzium-Ionen Studien deuten eher darauf hin, dass die meisten Nozizeptoren nur eine Modalität aufweisen, wie beispielsweise A$\delta$-I-Fasern, die durch Hitze (thermisch) aktivierbar sind, aber nicht durch noxischen Druck (mechanisch). Der Eindruck der Polymodalität aus elektrophysiologischen Studien könnte daraus resultieren, dass die Durchführung elektrophysiologischer Untersuchungen invasiv erfolgt und bei Einführung der Nadel ein Trauma und somit kleine inflammatorische Prozesse entstehen, welche andere Nozizeptoren, wie z. B. stumme Nozizeptoren oder monomodale nozizeptive Neurone sensibilisiert. Noxische Reize können monomodale oder stille Nozizeptoren dazu veranlassen, aktiv und polymodal zu werden (Woller et al., 2017; St John Smith, 2018). Ob die Nozizeptoren jedoch mono- oder polymodal sind, hat keine klinisch-praktische Relevanz.

Reize unterschiedlicher Modalität (thermisch, mechanisch, chemisch) führen zur Aktivierung unterschiedlicher Rezeptoren und Öffnung ihrer spezifischen Ionenkanäle, welche dann durch den Einstrom von Kationen wie Kalzium (Ca+) in die Zelle eine Depolarisation hervorrufen und zur Entstehung eines Aktionspotenzials beitragen. Die Depolarisation wird durch die Öffnung spannungsgesteuerter Natriumkanäle weitergeleitet, welche neue Aktionspotenziale erzeugen und diese zum ZNS transportieren (Tracey, 2017). Die zuständigen Ionenkanäle der mechanischen Rezeptoren sind in der Literatur nicht klar beschrieben, bei den thermischen Rezeptoren hingegen schon. Einer der Transduktionsmechanismen findet wesentlich durch die TRP-Ionenkanäle (englisch: transient receptor potential channels) statt (Mickle et al., 2015). Die freien Nervenendigungen besitzen TRPs, welche bei speziellen Reizen aktiviert werden. Die Aktivierung dieser TRPs erfolgt über Faktorenausschüttung beschädigter Zellen, welche an TRPs andocken und diese öffnen. TRPs transduzieren insbesondere noxisch thermische Reize, einige wenige von ihnen auch noxisch mechanische und chemische Reize. Der TRPV1 ist beispielsweise ein Kationenkanal, der durch Protonen und Capsaicin bei Hitze von über 43°C geöffnet wird. Durch die Öffnung der TRP-Kanäle kommt es zum Kationeneinstrom und Depolarisation des Nozizeptors, sie werden daher auch die *Transduktoren* der Nozizeption genannt. TRP-Kanäle werden je nach ihrem Temperaturschwellenwert in unterschiedliche Typen (Abb. 2.2) eingeteilt und kommen sowohl bei A$\delta$-Fasern als auch C-Fasern vor.

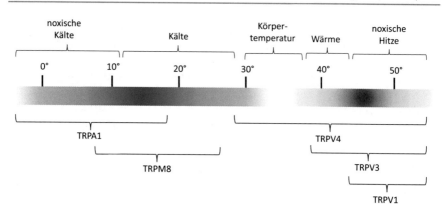

**Abb. 2.2** Temperaturspezifische TRP-Typen, eigene Anfertigung

Nozizeptoren reagieren, wenn ein Reiz zu einer Gewebeschädigung führt oder führen kann, z. B. durch starken mechanischen Druck oder extreme Hitze. Die Gewebeschädigung führt zur Freisetzung einer Vielzahl von Substanzen aus geschädigten Zellen sowie von neuen Substanzen, die am Ort der Schädigung synthetisiert werden. Einige dieser Stoffe aktivieren die TRP-Kanäle, die wiederum Aktionspotenziale auslösen und Primärafferenzen auslösen. Zu diesen Substanzen gehören unter anderem (Kendroud et al., 2022):

1. **Arachidonsäure** ist eine essenzielle Fettsäure, die bei Gewebeschäden freigesetzt wird. Nach der Freisetzung wird Arachidonsäure durch Enzyme wie Cyclooxygenase (COX) in Prostaglandine und Zytokine umgewandelt. Die Prostaglandine, eine Gruppe von lipidähnlichen Verbindungen, vermitteln ihre Wirkung durch eine komplexe Signaltransduktionskaskade, die die Aktivierung von G-Proteinen und die nachgeschaltete Aktivierung der Proteinkinase-A umfasst. Die Prostaglandine wirken auf verschiedene Zelltypen, einschließlich der Nozizeptoren, und können deren Empfindlichkeit erhöhen. Ein Mechanismus, durch den Prostaglandine dies bewirken, besteht darin, den Kalium-Efflux zu blockieren, der normalerweise von den Nozizeptoren nach einer Schädigung freigesetzt wird. Dies führt zu einer zusätzlichen Depolarisation der Nozizeptoren und macht sie empfindlicher für noxische Reize. Ein bekanntes Beispiel für ein Medikament, das auf diesen Mechanismus abzielt, ist Aspirin. Aspirin hemmt die Aktivität der COX-Enzyme und verhindert so die Umwandlung von Arachidonsäure in Prostaglandine. Dadurch wird die Entzündungsreaktion und die Empfindlichkeit der Nozizeptoren verringert, was zu einer Schmerzlinderung führt.

2. Es wird vermutet, dass durch geschädigtes Gewebe **Globuline und Proteinkinasen** freigesetzt werden. Experimente haben gezeigt, dass subkutane Injektionen von Globulin starke Schmerzen verursachen können. Dies deutet darauf hin, dass diese Substanzen eine Rolle bei der Schmerzentstehung spielen könnten.

3. Eine Gewebeschädigung führt zur Aktivierung von Mastzellen, die eine Vielzahl von pro-inflammatorischen Mediatoren freisetzen, darunter **Histamin**. Histamin ist ein wichtiger Botenstoff, der eine Schlüsselrolle bei der Entzündungsreaktion spielt und auch an der Schmerzentstehung beteiligt ist. Zum Beispiel können subkutane Injektionen von Histamin starke Schmerzen auslösen, indem sie die Nozizeptoren aktivieren und somit Gefahrensignale an das zentrale Nervensystem senden. Die Freisetzung von Histamin ist ein wichtiger Teil der Entzündungsreaktion und trägt dazu bei, die Immunabwehr zu aktivieren und das verletzte Gewebe zu schützen.

4. Weitere klassische pro-inflammatorische Marker wie **Substanz P und CGRP** (Calcitonin Gene-related Peptide) werden bei Verletzungen freigesetzt, wodurch Nozizeptoren erregt werden. Beide Peptide bewirken eine Vasodilatation, die zur Ausbreitung eines Ödems, um die ursprüngliche Schädigungsstelle herum, führt.

5. **NGF** (englisch: nerve growth factor) wird ebenso bei Gewebeschädigungen freigesetzt. NGF bindet dann an TrkA (Tyrosinkinase-A)-Rezeptoren auf der Oberfläche von Nozizeptoren, was zu deren Aktivierung führt. Eine Genmutation, die eine fehlende Bildung von TrkA-Rezeptoren verursacht, kann dazu führen, dass NGF nicht in der Lage ist, Nozizeptoren zu aktivieren. Infolgedessen kann die Person mit dieser Mutation Schmerzen nicht oder nur sehr schwach wahrnehmen. Dies verdeutlicht die wichtige Rolle von NGF und TrkA-Rezeptoren bei der Schmerzentstehung.

6. Bei den meisten Gewebeschäden kommt es zu einer Erhöhung des extrazellulären Kalium-Kationen(**K+**)-Spiegels. Bei der Induktion akuter noxischer Reize besteht eine signifikante Korrelation zwischen der lokalen K+-Konzentration und der Intensität des Schmerzes.

Diese Substanzen aktivieren nozizeptive Kanäle. Die aktivierten Kanäle schließen sich wieder, wenn der schädliche Reiz nachlässt. Zudem kann ein übermäßiger Einstrom von Kalzium- und Natriumkationen die lokalen inflammatorischen und nozizeptiven Vorgänge stoppen. Die Kalziumüberlastung in nozizeptiven Neuronen beschreibt eine Situation, in der sie zu viel Kalzium aufnehmen. Dies führt dazu, dass die ursprünglich vorhandenen Neuropeptide verbraucht werden und der Transport neuer Neuropeptide entlang des Axons gehemmt wird. Zusätzlich führt die Kalziumüberlastung dazu, dass die kutanen freien Nervenendigungen vorübergehend retrahieren und sich zurückziehen. Während dieses Prozesses tritt der TRPV-Kationenkanal in eine längere Refraktärzeit ein. In dieser Zeit wird der intrazelluläre Kalziumgradient, also das Ungleichgewicht an Kalziumionen innerhalb und außerhalb der Zelle, wiederhergestellt (Anand & Bley, 2011). Dieser Mechanismus könnte als einer der ersten Modulationen der nozizeptiven Afferenzen verstanden werden.

Es ist an dieser Stelle erneut wichtig hervorzuheben, dass die Transduktion eines externen Reizes in ein nozizeptives Signal nicht mit der Schmerzentstehung gleichzusetzen ist. Die peripheren Endigungen der primären Afferenz sind darauf spezialisiert, bestimmte Reize zu erkennen. Die Fasern sind jedoch nicht auf die

Entstehung oder Produktion spezifischer Wahrnehmungen spezialisiert. Nozizeptoren sind darauf spezialisiert, schädliche/noxische Substanzen oder Reize zu erkennen und dieses Gefahrensignal in das zentrale Nervensystem zu leiten. Dies ruft typischerweise Schmerzen hervor, was jedoch nicht immer der Fall sein muss. In der Hitze des Gefechts kann die Verletzung trotz Nozizeptorenaktivierung und somit der Gefahrenmeldung völlig unbemerkt bleiben. Einige Soldaten des 2. Weltkrieges hatten im Nachhinein festgestellte Schussverletzungen zuvor nicht oder nur sehr schwach wahrgenommen (Beecher, 1946). Auf der anderen Seite ist das Phänomen der *Thermo-Grill-Illusion* bekannt, bei der warme und kalte Stäbe (meist 40 und 20 °C) alternierend wie bei einem Grill angeordnet sind. Diese Temperaturen sind nicht noxisch und liegen unterhalb der Aktivierungsschwelle der Nozizeptoren, dennoch löst das Berühren des Grills brennende Schmerzen aus, obwohl hierbei keine Nozizeptoren stimuliert wurden. Man vermutet dahinter eine erhöhte Aktivierung spezieller Hirnregionen (Thalamus, anteriore Insula, supramarginaler Gyrus), welche für die Codierung von Emotionen und neuen/unerwarteten Reizen zuständig sind (Lindstedt et al., 2011). Diese beiden Beispiele veranschaulichen, dass die Nozizeptoraktivierung weder ausreichend noch notwendig ist für die Schmerzentstehung. Schmerzfasern existieren nicht.

## 2.2    Transmission

Das Bild von Descartes, das einen Menschen mit seinem Fuß in der Nähe eines Feuers zeigt, ist weltweit berühmt (Abb. 2.3). Beim genaueren Hinsehen sind 6 Buchstaben (a-f) zu sehen, welche er für die Erklärung der Schmerztransmission und -entstehung benutzte: „Das Feuer (A) bringt die Zellen des Fußes (B) in Wallung. Auf diese Weise öffnen sie durch das Ziehen an dem Faden (c) über den Eingang (e) die Pore (d), wo der Faden endet; So wie man durch das Ziehen am Ende einer Schnur eine Glocke läutet, die am anderen Ende hängt." Weiter heißt es: „Wenn nun der Eingang (e) der Pore (d) geöffnet ist, strömen die Seelen hinein. Diese gelangen aus der Höhle F teilweise in die Muskeln, die dazu dienen, den Fuß vom Feuer zurückzuziehen, und teilweise in die Muskeln, die dazu dienen, die Augen und den Kopf zum Feuer (Schmerzverursacher) zu drehen und es anzusehen, und teilweise in die Muskeln, die dazu dienen, die Hände nach vorne zu bewegen und den ganzen Körper zu seiner Verteidigung zu drehen." (Descartes, 1664). Descartes beschreibt hier nichts anderes als einen motorischen Schutzreflex. Bedienen wir uns nun etwas aktuelleren Erkenntnissen: der von Descartes postulierte *Faden* vom Fuß bis zur *Glocke* im Kopf, auch als Leitungsbahn zu verstehen, besteht eigentlich aus drei Bahnen (Abb. 2.4). Das primäre Neuron verbindet peripheres Gewebe wie Muskeln, Knochen oder Organe nozizeptiv mit dem Rückenmark. Es transportiert Aktionspotenziale, die nach der Detektion noxischer Reize und deren Transduktion entstehen, vom geschädigten oder vom Schaden bedrohten Gewebe zum Rückenmark. Das sekundäre Neuron transportiert die Signale vom Rückenmark Richtung Thalamus, wo die Signale auf das tertiäre Neuron umgeschaltet werden, ehe sie den somatosensorischen Kortex erreichen.

**Abb. 2.3** Descartes
Schmerzbahn. (aus dem Buch
„Traite de l'homme" 1664,
gemeinfrei). https://upload.
wikimedia.org/wikipedia/
commons/8/8a/Descartes-
reflex.JPG

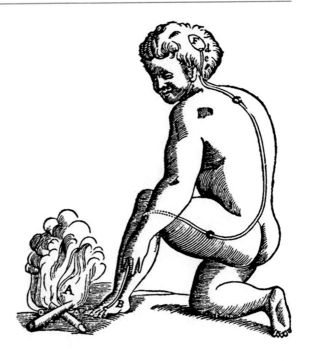

Die Bahnen des Rückenmarks verlaufen in der weißen Substanz und verbinden einerseits das Rückenmark mit dem Gehirn (Verbindungsapparat) und andererseits verschiedene Rückenmarkssegmente untereinander (Eigenapparat). Der Verbindungsapparat bündelt die peripheren Fasertypen in verschiedene Bahnen an unterschiedlichen Stellen im Rückenmark. Sie können funktionell in absteigende efferente (motorische) und aufsteigende afferente (sensible) Bahnen unterteilt werden (Abb. 2.5).

Die Links-Rechts-Aufteilung dient nur der besseren Veranschaulichung. Alle roten und blauen Bahnen gibt es auch jeweils auf der kontralateralen Seite. (S = Fasern aus dem Sakralmark, L = Lumbarkmark, Th = Thorakalmark, C = Zervikalbahn).

| **Efferente Bahnen (in rot):** | |
| --- | --- |
| 1. Pyramidenbahn<br>1a. Tractus corticospinalis lateralis<br>1b. Tractus corticospinalis anterior | A$\alpha$-Fasern, (fein-)motorisch |
| 2. Extrapyramidenbahn<br>2a. Tractus rubrospinalis<br>2b. Tractus reticulospinalis<br>2c. Tractus vestibulospinalis<br>2d. Tractus olivospinalis | A$\alpha$-Fasern, (grob-)motorisch |

**Abb. 2.4** Nozizeptive
Transmission. primäres
Neuron (gelb), sekundäres
Neuron (orange) und tertiäres
Neuron (rot)

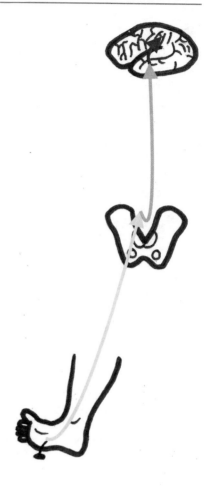

| Afferente Bahnen (in blau): | |
| --- | --- |
| 3. Hinterstrangbahn<br>3a. Fasciculus gracilis<br>3b. Fasciculus cuneatus | Aα-Fasern, propriozeptiv<br>Aβ-Fasern, mechano-senso-<br>risch |
| 4. Kleinhirnseitenstrangahn<br>4a. Tractus spinocerebellaris posterior<br>4b. Tractus spinocerebellaris anterior | Aγ-Fasern, propriozeptiv |
| 5. Vorderseitenstrangbahn<br>5b. Tractus spinothalamicus lateralis<br>5a. Tractus spinothalamicus anterior | Aβ-Fasern, mechano-senso-<br>risch<br>Aδ-Fasern, nozizeptiv<br>C-Fasern, nozizeptiv |

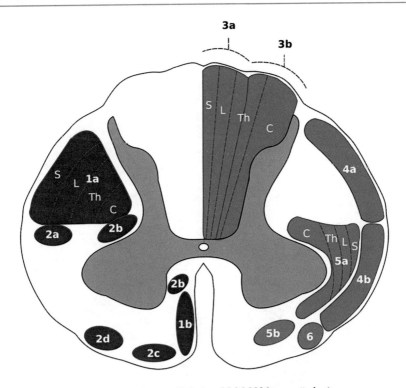

**Abb. 2.5** Bahnen des Rückenmarks (von Polarlys, 05.06.2006, unverändert)

Die nozizeptive Transmission findet über den Tractus spinothalamicus lateralis
(Bahn 5b.) statt. Zuvor werden die Aktionspotenziale der primären Neurone, deren
Frequenz proportional zur Intensität des noxischen Reizes ist, entlang der Axone
der nozizeptiven Aδ- und C-Fasern über den Spinalnerven durch das Spinal-
ganglion (englisch: dorsal root ganglion), wo sie ihren Zellkörper haben, zu den
Axonendigungen im Hinterhorn des Rückenmarks weitergeleitet. Afferente Fasern
des primären nozizeptiven Neurons münden über den posterolateralen Trakt (auch:
Lissauer-Trakt, LT) im Hinterhorn des Rückenmarks (Abb. 2.6). Die Enden dieser
primären Neurone sorgen für eine Ausschüttung von exzitatorischen/verstärkenden
Aminosäuren (wie Glutamat), Neuropeptiden (wie Substanz P und CGRP) und
Neurotrophinen (wie NGF und BDNF).

Je nach Fasertyp enden die primären Neurone in unterschiedlichen Laminae,
auch Rexed-Zonen genannt (Abb. 2.7). Das Hinterhorn besteht aus den Laminae
I-VI, in denen afferente Fasern des primären Neurons umgeschaltet werden. Das
Seiten- und Vorderhorn besteht aus den Laminae VII-X und verfügt über efferente
motorische Fasern.

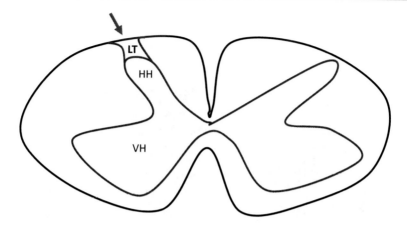

**Abb. 2.6** Lissauers Trakt (LT), eigene Anfertigung. HH = Hinterhorn, VH = Vorderhorn.

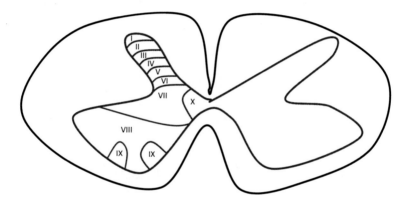

**Abb. 2.7** Laminae des Rückenmarks, eigene Anfertigung

**Exkurs**
Hinterhorn:
    Im Hinterhorn sind 4 verschiedene Neuronentypen vorzufinden.

1. Endigungen afferenter primärer Neurone aus der Peripherie (die Zellkörper liegen im Spinalganglion)
2. Interneurone
3. Dendriten afferenter sekundärer Neurone, die über verschiedene Tracti
   außerhalb des Hinterhorns Signale in das Gehirn leiten
4. Absteigende Bahnen aus verschiedenen Teilen des Gehirns, besonders des
   Hirnstamms (Modulationswirkung auf nozizeptive Verschaltung)

Die nozizeptiven Aδ- und C-Fasern enden vorwiegend in den oberflächlichen Laminae I und II, der Substantia Gelatinosa. Die mechanosensorischen Aβ-Fasern transportieren Tastinformationen zu den tieferen Schichten III-VI, einige nozizeptive Fasern münden ebenso in der Lamina V. Von den Laminae aus werden die nozizeptiven Signale aus Aδ- und C-Fasern auf das sekundäre Neuron (Hinterhornneuron) verschaltet, von denen es zwei Typen gibt: Entweder auf ein nozizeptions-spezifisches Neuron (aus Laminae I-II) oder ein WDR (wide dynamic range)-Neuron (aus Laminae III-V), welche modalitäts-unspezifisch verschiedene somatosensorische Reize (aus Aβ-, Aδ- und C-Fasern) aufnehmen und weiterleiten. Wie der Name bereits sagt, sind WDR-Neurone in der Lage Signale einer weiten Range – nozizeptive und subnozizeptive – weiterzuleiten. In beiden sekundären Hinterhornneuronen (nozizeptionsspezifisch und WDR) wird vom primären Neuron der erregende Neurotransmitter Glutamat freigesetzt, welcher von glutamatergen Rezeptoren auf den Dendriten des sekundären Neurons erkannt wird. Nach dessen Erregung kreuzt das sekundäre Neuron diagonal Richtung kontralaterales Vorderhorn und aszendiert über den Tractus spinothalamicus lateralis Richtung Gehirn. Nicht zu verwechseln: Der Tractus spinothalamicus anterior transportiert Tast-und Druckempfinden, wohingegen der Tractus spinothalamicus lateralis nozizeptive Afferenzen aus Aδ- und C-Fasern transportiert. Wie der Name schon sagt, verbindet dieser Tractus das Rückenmark und den Thalamus, wo die meisten Fasern des sekundären Neurons enden, genauer im ventroposterolateralen (VPL) und ventroposteroinferioren (VPI) Nucleus des Thalamus.

Es sollte beachtet werden, dass nozizeptive Signale aus der Körperperipherie diesen Standardweg zum Thalamus nehmen, während nozizeptive Signale des Kopfbereiches einen alternativen Weg gehen. Während der Spinalnerv das primäre Neuron für die nozizeptiven Afferenzen aus der Körperperipherie (Extremitäten und Rumpf) darstellt, werden nozizeptive Afferenzen des Kopfbereiches über den N. trigeminus zum ZNS transportiert. Dieses primäre Neuron für die Kopfnerven wird nicht über das Rückenmark auf ein sekundäres Neuron verschaltet. Es mündet über das trigeminale Ganglion, die Medulla und Pons im spinalen trigeminalen Nucleus (Nucleus spinalis nervi trigemini, Ncl. spin. N. trig.), kreuzt dort kontralateral zum Tractus trigeminothalamicus, der sich dem Tractus spinothalamicus lateralis anlegt. Von dort führen Fasern dieses sekundären Neurons ebenso zum Thalamus. Signale aus Aδ-Fasern ziehen in den ventroposteromedialen (VPM) Bereich, während Signale aus C-Fasern im CM-PF (Centrum medianum und Ncl. parafascicularis thalami)-Komplex in den intralaminären Nuclei (IL-N) enden. Nozizeptive Afferenzen des Kopfbereiches umgehen somit das Rückenmark und ziehen über Hirnstammstrukturen zum Thalamus (Abb. 2.8).

Vom Thalamus aus verlaufen tertiäre Neurone zum somatosensorischen Kortex, der sich im Gyrus postcentralis im Parietallappen des Gehirns befindet. Diese tertiären Neuronen, die vom Thalamus zum Kortex ziehen, lassen sich in zwei Typen und somit in zwei differenzierte Bahnen unterscheiden. Eine Bahn ist für die präzise Weitergabe von Informationen über die Lokalisation und Intensität des Reizes verantwortlich, während die andere Bahn die nozizeptiven Reize in emotionale und affektive Reaktionen integriert.

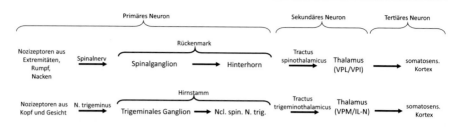

**Abb. 2.8** Transmissionsweg nozizeptiver Signale, eigene Anfertigung

Die erste Bahn, die Informationen über den Ort und die Intensität des Reizes liefert, verlässt den Thalamus und zieht weiter zur Endstation im somatosensorischen Kortex. Hier werden die sensorischen Informationen verarbeitet und ermöglichen es, den Reiz zu lokalisieren und seine Intensität zu erkennen. Hier erhält der Schmerz seine sensorisch-diskriminative Komponente. Der somatosensorische Kortex lässt sich in zwei Bereiche unterteilen. Zum einen in den primären somatosensorischen Kortex S. 1 (Brodmansche Areale 1, 2 und 3), in dem nozizeptive Afferenzen mit anderen nicht nozizeptiven mechano-sensorischen Afferenzen gleichzeitig konvergieren, und zum anderen in ein kleineres nach dorsal benachbartes Areal, dem sekundären somatosensorischen Kortex S. 2 (Brodmansche Areale 40 und 43), das hinter dem Gyrus postcentralis auf dem Scheitellappen liegt und zur Interpretation der eingehenden Sensorik beiträgt.

Die zweite Bahn verlässt über den medialen und ventro-medialen-Thalamus den Hirnstamm und endet in anderen Hirnregionen als dem somatosensorischen Kortex, wie dem limbischen System. In diesen Hirnregionen werden die nozizeptiven Reize mit emotionalen Komponenten verbunden, was unsere Reaktion auf den Schmerz beeinflusst und unter anderem ermöglicht, dass Schmerz als unangenehm oder bedrohlich wahrgenommen und vermieden werden. Hier erhält der Schmerz seine affektiv-kognitive Komponente (Frias & Merighi, 2016; Woller et al., 2017). Diese neuroanatomischen Kenntnisse liefern erste Erklärungen auf emotionale Aspekte des Schmerzes und die inter-individuelle unterschiedliche Wahrnehmung der Sensorik.

**Exkurs**
Lange war man der Annahme, dass die unterschiedlichen kortikalen Projektionen durch die unterschiedlichen Bahnen, die vom Thalamus ausgehen, zu erklären sind. Jedoch ist diese Variation nicht nur dem unterschiedlichen Verlauf tertiärer Neurone geschuldet, sondern auch dem unterschiedlichen Verlauf nozizeptiver Afferenzen der sekundären Neurone, welche nicht nur über den Tractus spinothalamicus lateralis aufsteigen. Der Tractus spinothalamicus lateralis (englisch: neospinothalamic pathway genannt) ist den neuesten Erkenntnissen nach nicht die einzige Bahn, die nozizeptive Afferenzen zum Gehirn transportiert (Sengul & Watson, 2015; Kendroud et al., 2022).

Es gibt noch zwei weitere Bahnen. Die deutschen Begriffe dieser Bahnen sind noch nicht landläufig, da diese Inhalte bisher nicht den Einzug in die deutsche Literatur geschafft haben, weshalb im Folgenden die englischen Begriffe verwendet werden.

1. Neospinothalamical Pathway (deutsch: neospinothalamische Bahn bzw. Tractus spinothalamicus laterlais) aszendiert von Lamina I nach diagonal kontralateral Richtung Thalamus (VPL/VPI). Von dort aus werden die Signale über das tertiäre Neuron ipsilateral auf den primären somatosensorischen Kortex (S1) projiziert. Dieser Trakt versorgt das Gehirn schnell mit den Eckdaten des noxischen Reizes, s. sensorisch-diskriminative Komponente (Lokalisation, Intensität, Qualität).

2. Paleospinothalamic Pathway (deutsch: paläospinothalamische Bahn) ist evolutiv älter als der Tractus spinothalamicus und liegt ventral im Rückenmark und aszendiert von Laminae II und IV-VIII von anterior, bilateral und ungekreuzt über sekundäre WDR-Neurone zu Hirnstammstrukturen, wie dem CM-PF Komplex und dem PAG (Periaquäduktalem Grau). Von dort aus werden die Signale über das tertiäre Neuron bilateral auf den sekundären somatosensorischen Kortex (S2) und limbische Strukturen projiziert. Fasern dieser Bahn vermitteln viszerale, emotionale und autonome Reaktionen auf den Schmerz. Die paläospinothalamische Bahn aktiviert auch Hirnstammkerne, die Ausgangspunkt für die absteigende Hemmung sind (s. Abschn. 2.3. Modulation).

3. Archispinothalamic Pathway (deutsch: archispinothalamische Bahn) ist phylogenetisch die älteste aufsteigende nozizeptive Bahn und beginnt aus der Lamina II, verbindet Laminae IV-VII und aszendiert von dort (zentral im Rückenmark) ebenso zu Hirnstammstrukturen, wie dem CM-PF Komplex, dem PAG sowie den IL-N. Von dort aus werden die Signale über das tertiäre Neuron, ähnlich wie bei der paläospinothalamischen Bahn, bilateral auf den sekundären somatosensorischen Kortex (S2) und limbische Strukturen projiziert. Fasern dieser Bahn vermitteln ebenso viszerale, emotionale und autonome Schmerzreaktionen.

## 2.3 Modulation

Der noxische Reiz, der nozizeptive Signale erzeugt, wird auf dem Weg zum Gehirn durch unterschiedliche Mechanismen moduliert. Die Modulation der nozizeptiven Übertragung im Nervensystem kann sowohl in Form von Fazilitation (Verstärkung) als auch Inhibierung (Hemmung) erfolgen (Staud, 2013). Neurone wirken also entweder:

1. verstärkend (fazilitierend, oder auch exzitatorisch genannt) oder
2. hemmend (inhibierend)

**Fazilitation**

Bei der nozizeptiven Transmission spielen verschiedene Neurotransmitter eine zentrale Rolle. Zu den bedeutendsten gehören Peptide, Purine und exzitatorische Aminosäuren (englisch: excitatory amino acids, EAAs). Insbesondere Glutamat, die prominenteste EAA, löst die erste erregende Reaktion am postsynaptischen sekundären Neuron aus. Glutamat bindet an Glutamatrezeptoren, wie AMPA-Rezeptoren und NMDA-Rezeptoren, was zur Depolarisation der postsynaptischen Membran führt. Diese Depolarisation bewirkt, dass das postsynaptische Neuron aktiviert wird und nozizeptive Signale weiterleitet. Nach der initialen glutamatergen Erregung folgt die Freisetzung von Peptiden wie Substanz P. Diese Peptide binden an Neurokinin-1 (NK-1)-Rezeptoren auf dem postsynaptischen Neuron und verursachen eine langanhaltende Depolarisation. Diese verlängerte Depolarisation trägt zu einer anhaltenden nozizeptiven Übertragung bei. Substanz P ist besonders für ihre Rolle bei der Verstärkung der nozizeptiven Signale sowohl im Rückenmark als auch im Gehirn bekannt. Die Kombination von Glutamat und Peptiden, wie Substanz P, führt zu einer Aufrechterhaltung und Verstärkung der nozizeptiven Signalübertragung, was zur Intensivierung der Schmerzwahrnehmung beiträgt. Der Körper möchte sicherstellen, dass die nozizeptiven Signale das Gehirn erreichen, deshalb ist die Nozizeption ein sich selbst erregendes Phänomen.

**Inhibierung**

Neben der Fazilitation spielt auch die Inhibierung eine entscheidende Rolle bei der Modulation nozizeptiver Signale. Hemmende Neurotransmitter, wie Gamma-Aminobuttersäure (GABA) und Glycin, bewirken eine Reduktion der nozizeptiven Übertragung. Diese Neurotransmitter binden an ihre jeweiligen Rezeptoren auf dem postsynaptischen Neuron und verursachen eine Hyperpolarisation der Membran, was die Aktivierung des Neurons verhindert und somit die Weiterleitung der nozizeptiven Signale hemmt. Die Balance zwischen erregenden und hemmenden Signalen ist entscheidend für die Schmerzwahrnehmung. Bei chronischen Schmerzzuständen kann dieses Gleichgewicht gestört sein, was zu einer Überaktivierung der nozizeptiven Signalwege und somit zu einer verstärkten Schmerzwahrnehmung führt.

**Modulationsbeispiele**

Das Phänomen der **peripheren Sensibilisierung,** das traumainduziert eine primäre Hyperalgesie auslöst, ist eine fazilitierende Modulation. Die periphere Sensibilisierung bewirkt zum einen eine Reduktion der Aktivierungsschwelle von Nozizeptoren und zum anderen die Frequenzerhöhung der Aktionspotenziale Richtung Rückenmark. Die entzündungsbedingte periphere Sensibilisierung ist physiologisch. Nozizeptoren und primäre Afferenzen besitzen die Fähigkeit, aus ihren Endigungen im Rückenmark Neuropeptide (Substanz P oder CGRP) freizusetzen. Diese Neuropeptide werden vom Zellkörper in die Peripherie transportiert und dort bei Reizung freigesetzt. Sie bewirken eine sogenannte neurogene Entzündung. Sie ist nozizeptiv selbsterregend, verstärkend und trägt somit durch den Zwang zur Pause oder Schonung zur akuten Regeneration bei.

Zusätzlich zu diesen lokalen und peripheren Reaktionen, die nozizeptive Signale beeinflussen, spielen zentrale Mechanismen eine Rolle bei der Schmerzmodulation. Hauptsächlich **Interneurone** der Substantia gelatinosa des Rückenmarkhinterhorns und **absteigende Bahnen** spielen bei der Modulation nozizeptiver Signale eine wesentliche Rolle, indem sie sie entweder fazilitieren oder inhibieren (Mitsi & Zachariou, 2016).

Auf Rückenmarksebene sind bei der Verschaltung vom primären auf das sekundäre Neuron erregende und hemmende Neurotransmitter beteiligt:

1. Erregende Transmitter der Nozizeptoren: Glutamat, Substanz P und CGRP (Aktivierung von AMPA- und NMDA-Rezeptoren in der postsynaptischen Membran)
2. Hemmende Transmitter der Interneurone: GABA, Glycin und endogene Opioide/Endorphine (Aktivierung von Opioidrezeptoren an der prä- und postsynaptischen Membran). Diese Transmitter werden über die Interneurone auf das sekundäre Neuron freigesetzt.

**Interneurone** können in zwei Gruppen unterteilt werden.

1. Fazilitierende/exzitatorische Interneurone: glutamaterge Verstärkung
2. Inhibierende Interneurone: GABA- und glycinerge Hemmung

Es wird vermutet, dass Interneurone nicht nur zwischen primären nozizeptiven (Aδ-Fasern) und sekundären nozizeptiven Neuronen (Tractus spinothalamicus) agieren, sondern auch zwischen primären nozizeptiven und primären sensorischen Neuronen (Aβ-Fasern). So können sensorische Reize, wie das Reiben der schmerzhaften Stelle, über Aβ-Fasern hemmende Interneurone aktivieren und die nozizeptiven Signale der Aδ-Fasern abschwächen oder blockieren. Interneurone bilden die größte Population aller Neuronen im Hinterhorn des Rückenmarks und stellen unter physiologischen Bedingungen ein fein abgestimmtes Gleichgewicht zwischen Fazilitation und Inhibierung her (Todd, 2010). Dieses Gleichgewicht kann jedoch bei chronischen Schmerzen gestört sein, was zu einer verstärkten Schmerzwahrnehmung führt. Insbesondere spielen verschiedene Subtypen von glutamatergen Interneuronen eine wesentliche Rolle bei akuten, entzündlichen und neuropathischen Schmerzzuständen, indem sie die Intensität, Frequenz und Dauer beeinflussen (Wang et al., 2013). Ein gut dokumentiertes Phänomen ist die verminderte GABAerge und glycinerge Hemmung, die zur Entwicklung neuropathischer Hyperalgesie beiträgt (Moore et al., 2002; Lu et al., 2013). Diese Hemmung ist normalerweise entscheidend, um die Aktivität der Nozizeptoren zu kontrollieren und einen übermäßigen nozizeptiven Zustrom zu verhindern.

Die Inhibierung von nozizeptiven Signalen (endogene Schmerzhemmung) erfolgt durch die Ausschüttung von endogenen **Opioiden.** Exogene Opioide sind allseits bekannt:

Opioide sind Medikamente, die sehr wirksam zur kurzfristigen Schmerzlinderung sind und über das ZNS wirken, während nicht-Opioid Analgetika hauptsächlich peripher ihre Wirkung entfalten. Opioide werden aus der Mohn-pflanze gewonnen. Zu ihnen gehören Opium, Morphin, Codein oder Heroin; diese Opioide binden an verschiedene Arten von Opioidrezeptoren, die sich im gesam-ten Gehirn befinden, wobei die Rezeptordichte in Bereichen wie im Mittelhirn und im Rückenmark besonders hoch ist. Das Gehirn stellt auch seine eigenen (endo-genen) Opioide her, darunter Endorphine oder Enkephaline, die an dieselben Re-zeptoren im Gehirn binden und analgetisch wirken, wie die exogenen Opioide. Wenn Opioide (exogene oder endogene) an ihre Rezeptoren binden, modulieren sie die eingehenden nozizeptiven Signale und sorgen durch Inhibierung dieser Si-gnale für eine vorübergehende Schmerzlinderung. Es ist bekannt, dass Opioide Auswirkungen auf die Stimmung haben und euphorische Gefühle hervorrufen können. Leider haben sie auch mehrere Nebenwirkungen, vor allem Medika-mentenabhängigkeit und -missbrauch.

Die Ausschüttung endogener Opioide erfolgt über die Aktivität **absteigender Bahnen.**

Opioidrezeptoren finden sich an verschiedenen Stellen auf der Ebene des Rückenmarks und in kortikalen Strukturen, wie dem PAG, den Raphe Kernen (Nuclei raphes) und der Habenula (im Hirnstamm), dem Nucleus caudatus (im Großhirn), dem Nucleus septalis (im limbischen System), dem Hypothalamus und dem Hippocampus. Auf der Ebene des Rückenmarks sind diese Rezeptoren an den präsynaptischen Enden der nozizeptiven Neuronen in den Laminae IV bis VII lokalisiert. Beta-Endorphine, Enkephaline und Dynorphine dienen hier-bei als Liganden (Stoffe, die an Rezeptoren binden und Reaktionen auslösen), die diese Rezeptoren aktivieren und über die Aktivierung von Kaliumkanälen und die Blockierung des Kalziumeinstroms eine Hyperpolarisierung der Zellen be-wirken. Die anschließende Hemmung von Substanz P führt zu einer blockierten oder verminderten nozizeptiven Übertragung. Die absteigende Modulation besteht aus einem Schaltkreis, der unter anderem aus Hirnstammstrukturen, deren ab-steigenden Bahnen, Interneuronen und Opioidrezeptoren besteht. Besonders das PAG und die damit verbundenen Strukturen sind für die Modulation der Reaktion des Körpers auf Stress, insbesondere Schmerz, über Opioidrezeptoren verantwort-lich. Es unterdrückt Informationen, die über C-Fasern (nicht über Aδ-Fasern) über-tragen werden, durch Hemmung lokaler GABAerger Interneuronen (Kendroud et al., 2022).

Hirnstammstrukturen können über absteigende Bahnen (Top-Down) nozi-zeptive Signale auf Rückenmarksebene beeinflussen. Wichtige involvierte Hirn-stammstrukturen sind Strukturen nahegelegen der rostralen ventromedialen Me-dulla (RVM), die Raphe-Kerne und das PAG. Die Neuronen im PAG haben Axone, die zu den Raphe-Kernen absteigen. Diese Raphe-Kerne befinden sich in der Me-dulla oblongata und sind serotoninhaltig. Die Neuronen des Raphe-Kerns senden ihre Axone zum Rückenmark, wo sie Serotonin an das sekundäre Neuron abgeben (neben Opioiden, eine weitere Möglichkeit nozizeptive Signale zu modulieren). Diese Hirnstammstrukturen können somit über absteigende Bahnen nozizeptive Signale im Hinterhorn während der afferenten Verschaltung vom primären zum sekundären Neuron entweder inhibieren oder fazilitieren (Ossipov et al., 2010).

Modulierende Zellen dieser Hirnstammstrukturen werden in drei Kategorien unterteilt. In On-, Off- oder neutrale Zellen, je nachdem wie sie die Nozizeption beeinflussen (Marinelli et al., 2002).

1. On-Zellen verstärken die nozizeptive Aktionspotenziale und sind somit fazilitierend/verstärkend. Diese Zellen werden auch pro-nozizeptiv genannt. Sie weisen zum Beispiel bei zentralen Sensibilisierungsprozessen eine erhöhte Aktivität auf.
2. Off Zellen reduzieren die nozizeptiven Aktionspotenziale und sind somit inhibierend/hemmend. Diese Zellen werden auch anti-nozizeptiv genannt. Sie werden beispielsweise durch Morphium aktiviert.
3. Neutrale-Zellen: haben keinen Einfluss auf die nozizeptive Afferenz.

Diese Zellen projizieren über absteigende Bahnen entweder über verstärkende oder hemmende Prozesse auf das Hinterhorn, wo Signale des primären Neurons auf das sekundäre Neuron umgeschaltet werden. Das sekundäre Neuron hat somit synaptische Verbindungen sowohl zum primären Neuron, das nozizeptive Signale aus der Peripherie überträgt, als auch zum absteigenden/deszendierenden Neuron des PAG und der Raphe-Kerne. Diese neuronalen Verbindungen werden über die Interneurone im Hinterhorn vermittelt. Das freigesetzte Serotonin hemmt die Aktivität des sekundären Neurons und verhindert dadurch, dass das nozizeptive Signal zum Gehirn aufsteigt oder schwächt dessen Signale ab.

Es ist jedoch noch nicht abschließend geklärt, in welchen Situationen genau die PAG-Neurone verhindern, dass nozizeptive Signale zum Gehirn aufsteigen. In bestimmten Stresssituationen kann es zu einer Schmerzlinderung kommen, die als stressinduzierte Analgesie (SIA) bezeichnet wird. SIA bietet Einblicke in die psychologischen und physiologischen Mechanismen, die die körpereigenen Schmerzkontroll- und Opiatsysteme aktivieren. Ein Beispiel hierfür sind Sportler, die sich in Wettkämpfen verletzen, während der akuten Stresssituation keine Schmerzen verspüren, der Schmerz jedoch nach dem Ende der Stresssituation einsetzt. Zudem haben Tierversuche gezeigt, dass Elektroschocks eine SIA verursachen können. Man nimmt an, dass bei Stress körpereigene Opiate freigesetzt werden, welche die Nozizeption durch Aktivierung des absteigenden Schmerzkontrollsystems im Hirnstamm hemmen (Kurrikoff et al., 2008; Liao & Lin, 2021). Die zugrunde liegende absteigende Schmerzhemmung durch schmerzhafte Reize wird DNIC (englisch: diffuse noxious inhibitory control by painful stimuli) genannt. Bereits in der Antike gab es Praktiken, die auf diesem Prinzip basierten. Hierbei wurden an Körperstellen entfernt vom Schmerzgebiet mit heißem Metall neue Schmerzreize gesetzt, um Schmerzen in einem anderen Gebiet zu lindern. Ein neuer, stärkerer Schmerzreiz linderte den Schmerz des alten Schmerzgebietes. Nun müsste die Frage beantwortet werden, ob der alte Schmerz trotz gleichem nozizeptiven Zustrom nur weniger stark wahrgenommen wird, oder ob der nozizeptive Zustrom verringert wird und deshalb weniger Schmerzen wahrgenommen werden. Tatsächlich ist Zweiteres der Fall: bei einem neuen noxischen Reiz mit starkem nozizeptiven Zustrom, wird der vorherige schwächere nozizeptive Zustrom aktiv

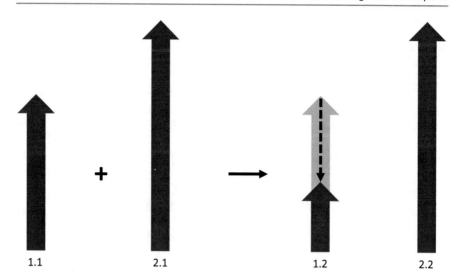

**Abb. 2.9**  Nozizeptive Hemmung, eigene Anfertigung
1.1 = Nozizeptiver Zustrom durch einen noxischen Reiz,
2.1 = Neuer stärkerer nozizeptiver Zustrom durch einen größeren noxischen Reiz in einem anderen Gebiet,
1.2 = Abschwächung des schwächeren nozizeptiven Zustroms,
2.1 = Gleichbleibender, aber in Relation stärkerer, nozizeptiver Zustrom des zweiten Reizes.

abgeschwächt (Abb. 2.9). Forscher führten Experimente durch, bei denen sie bei Ratten einen noxischen schmerzhaften Reiz induzierten und die elektrische neurophysiologische Aktivität in einem nozizeptiven Neuron des Rückenmarks beobachteten. Sie stellten fest, dass sie diese nozizeptive Reaktion hemmen konnten, indem sie noxische schmerzhafte Reize an anderen Stellen setzten. Nichtnozizeptive mechano-sensorische Reize waren in dieser Hinsicht unwirksam und der Grad der Hemmung war proportional zur Intensität und Dauer des noxischen schmerzhaften Reizes. Die SIA und Unterdrückung des alten weniger intensiven nozizeptiven Zustroms stellt einen stärkeren Kontrast dar, der es dem Gehirn erleichtert, die Informationen des neuen intensiveren (akut wichtigeren) nozizeptiven Zustroms besser zu interpretieren (Le Bars et al., 1979; Sirucek et al., 2023). Bei der Durchführung einer intensiven und schmerzhaften Therapie in der klinischen Praxis mit einer anschließenden Schmerzreduktion bei einem Patienten sollten für dessen Erklärung neben möglichen biomechanischen Veränderungen auch neurophysiologische Überlagerungs- und Modulationseffekte der SIA in Betracht gezogen werden.

SIA und DNIC sind nicht mit dem mechanosensorischen Überlagerungseffekt über Aβ-Fasern, wenn man sich z. B. bei Schmerzen anfasst oder reibt, zu verwechseln. Die Schmerzlinderung durch mechano-sensorische Reize erfolgt direkt auf Hinterhornebene über hemmende Interneurone. Bei der Schmerzlinderung durch noxische Reize sind Hirnstammstrukturen im Mittelhirn beteiligt, die durch

Opioidausschüttung wiederum über die Interneurone auf Hinterhornebene nozizeptive Signale hemmen.

Absteigende Bahnen, welche von den Raphe-Kernen und dem PAG ausgehen, sind nicht die einzigen Modulationsbahnen. Das PAG schickt nicht nur absteigende Bahnen zum Hinterhorn, sondern auch aufsteigende Bahnen zum Thalamus, welche neben spinaler Modulation vermutlich auch supraspinal modulieren können. Zudem sind die absteigenden Bahnen nicht nur hemmend (Heinricher et al., 2009; Staud, 2013). Dass absteigende Bahnen sowohl fazilitieren als auch hemmen können, aber eher bekannt sind für ihre hemmende Wirkung, hängt damit zusammen, dass die absteigende Fazilitation nicht so gut erforscht ist wie die absteigende Hemmung. Fazilitierende Phänomene prägen Sensibilisierungsprozesse, die zu chronischen Schmerzzuständen führen können. Diese werden in Kap. 3 näher beleuchtet.

## 2.4  Wahrnehmung

Der Eingang nozizeptiver Informationen über das tertiäre Neuron, selbst nach dessen Modulation durch Hinterhorn- oder Hirnstammstrukturen, ist noch nicht der letzte Schritt der Schmerzentstehung. Auf kortikaler Ebene wird der eingehende Reiz nie unter rein sensorischen Aspekten bewertet. Der zweite Typ des tertiären Neurons wurde bereits vorgestellt, welcher nozizeptive Informationen nicht direkt an das somatosensorische Kortex trägt, sondern zum limbischen System. Es folgt eine Interaktion unterschiedlicher Hirnstrukturen und die Zusammenfassung aller vorhandenen Informationen, welche in der Wahrnehmung des noxischen Reizes mit einer individuellen Handschrift resultiert. Schmerz ist eine Wahrnehmung, welche unterschiedliche Dimensionen enthält. Melzack und Casey waren in der Dimensionsunterscheidung die Ersten und wiesen dem Schmerz drei Dimensionen zu (Melzack & Casey, 1968):

1. Die **sensorisch-diskriminative** Dimension identifiziert die Lokalisation, Eigenschaften (u. a. mechanisch spitz, flächig, thermisch, chemisch) und Intensität des noxischen Reizes. Sie führt bei entsprechender Intensität zu einer akuten Vermeidung (Rückzugsreflex), um Gewebeschäden zu verhindern oder zu begrenzen. Die sensorisch-diskriminative Dimension umfasst nicht nur die Identifizierung der Lokalisation des noxischen Reizes, sondern auch die genaue Charakterisierung seiner Eigenschaften. Diese Eigenschaften können verschiedene Modalitäten umfassen, wie mechanische, thermische oder chemische Reize, und äußern sich darin, ob der Reiz als spitz, flächig, stechend oder brennend wahrgenommen wird. Darüber hinaus spielt die Intensität des schmerzhaften Reizes eine entscheidende Rolle in dieser Dimension. Bei einer ausreichenden Intensität führt der noxische Reiz oft zu einem sofortigen Rückzugsreflex, der darauf abzielt, Gewebeschäden zu verhindern oder zu begrenzen. Dieser Rückzugsreflex ist eine evolutionäre Reaktion des Organismus, der darauf abzielt, den Körper vor potenziellen Gefahren zu schützen.

Die sensorisch-diskriminative Dimension trägt dazu bei, dass der Organismus schnell und effektiv auf noxische Reize reagieren kann, indem er sie genau lokalisiert, ihre Eigenschaften erkennt und ihre Intensität bewertet, um Schutzmechanismen einzuleiten.

2. Die **affektiv-motivationale** Dimension bezieht sich auf emotionale Aspekte des Schmerzes. Hierbei werden sowohl die Emotionen, die durch den schmerzhaften Reiz ausgelöst werden, als auch der emotionale Zustand der Person, der die Interpretation des Reizes beeinflusst, berücksichtigt. Noxische Reize und Schmerzen lösen oft eine Vielzahl von unlustbetonten Emotionen aus, wie beispielsweise Angst, Wut oder Frust. Diese Emotionen können das Schmerzerleben verstärken und den subjektiven Leidensdruck erhöhen. Gleichzeitig kann der emotionale Zustand einer Person vor oder während des Schmerzerlebens die Art und Weise beeinflussen, wie der noxische Reiz wahrgenommen und interpretiert wird. Eine Person, die sich beispielsweise in einem ängstlichen oder depressiven Zustand befindet, mag den Schmerz als intensiver wahrnehmen oder negativer darauf reagieren als eine Person, die sich in einem positiveren emotionalen Zustand befindet. Diese wechselseitige Beziehung zwischen nozizeptiver Sensorik und Emotionen spiegelt die komplexe Natur des Schmerzerlebens wider. Die affektiv-motivationale Dimension des Schmerzes umfasst daher über die sensorische Erfahrung hinaus die emotionalen Reaktionen und die Motivation, den schmerzhaften Zustand zu bewältigen.

3. Die **kognitiv-evaluative** Dimension des Schmerzerlebens betrifft die Bedeutung, die einem schmerzhaften Reiz beigemessen wird, sowie die daraus abgeleiteten Konsequenzen. Hierbei spielt das Bewusstsein für potenzielle Gefahren eine entscheidende Rolle, ebenso wie das Erlernen von Verhaltensweisen, die langfristig dazu dienen, diese Gefahren zu vermeiden und somit das Überleben zu sichern. Indem das Gehirn den noxischen Reiz bewertet und seine potenziellen Folgen einschätzt, kann es adäquate Reaktionen entwickeln, um sich selbst zu schützen. Diese Bewertung beinhaltet auch das Merken von vergangenen Erfahrungen und das Erlernen von Verhaltensweisen, die helfen, zukünftige noxische/vermeintlich schmerzverursachende Situationen zu bewältigen. Die Verhaltensweisen, die als Reaktion auf schmerzhafte Reize entwickelt werden, wurzeln oft in den negativen Emotionen, die mit dem Schmerz einhergehen. Diese Emotionen dienen somit als Antrieb für die kognitive Evaluation, weshalb die kognitive und affektive Dimension eng miteinander verflochten und nicht klar voneinander zu trennen sind.

Die IASP postuliert 5 Dimensionen von Schmerz (Merskey & Bogduk, 1986). Neben der sensorisch-diskriminativen, affektiv-motivationalen und kognitiv-evaluativen Komponente wurden zusätzlich eine motorische und eine vegetative Komponente beschrieben.

4. Die **motorische** Dimension des Schmerzerlebens bezieht sich auf die motorischen Reaktionen des Körpers auf einen noxischen Reiz. Dies umfasst einerseits automatische und unwillkürliche Schutzreflexe, die als Reaktion auf den

Schmerz auftreten (wie das Rückziehen der Hand), um die noxische Reiz-
quelle zu vermeiden, sowie andererseits schmerzbedingte Veränderungen in
der Haltung und Bewegung, die darauf abzielen, den schmerzhaften Bereich zu
entlasten oder den Schmerz zu vermeiden. Melzack hatte die motorische Dimension des Schmerzerlebens mit der sensorisch-diskriminativen Dimension
zusammengefasst. Die IASP betrachtet die motorische Dimension jedoch als
einen eigenständigen Aspekt des Schmerzerlebens.

5. Die **vegetative** Dimension des Schmerzerlebens, die von Melzack nicht explizit
   benannt wird, bezieht sich auf die autonomen oder vegetativen Reaktionen des
   Körpers auf einen noxischen oder schmerzhaften Reiz. Diese Reaktionen sind
   Teil des autonomen Nervensystems und umfassen eine Vielzahl physiologischer
   Veränderungen, die darauf abzielen, den Körper auf die Bedrohung durch den
   Schmerz vorzubereiten oder mit ihm umzugehen. Zu den typischen vegeta-
   tiven Reaktionen auf Schmerzen gehören beispielsweise eine Erhöhung des
   Blutdrucks, eine Beschleunigung der Herzfrequenz, eine Zunahme der Atem-
   frequenz, welche auf die verstärkte Aktivität des Sympathikus zurückzuführen
   ist, auch als *Fight-or-Flight*-Reaktion bekannt.

Zusammenfassend hat die Schmerzwahrnehmung 5 unterschiedliche Dimensionen. Beginnend mit dem noxischen Reiz, erhält das Gehirn sensorische Informationen, welche **informativer** Natur sind. Darauf folgen **reaktive** Dimensionen,
welche die motorische Schutzantwort, Reaktion des vegetativen Nervensystems
und Veränderung der Emotionslage beinhaltet. Die letzte Dimension ist **inter-
pretativ,** in der Reize und Reaktionen interpretiert werden und zukünftige Verhaltensmuster beeinflussen. In Abb. 2.10 werden die 5 Dimensionen als eine lineare Abfolge dargestellt, wahrscheinlicher ist eine Wechselwirkung zwischen
reaktiven und interpretativen Aspekten (Abb. 2.11), da Reaktionen, besonders die
Emotionen, auch auf kognitiver Interpretation beruhen.

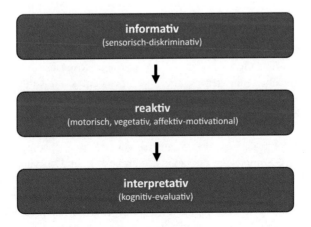

**Abb. 2.10**  Schmerzdimensionen 1, eigene Anfertigung

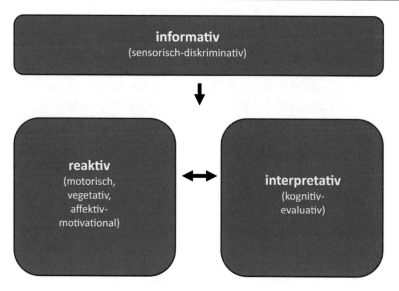

**Abb. 2.11**   Schmerzdimensionen 2, eigene Anfertigung

## 2.5    Schmerzformen

Schmerzen können je nachdem, welchen Ursprungsort bzw. welchen Treiber sie haben, in 3 unterschiedliche Formen unterteilt werden.

1. Nozizeptiv: Schmerz, der durch eine tatsächliche oder drohende Schädigung von somatischem und viszeralem (nicht-neuronalem) Gewebe entsteht und auf die Aktivierung von Nozizeptoren zurückzuführen ist.
2. Neuropathisch: Schmerz, der durch eine Verletzung oder Erkrankung des somatosensorischen Nervensystems (neuronalem Gewebe) verursacht wird.
3. Noziplastisch: Schmerz, der durch eine veränderte Nozizeption entsteht, ohne klaren Nachweis einer tatsächlichen oder drohenden Gewebeschädigung, die die Aktivierung peripherer Nozizeptoren verursachen, oder ohne klaren Nachweis einer Verletzung oder Erkrankung des somatosensorischen Systems oder neuralen Gewebes, die den Schmerz verursachen. Zwar kann noziplastischer Schmerz nozizeptive oder auch neuropathische Treiber/Anteile haben, diese sind jedoch nicht alleinstehend für die Schmerzen verantwortlich.

**Nozizeptiver Schmerz** entspringt aus (potenziellen) Schädigungen des peripheren Gewebes. Somatische nozizeptive Schmerzen sind oberflächlich oder tief, die ihren Ursprung in Haut, Muskeln oder Knochen haben. Viszerale Schmerzen haben ihren Ursprung im Bauchraum oder in bestimmten Organen. Viszerale Schmerzen äußern sich häufig als übertragener Schmerz (englisch: referred pain), dessen Lokalisation mit dem schmerzverursachenden Gewebe/Organ nicht übereinstimmt. Ein Beispiel hierfür sind linksseitige Schulter- und Oberarm-schmerzen bei einem Herzinfarkt. Dieses Phänomen kann dadurch erklärt wer-den, dass nozizeptive viszerale Afferenzen (C-Fasern) auf Rückenmarksebene im Hinterhorn mit mechanosensorischen Afferenzen der Haut (Aβ-Fasern) kon-vergieren, und es zur Ko-Aktivierung kommt und das Gehirn bei der Schmerz-interpretation dieses Hautareals, welches sich neuronal an die viszeralen Fasern anlegt, mit einbezieht, weil die Endigungen der Nozizeptoren aus den Organen im Rückenmark an denselben Neuronen enden, die den Input von der Haut erhalten (Jin et al., 2023).

**Neuropathischer Schmerz** ist auch als eine Art des nozizeptiven Schmerzes zu verstehen, der jedoch nicht aus somatischem oder viszeralem Gewebe entspringt, sondern aus dem somatosensorischen Nervensystem, dem neuralen Gewebe. Die Dysfunktion oder Schädigung kann entweder im peripheren Nervensystem vor-liegen (peripherer neuropathischer Schmerz), wie bei diabetischer Neuropathie oder postherpetischer Neuralgie, oder im zentralen Nervensystem (zentraler neuropathischer Schmerz), wie bei Schädigungen des ZNS nach Rückenmarks-verletzungen, Schlaganfällen oder Multipler Sklerose (Treede et al., 2008). Diese Schädigungen erzeugen ektope Signale: erhöhte und spontane Impulse oder Ent-ladungen nozizeptiver Afferenzen, welche ohne externe periphere Stimulation er-folgen. Dies ist eine typische Eigenschaft von Nervenverletzungen. Diese ektopen Signale können zu Kribbeln oder Schmerzen im innervierten Bereich führen (posi-tive Symptome), während Schädigungen (fortgeschrittenes Stadium) sensorische oder gar motorische Defizite im innervierten Bereich verursachen können (ne-gative Symptome). In der klinischen Testung werden beispielsweise Nadelstiche oder Temperaturempfinden im Schmerzbereich getestet. Sollte die Empfindung auf der betroffenen Seite im Vergleich zur nicht betroffenen Seite deutlich herab-gesetzt sein, so kann man von Schädigungen des Tractus spinothalamicus und somit einem zentralen neuropathischen Schmerz ausgehen. Der neuropathische Schmerz hat im Gegensatz zum nozizeptiven Schmerz stärkere zentrale/spinale Komponenten, wie die synaptische Plastizität, welche in Form von zeitlicher und räumlicher Summierung verstärkte neuronale Reaktionen hervorruft. Eine der Ursachen hierfür ist der Verlust der inhibierenden Modulationsfähigkeit, welche normalerweise bei nozizeptiven Schmerzen greifen würde. Weitere Komponen-ten sind die Vergrößerung und Erweiterung der rezeptiven Felder von primären Neuronen (Nozizeptoren) und sekundären Neuronen (Tractus spinothalami-cus), sowie eine erhöhte Erregbarkeit der aufsteigenden nozizeptiven Neuronen. Diese neuroplastischen Veränderungen finden entlang der nozizeptiven Bahnen im Rückenmark und in verschiedenen Hirnregionen statt (Cohen & Mao, 2014). Nervenschädigungen und daraus resultierende neuropathische Schmerzen haben im Vergleich zu Muskel- oder Knochenschädigungen und daraus resultierenden nozizeptiven Schmerzen eine schlechtere Prognose und neigen eher zur Chronifi-zierung (Ciaramitaro et al., 2010).

**Noziplastischer Schmerz** ist eine neue Umschreibung für den chronischen Schmerz. Termini wie akuter oder chronischer Schmerz beziehen sich auf die Dauer des Schmerzes. Die Begriffe nozizeptiv oder noziplastisch beziehen sich auf die Ursache/Treiber/Mechanismen des Schmerzes. Noziplastischer Schmerz kann als eine Form vom primären chronischen Schmerz betrachtet werden, der laut der IASP definiert ist als ein Schmerz, der 1.) „länger als 3 Monate anhält oder wiederkehrt", 2.) „mit signifikanten emotionalen Belastungen verbunden ist" und 3.) Symptome aufweist, die „durch eine andere Diagnose nicht besser erklärt werden können" (Nicholas et al., 2019). Während chronischer sekundärer Schmerz als Symptom/Folge einer anderen Erkrankung, wie beispielsweise Krebs, definiert wird, kann beim chronischen primären Schmerz der Schmerz selbst als Krankheit angesehen werden. Einige der Erkrankungen in dieser Klassifikation umfassen den Chronic widespread pain (CWP) wie Fibromyalgie, das Reizdarmsyndrom oder chronische unspezifische Rückenschmerzen. Diese Zustände gehen oft mit einer zentralen Sensibilisierung einher und können mit psychischen Belastungen, Vermeidungsverhalten aus Angst und Schmerzkatastrophisierung verbunden sein. Patienten können von geeigneten Kognitions- und Verhaltensstrategien profitieren (Nicholas et al., 2019).

Wichtig ist zu erwähnen: Der nozizeptive Schmerz beschreibt eine Korrelation bzw. einen Zusammenhang zwischen der Schmerzwahrnehmung und dem Gesundheitsstatus des peripheren Gewebes. Jedoch ist auch bei jeder anderen nicht-nozizeptiven Schmerzform das nozizeptive/nozineuronale System beteiligt. Beim noziplastischen Schmerz erfolgt die Nozizeption jedoch nicht aufgrund eines peripheren Gewebeschadens, der Aktivierung des primären Neurons oder einer peripheren Entzündung, sondern wegen Veränderungen und eigenständigen Impulserzeugungen des ZNS. Die Nozizeption kommt somit nicht immer wegen eines peripheren noxischen Reizes zustande, der nozizeptive Schmerz hingegen schon.

In einiger Literatur wird der **inflammatorische Schmerz** als eine eigenständige Schmerzform angesehen (Prescott & Ratté, 2017). Inflammatorische Prozesse spielen jedoch bei fast jeder nozizeptiven Transduktion, Transmission und auch Modulation eine Rolle. Es ist bekannt, dass ein nozizeptives Signal direkt über eine spinale Reflexschleife umgeleitet werden kann, was zu einer schnellen, reflexartigen motorischen Antwort (wie Wegducken oder Wegziehen) führt, bevor es zu den Bereichen des Gehirns, die für die Verbindung dieser Signale mit anderen Informationen zuständig sind und eine Schmerzwahrnehmung auslösen, gelangt. Zusätzlich zur spinalen afferenten Übertragung an das ZNS reagieren jedoch nozizeptive Neurone auch eigenständig auf schädliche Reize, indem sie chemische Reaktionen von ihren peripheren Nervenendigungen absondern. Diese Reaktionen vermitteln lokale Wirkungen auf benachbarte neuronale und nicht-neuronale Zellen durch die Freisetzung von Vesikeln, welche pro-inflammatorische Mediatoren enthalten (Woller et al., 2017), wie Substanz P, Neurokinin-A und CGRP. Diese pro-inflammatorischen Zytokine aktivieren umliegende Immunzellen, glatte Muskelzellen, Epithelzellen und das Endothel, was zu einer weiteren Freisetzung von pro-inflammatorischen Zytokinen wie IL-1$\beta$, IL-6, IL-8, TNF-$\alpha$ und extrazellulärem ATP führt. Diese Mediatoren aktivieren weitere (auch stumme) Nozizeptoren, die über die ursprüngliche Reizinduktionsstelle (auch primäres nozizeptives Feld genannt) hinausgehen. Diese periphere Sensibilisierung führt über die Verstärkung nozizeptiver Afferenzen zu einem sekundären nozizeptiven Feld und ist ein Teil des modulatorischen Systems. Die Ausbreitung einer Entzündung, die von einem Nozizeptor ausgelöst wird, über ein Gebiet, das größer ist als das des ursprünglich beteiligten Nozizeptors, wird als *Neuroinflammation* bezeichnet. Dieses komplexe Phänomen ist von besonderem Interesse, da es eine sich selbst verstärkende Dynamik aufweist. Die Ausbreitung von nozizeptiven Neuronen auf die umgebenden Zellen, die wiederum nahe gelegene nozizeptive Neuronen sensibilisieren können, trägt zu dieser Verstärkung bei. Die freigesetzten pro-inflammatorischen Moleküle spielen eine Schlüsselrolle, indem sie nicht nur lokale Entzündungszellen aktivieren, sondern auch die direkte Aktivierung anderer nozizeptiver Nervenendigungen erzielen. Fast alle nozizeptiven Nervenendigungen besitzen Rezeptoren für die von ihnen selbst freigesetzten pro-inflammatorischen Marker. Somit können die Moleküle, die von einem direkt stimulierten nozizeptiven Neuron freigesetzt werden, an ein lokales benachbartes, aber ursprünglich vom noxischen Reiz komplett unbeeinflusstes nozizeptives Neuron binden und dieses aktivieren. Dieser Mechanismus der indirekten Aktivierung verstärkt die Reaktion weiter, da die pro-inflammatorischen Moleküle die Rezeptoren an den nozizeptiven Nervenendigungen binden und die Zelle depolarisieren. Diese Depolarisierung löst eine Kaskade von Reaktionen aus, einschließlich der Aktivierung von Mitogen- und proteinaktivierten Kinasen, die wiederum andere Transducerproteine wie TRPV1 phosphorylieren. Diese Aktivierung verstärkt die Depolarisation weiter, wodurch spannungsabhängige Natriumkanäle rekrutiert werden und die Nervenfaser schließlich depolarisiert wird. Diese komplexe Abfolge von Ereignissen verdeutlicht die Fähigkeit der Neuroinflammation, sich selbst zu verstärken (Miller et al., 2014; Frias & Merighi, 2016; Woller et al., 2017).

Inflammatorische Prozesse resultieren aus noxischen Reizen, die nozizeptive oder neuropathische Mechanismen verstärken, und sollten daher nicht separat als eigenständige Schmerzform betrachtet werden.

Dieses Kapitel wurde durch die Frage *Wieso gibt es Schmerz?* begonnen. Der nozizeptive Schmerz hat eine klare Funktion und ist adäquat. Die Nozizeption lehrt uns Gefahrenvermeidung und motiviert durch Schmerz und Funktionseinschränkung zur Regeneration, um wieder belastbar zu werden. Das Bewusstsein und die Reaktion auf Schmerz sind grundlegende Aspekte des Überlebensverhaltens, die das Wohlergehen und die Überlebenschancen eines Lebewesens maßgeblich beeinflussen können. Schmerzwahrnehmungen dienen als lebenswichtiger Alarmmechanismus, der uns unter anderem darauf aufmerksam macht, dass eine Verletzung oder eine potenzielle Schädigung des Körpers vorliegt. Dieses Bewusstsein für Schmerz ermöglicht es uns, rechtzeitig Maßnahmen zu ergreifen, um die verletzte Stelle zu schützen und weitere Schäden zu vermeiden. Menschen **mit angeborener Schmerzunempfindlichkeit** (englisch: congenital insensitivity to pain with anhidrosis, CIPA) empfinden aufgrund eines Gendefekts keine Schmerzen. Das CIPA-Syndrom, kann auf zwei unterschiedlichen Gendefekten beruhen. Einerseits kann das NGF-Gen mutiert sein. Normalerweise bindet NGF an einen spezifischen TrkA-Rezeptor und führt so während der vorgeburtlichen Entwicklung zur

Entstehung der Nozizeptoren. Bleibt dies aus, werden keine Nozizeptoren gebildet. Hier können gewebeschädigende Reize nicht als solche wahrgenommen werden (Indo et al., 1996). Andererseits kann das SCN9A-Gen mutiert sein. Dieses Gen kodiert im Parafall das spannungsabhängige Natriumkanalprotein, des NaV1.7-Kanals. Dieser Kanal hat vermutlich weniger mit der Transduktion noxischer Reize an nozizeptiven Endigungen zu tun, als mit der Weiterleitung von Aktionspotenzialen (Cox et al., 2006). Somit können aufgrund dieser beiden Genmutationen noxische Reize entweder nicht erkannt oder nicht weitergeleitet werden. Die angeborene Schmerzunempfindlichkeit ist ein äußerst seltenes Syndrom. Menschen mit CIPA-Syndrom sind nicht in der Lage Schmerzen wahrzunehmen, ganz gleich wie stark sie sind. Betroffene haben eine deutlich kürzere Lebenserwartung, da sie nicht spüren, dass ihr Körper verletzt sein könnte und nicht lernen können schädliche Reize zu vermeiden. Aufgrund der Schmerzunempfindlichkeit kommt es häufig zu schwerwiegenden Verbrennungen oder anderen Verletzungen. Die Erkrankung macht sich bereits im ersten Lebensjahr bemerkbar und geht mit einer geringeren Lebenserwartung einher (Nagasako et al., 2003). Diese molekularbiologischen Erkenntnisse zeigen, dass neben kognitiven Faktoren, auf denen in der Wissenschaft aktuell starken Fokus gelegt wird, auch spezifische Gruppen von peripheren Nervenfasern für die Schmerzentstehung wichtig sind.

Die Physiologie und Neurobiologie des Schmerzes sind komplexe Themengebiete, in denen die Begriffe *noxisch* und *nozizeptiv* häufig Verwendung finden. Es stellt sich die Frage nach der genauen Beziehung zwischen Schmerz und Nozizeption sowie der Rolle noxischen Reize. Ist Schmerz Nozizeption? Oder die Folge von noxischen Reizen? Gibt es Schmerz ohne Nozizeption? Häufig wird angenommen, dass Schmerzen auch ohne Nozizeption wahrgenommen werden können. Die Hypothese, dass Schmerzen ohne Nozizeption auftreten können, bedarf einer präziseren Formulierung: Nozizeption kann sowohl durch periphere Gewebeschäden als auch durch sensibilisierte Neurone des nozizeptiven Systems ausgelöst werden. Letztere reagieren ohne direkte periphere noxische Reize. Zwar ist hierbei nicht der klassische Nozizeptor (primäres Neuron) durch einen noxischen Reiz aktiviert, dennoch weist das nozizeptive System nozineuronale Aktivtäten auf. Daher ist das nozizeptive System bei Schmerzerfahrungen stets involviert, während noxische Reize nicht zwingend vorhanden sein müssen. Schmerzen können persistieren, auch wenn kein akuter Gewebeschaden mehr vorliegt oder das betroffene Gewebe bereits regeneriert ist. Dies unterstreicht die Komplexität der Schmerzwahrnehmung über die reine Nozizeption basierend auf noxischen Reizen hinaus. Ein weiterer wichtiger Aspekt ist die kontextabhängige Wahrnehmung und Interpretation nozizeptiver Signale. Identische nozizeptive Reize können in unterschiedlichen Situationen zu variierenden Schmerzwahrnehmungen führen. Ein Vergleich zwischen einem Kampfsportler im Training und einer Person, die privat auf der Straße einen Angriff erleidet, verdeutlicht diesen Zusammenhang. Der Kontext beeinflusst maßgeblich, wie nozizeptive Signale verarbeitet und als Schmerz wahrgenommen werden. Diese Erkenntnisse erklären, weshalb sich Individuen freiwillig Aktivitäten aussetzen, die mit einer erhöhten Wahrscheinlichkeit nozizeptiver Stimulation einhergehen, wie beispielsweise Kampfsportarten.

# Literatur

Anand, P., & Bley, K. (2011). Topical capsaicin for pain management: Therapeutic potential and mechanisms of action of the new high-concentration capsaicin 8% patch. *British Journal of Anaesthesia, 107*(4), 490–502. https://doi.org/10.1093/bja/aer260

Beecher, H. K. (1946). Pain in men wounded in battle. *Annals of Surgery, 123*(1), 96–105.

Boring E. G. (1942). Sensation and perception in the history of experimental. *Psychology. D. Appleton-Century.* https://ia801507.us.archive.org/12/items/in.ernet.dli.2015.52372/2015.52372. Sensation-And-Perception-In-The-History-Of-Experimental-Psychology_text.pdf *Zugegriffen: 23. Dez. 2023.*

Bista, P., & Imlach, W. L. (2019). Pathological mechanisms and therapeutic targets for trigeminal neuropathic pain. *Medicines (Basel, Switzerland), 6*(3), 91. https://doi.org/10.3390/medicines6030091

Ciaramitaro, P., Mondelli, M., Logullo, F., Grimaldi, S., Battiston, B., Sard, A., Scarinzi, C., Migliaretti, G., Faccani, G., Cocito, D., & Italian Network for Traumatic Neuropathies. (2010). Traumatic peripheral nerve injuries: epidemiological findings, neuropathic pain and quality of life in 158 patients. *Journal of the peripheral nervous system: JPNS, 15*(2), 120–127. https://doi.org/10.1111/j.1529-8027.2010.00260.x.

Cohen, S. P., & Mao, J. (2014). Neuropathic pain: Mechanisms and their clinical implications. *BMJ (Clinical research ed.), 348*, f7656. https://doi.org/10.1136/bmj.f7656

Cox, J. J., Reimann, F., Nicholas, A. K., Thornton, G., Roberts, E., Springell, K., Karbani, G., Jafri, H., Mannan, J., Raashid, Y., Al-Gazali, L., Hamamy, H., Valente, E. M., Gorman, S., Williams, R., McHale, D. P., Wood, J. N., Gribble, F. M., & Woods, C. G. (2006). An SCN9A channelopathy causes congenital inability to experience pain. *Nature, 444*(7121), 894–898. https://doi.org/10.1038/nature05413

Descartes R. (1664) Treatise on Man. *angepasst von Clerselier C., übersetzt von Sloan P. R.* https://www.coretexts.org/wp-content/uploads/2010/08/DescartesTreatiseMnfin.pdf. *Zugrgriffen: 10. Febr. 2023.*

Frias, B., & Merighi, A. (2016). Capsaicin, nociception and pain. *Molecules (Basel, Switzerland), 21*(6), 797. https://doi.org/10.3390/molecules21060797

Goldberg, J. S. (2008). Revisiting the cartesian model of pain. *Medical Hypotheses, 70*(5), 1029–1033. https://doi.org/10.1016/j.mehy.2007.08.014

Heinricher, M. M., Tavares, I., Leith, J. L., & Lumb, B. M. (2009). Descending control of nociception: Specificity, recruitment and plasticity. *Brain Research Reviews, 60*(1), 214–225. https://doi.org/10.1016/j.brainresrev.2008.12.009

Indo, Y., Tsuruta, M., Hayashida, Y., Karim, M. A., Ohta, K., Kawano, T., Mitsubuchi, H., Tonoki, H., Awaya, Y., & Matsuda, I. (1996). Mutations in the TRKA/NGF receptor gene in patients with congenital insensitivity to pain with anhidrosis. *Nature Genetics, 13*(4), 485–488. https://doi.org/10.1038/ng0896-485

Jin, Q., Chang, Y., Lu, C., Chen, L., & Wang, Y. (2023). Referred pain: Characteristics, possible mechanisms, and clinical management. *Frontiers in Neurology, 14*, 1104817. https://doi.org/10.3389/fneur.2023.1104817

Kendroud S., Fitzgerald L. A., Murray IV, & Hanna A. (2022). Physiology, nociceptive pathways. *In: StatPearls [Internet]. Treasure Island (FL): StatPearls Publishing.* https://www.ncbi.nlm.nih.gov/books/NBK470255/

Kurrikoff, K., Inno, J., Matsui, T., & Vasar, E. (2008). Stress-induced analgesia in mice: Evidence for interaction between endocannabinoids and cholecystokinin. *The European Journal of Neuroscience, 27*(8), 2147–2155. https://doi.org/10.1111/j.1460-9568.2008.06160.x

Le Bars, D., Dickenson, A. H., & Besson, J. M. (1979). Diffuse noxious inhibitory controls (DNIC). II. Lack of effect on non-convergent neurones, supraspinal involvement and theoretical implications. *Pain, 6*(3), 305–327. https://doi.org/10.1016/0304-3959(79)90050-2.

Liao, H. Y., & Lin, Y. W. (2021). Electroacupuncture reduces cold stress-induced pain through microglial inactivation and transient receptor potential V1 in mice. *Chinese Medicine, 16*(1), 43. https://doi.org/10.1186/s13020-021-00451-0

Lindstedt, F., Lonsdorf, T. B., Schalling, M., Kosek, E., & Ingvar, M. (2011). Perception of thermal pain and the thermal grill illusion is associated with polymorphisms in the serotonin transporter gene. *PLoS ONE, 6*(3), e17752. https://doi.org/10.1371/journal.pone.0017752

Lu, Y., Dong, H., Gao, Y., Gong, Y., Ren, Y., Gu, N., Zhou, S., Xia, N., Sun, Y. Y., Ji, R. R., & Xiong, L. (2013). A feed-forward spinal cord glycinergic neural circuit gates mechanical allodynia. *The Journal of Clinical Investigation, 123*(9), 4050–4062. https://doi.org/10.1172/JCI70026

Marinelli, S., Vaughan, C. W., Schnell, S. A., Wessendorf, M. W., & Christie, M. J. (2002). Rostral ventromedial medulla neurons that project to the spinal cord express multiple opioid receptor phenotypes. *The Journal of Neuroscience: The Official Journal of the Society for Neuroscience, 22*(24), 10847–10855. https://doi.org/10.1523/JNEUROSCI.22-24-10847.2002

Melzack R., Casey K. L. (1968). Sensory, motivational and central control determinants of chronic pain: A new conceptual model. *The Skin Senses.* Kenshalo DR (Hrsg.). Thomas (S. 423–443). https://www.researchgate.net/profile/Kenneth-Casey/publication/285016812_Sensory_motivational_and_central_control_determinants_of_pain_Kenshalo_DR_editor_The_skin_senses_proceedings_Springfield_Illinois_Charles_C/links/566ed69e08aea0892c52ac76/Sensory-motivational-and-central-control-determinants-of-pain-Kenshalo-DR-editor-The-skin-senses-proceedings-Springfield-Illinois-Charles-C.pdf. Zugegriffen: 12. Aug. 2024.

Merskey, H., & Bogduk, N. (1986). Classification of chronic pain. Descriptions of chronic pain syndromes and definitions of pain terms. *International Association for the Study of Pain, Subcommittee on Taxonomy, 3*, S1-226.

Moore, K. A., Kohno, T., Karchewski, L. A., Scholz, J., Baba, H., & Woolf, C. J. (2002). Partial peripheral nerve injury promotes a selective loss of GABAergic inhibition in the superficial dorsal horn of the spinal cord. *The Journal of Neuroscience : The Official Journal of the Society for Neuroscience, 22*(15), 6724–6731. https://doi.org/10.1523/JNEUROSCI.22-15-06724.2002

Mickle, A. D., Shepherd, A. J., & Mohapatra, D. P. (2015). Sensory TRP channels: The key transducers of nociception and pain. *Progress in Molecular Biology and Translational Science, 131*, 73–118. https://doi.org/10.1016/bs.pmbts.2015.01.002

Miller, R. E., Miller, R. J., & Malfait, A. M. (2014). Osteoarthritis joint pain: The cytokine connection. *Cytokine, 70*(2), 185–193. https://doi.org/10.1016/j.cyto.2014.06.019

Mitsi, V., & Zachariou, V. (2016). Modulation of pain, nociception, and analgesia by the brain reward center. *Neuroscience, 338*, 81–92. https://doi.org/10.1016/j.neuroscience.2016.05.017

Nagasako, E. M., Oaklander, A. L., & Dworkin, R. H. (2003). Congenital insensitivity to pain: An update. *Pain, 101*(3), 213–219. https://doi.org/10.1016/S0304-3959(02)00482-7

Nicholas, M., Vlaeyen, J. W. S., Rief, W., Barke, A., Aziz, Q., Benoliel, R., Cohen, M., Evers, S., Giamberardino, M. A., Goebel, A., Korwisi, B., Perrot, S., Svensson, P., Wang, S. J., Treede, R. D., & IASP Taskforce for the Classification of Chronic Pain (2019). The IASP classification of chronic pain for ICD-11: chronic primary pain. *Pain, 160*(1), 28–37. https://doi.org/10.1097/j.pain.0000000000001390.

Ossipov, M. H., Dussor, G. O., & Porreca, F. (2010). Central modulation of pain. *The Journal of Clinical Investigation, 120*(11), 3779–3787. https://doi.org/10.1172/JCI43766

Polarlys. (2006). Bahnen des Rückenmarks. GNU-Lizenz für freie Dokumentation. https://de.m.wikipedia.org/wiki/Datei:Medulla_spinalis_-_Querschnitt_-_Bahnen_-_German.svg.

Prescott, S.A. & Ratté, S. (2017). Conn's translational neuroscience. Somatosensation and pain. *Academic Press* (S. 517–539). https://https://doi.org/10.1016/B978-0-12-802381-5.00037-3.

Raja, S. N., Carr, D. B., Cohen, M., Finnerup, N. B., Flor, H., Gibson, S., Keefe, F. J., Mogil, J. S., Ringkamp, M., Sluka, K. A., Song, X. J., Stevens, B., Sullivan, M. D., Tutelman, P. R., Ushida, T., & Vader, K. (2020). The revised International Association for the Study of Pain definition of pain: Concepts, challenges, and compromises. *Pain, 161*(9), 1976–1982. https://doi.org/10.1097/j.pain.0000000000001939

Sengul, G. & Watson, C. (2015). Ascending and descending pathways in the spinal cord. The Rat Nervous System (Fourth Edition). *Academic Press (S. 115–130)*. https://doi.org/10.1016/B978-0-12-374245-2.00008-5.

Sirucek, L., Ganley, R. P., Zeilhofer, H. U., & Schweinhardt, P. (2023). Diffuse noxious inhibitory controls and conditioned pain modulation: A shared neurobiology within the descending pain inhibitory system? *Pain, 164*(3), 463–468. https://doi.org/10.1097/j.pain.0000000000002719

Sneddon L. U. (2018). Comparative physiology of nociception and pain. *Physiology (Bethesda, Md.), 33*(1), 63–73. https://doi.org/10.1152/physiol.00022.2017

Tracey W. D., Jr (2017). Nociception. *Current Biology: CB, 27*(4), R129–R133. https://doi.org/10.1016/j.cub.2017.01.037.

St John Smith E. (2018). Advances in understanding nociception and neuropathic pain. *Journal of Neurology, 265*(2), 231–238. https://doi.org/10.1007/s00415-017-8641-6.

Staud, R. (2013). The important role of CNS facilitation and inhibition for chronic pain. *International Journal of Clinical Rheumatology, 8*(6), 639–646. https://doi.org/10.2217/ijr.13.57

Todd, A. J. (2010). Neuronal circuitry for pain processing in the dorsal horn. *Nature Reviews. Neuroscience, 11*(12), 823–836. https://doi.org/10.1038/nrn2947

Treede, R. D., Jensen, T. S., Campbell, J. N., Cruccu, G., Dostrovsky, J. O., Griffin, J. W., Hansson, P., Hughes, R., Nurmikko, T., & Serra, J. (2008). Neuropathic pain: Redefinition and a grading system for clinical and research purposes. *Neurology, 70*(18), 1630–1635. https://doi.org/10.1212/01.wnl.0000282763.29778.59

Woller, S. A., Eddinger, K. A., Corr, M., & Yaksh, T. L. (2017). An overview of pathways encoding nociception. *Clinical and Experimental Rheumatology, 35 Suppl 107*(5), 40–46. https://www.ncbi.nlm.nih.gov/pmc/articles/PMC6636838/pdf/nihms-1021663.pdf.

# Die Neurobiologie des Schmerzes

3

**Zusammenfassung**

Schmerz ist eine komplexe Erfahrung, die über die reine Nozizeption hinausgeht und eine subjektive Wahrnehmung darstellt. Die Schmerzwahrnehmung kann bei identischem nozizeptiven Input durch verschiedene Faktoren beeinflusst werden, darunter Aufmerksamkeit, Emotionen und andere kognitive Prozesse. Bildgebende Studien haben ein weitverzweigtes Netzwerk von Hirnarealen identifiziert, die an der Schmerzverarbeitung beteiligt sind, einschließlich des limbischen Systems und des präfrontalen Kortex. Bei chronischen Schmerzen spielen neuroplastische Veränderungen eine wichtige Rolle, die zu einer zentralen Sensibilisierung führen können. Diese umfassen strukturelle und funktionelle Anpassungen des Nervensystems. Die zentrale Sensibilisierung ist gekennzeichnet durch eine erhöhte Erregbarkeit von Neuronen im Rückenmark und Gehirn, was zu einer gesteigerten Schmerzempfindlichkeit führt. Dieser Prozess kann durch die Interaktion von Bottom-Up und Top-Down Mechanismen verstärkt werden und zur Chronifizierung von Schmerzen beitragen.

In der Regel wird angenommen, dass körperliche Schmerzen mit Schädigungen im Körper einhergehen. Viele Menschen leiden jedoch unter Schmerzen, bei denen keine korrelierende Schädigung/Pathologie ausgemacht werden kann und somit wenige oder keine nozizeptive Treiber (soweit klinisch beurteilbar) festgestellt werden. Früher hat man diese Patienten als therapieresistent oder psychisch krank abgetan (s. Kap. 1). Im Zuge des neurowissenschaftlichen Fortschritts konnten jedoch weitere Schmerzmechanismen, wie der noziplastische Schmerz, gepaart mit spezifischen kortikalen Aktivitätsmustern, identifiziert werden, welche mit individueller Schmerzwahrnehmung und chronischen Schmerzen korrelieren. Die Relevanz der Sensorik und Nozizeption rückte bei der Schmerzinterpretation in den

Hintergrund und die Wahrnehmung und deren individuelle Einflussfaktoren in den Vordergrund. Wie entsteht Wahrnehmung? Was beeinflusst die Wahrnehmung? Und wie kann man die Wahrnehmung sichtbar machen? Schlaue Fragen, auf die es heute bereits viele Antworten gibt.

Sensorische Informationen werden durch die Sinnesorgane detektiert und an das Gehirn weitergeleitet. Dort werden diese sensorischen Informationen zunächst empfangen (Rezeption), in mehreren Dimensionen verarbeitet und in einen Sinneseindruck bzw. in eine Wahrnehmung eingebettet. Die Wahrnehmung (Perzeption) beschreibt das subjektive und individuelle Ergebnis der Informationsverarbeitung, welche weitaus mehr als die Empfindung umfasst. Diese, meist unbewusste, Informationsverarbeitung ist situativ, durch Kontextfaktoren beeinflusst und interindividuell variabel. Dies gilt nicht nur für die Nozizeption, sondern auch für andere Sinne. Nehmen zwei Menschen dieselbe Schote unterschiedlich scharf oder den Geruch eines alten Kleidungsstücks unterschiedlich unangenehm wahr, lässt sich dies nicht ausschließlich durch biologische oder organische Erklärungsansätze, wie beispielsweise die umgangssprachlich oft genannten *besser ausgeprägten* Sinnesorgane oder Rezeptoren, begründen. Vielmehr spielt hier der Dualismus von Empfindung (englisch: sensation) und Wahrnehmung (englisch: perception) eine zentrale Rolle: Während die Empfindung als die unmittelbare, unverarbeitete sensorische Erfahrung definiert wird, bezieht sich die Wahrnehmung auf die Interpretation und Verarbeitung dieser sensorischen Informationen durch das Gehirn (Abb. 3.1). Diese Wahrnehmungsprozesse werden von einer Vielzahl individueller Faktoren beeinflusst, darunter psychologische, kulturelle, soziale Aspekte und andere Kontextfaktoren, wie Erfahrungen und Erwartungen. Somit kann die Wahrnehmung verschiedener Personen bezüglich derselben Information voneinander abweichen. Darüber hinaus kann auch die Wahrnehmung derselben Person auf identische Reize, je nach Situation und Kontext, unterschiedlich ausfallen. Diese Diskrepanz zwischen Empfindung und Wahrnehmung verdeutlicht die Komplexität der menschlichen Sinneswahrnehmung und unterstreicht, dass die subjektive Erfahrung nicht nur vom sensorischen Informationsgehalt bestimmt wird. Dennoch bleibt zu beachten, dass Empfindung und Wahrnehmung voneinander nur schwer zu trennen sind und zwecks Veranschaulichung als abstrakte Konstrukte dienen. Die Empfindung alleine kann weder gemessen noch geäußert werden, da sich der individuelle Anteil der zentralen Verarbeitung und somit Wahrnehmung nicht isolieren und trennen lässt.

Der Körper ist ständig unterschiedlichen Reizen ausgesetzt. Die Verarbeitung und Wahrnehmung äußerer Umweltinformationen wird als Exterozeption und die der inneren/körperlichen Informationen als Interozeption definiert.

Beispiele für exterozeptive Wahrnehmung:

- Tageslicht/Helligkeit
- Geräuschkulisse
- Wetter, Wind und Temperatur

Beispiele für interozeptive Wahrnehmung:

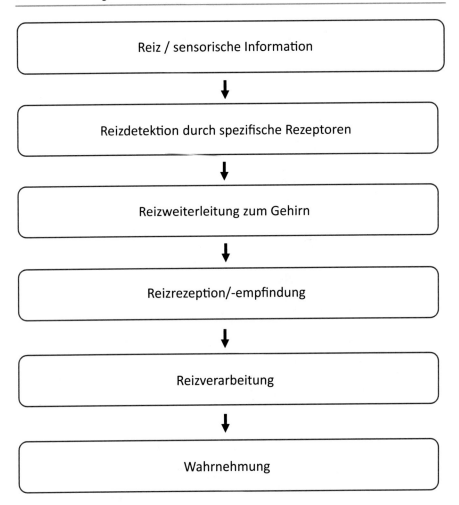

**Abb. 3.1** Wahrnehmungsentstehung

- Vitalfunktionen wie Herzschlag oder Atmung
- Gelenkstellung/Propriozeption
- Muskelkontraktion/Bewegungen

Nozizeption bzw. Schmerz lassen sich nur schwer einer dieser beiden Wahrnehmungsformen zuweisen. Nozizeptive Signale können sowohl exterozeptive als auch interozeptive Aspekte beinhalten (Ma, 2022). Einerseits führt die Detektion des noxischen Reizes zur Informationsgewinnung über die Qualität und Intensität des äußeren auf den Körper einwirkenden Reizes, welche in einer motorischen Rückzugsantwort zur Vermeidung dieser äußeren Gefahrenquelle resultiert (exterozeptiv). Andererseits kann es sowohl durch die Verletzung einer körpereigenen Struktur zur Beeinträchtigung körperlicher Funktionen und andererseits durch die Schmerzwahrnehmung zur Störung des Vertrauens in die eigene körperliche Integrität kommen, die zu Selbstheilungsmaßnahmen, wie zum Berühren der verletzten Stelle, zu Schonung und Vermeidung, führen kann (interozeptiv). Letzten Endes ist anhaltender Schmerz, bei Abklingen oder Abwesenheit des externen Reizes, eine ausschließlich interozeptive Wahrnehmung, während der akute nozizeptive Schmerz sowohl exterozeptive als auch interozeptive Aspekte beinhaltet.

Schmerz ist eine komplexe Erfahrung, die somatosensorische, psychologische und affektive Faktoren umfasst und unterschiedliche Aspekte beinhaltet (Abb. 3.2 und 3.3). Die Nozizeption repräsentiert die somatosensorische Komponente, die durch noxische Reize ausgelöst wird und Gefahrensignale an das Gehirn übermittelt. Dieser Prozess umfasst die Phasen der Transduktion, Transmission und Modulation. Im Gegensatz dazu beinhaltet Schmerz nicht nur die Vorgänge der Nozizeption (bei Vorhandensein), sondern auch die kortikale Verarbeitung und die Wahrnehmung.

In Abb. 3.2 umfasst der helle Kreis die Punkte 1–3 und steht für die Nozizeption. Der große Kreis beinhaltet den hellen Kreis und die zwei zusätzlichen Punkte der Verarbeitung und Wahrnehmung, welche das gesamte Schmerzbild definiert. Die Wahrnehmung ist dabei nicht als eigenständige Phase zu verstehen, sondern eher als das Ergebnis der vorhergehenden Prozesse (1–4). Zusammengefasst umfasst die Nozizeption die Schritte 1 bis 3, während der Schmerz die Punkte von 1 bis 5 integriert. Letztlich ist es die Wahrnehmung, die den Schmerz ausmacht und definiert. Dieses Modell sollte nicht missinterpretiert und Nozizeption als

**Abb. 3.2** Aspekte der Schmerzwahrnehmung (grafisch)

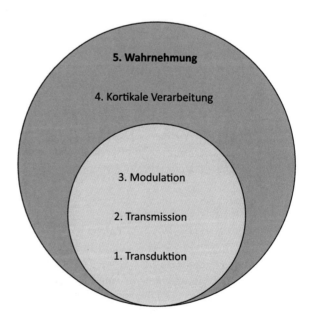

**Abb. 3.3** Aspekte der
Schmerzwahrnehmung
(anatomisch). Die Pfeile für
den Punkt 3. (Modulation)
stehen für die Einflüsse
durch die Interneurone und
absteigenden Bahnen

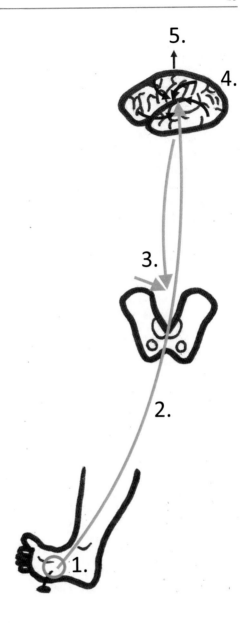

Voraussetzung einer jeden Schmerzwahrnehmung gesehen werden. Nozizeption bzw. ein noxischer Reiz ist nicht zwangsläufig immer ein Bestandteil von
Schmerz. Menschen können Schmerzen wahrnehmen, ohne dass ein noxischer/no-
zizeptiver Input vorliegt (Derbyshire et al., 2004; Raij et al., 2005).

Die Schmerzwahrnehmung ist eine bewusste Wahrnehmung, die meist das
Produkt von unter-/unbewussten Mechanismen ist. Sie kann jedoch auch durch
bewusste Aufmerksamkeits- und Wahrnehmungsstrategien beeinflusst werden

(Merikle et al., 2001). Die subjektive Schwere des Schmerzes korreliert nicht mit dem Ausmaß der Gewebsschädigung, sondern mit zentralen Verarbeitungsprozessen. Diese zentralen Verarbeitungsprozesse und Wahrnehmungsfaktoren existieren nicht nur beim chronischen Schmerz, sondern auch beim akuten/nozizeptiven Schmerz. An jeder Schmerzform (egal ob nozizeptiv, neuropathisch oder noziplastisch) sind interindividuell variierende Verarbeitungs- und Wahrnehmungsprozesse beteiligt. Die 5 Dimensionen des Schmerzes nach der IASP (sensorisch-diskriminativ, affektiv-motivational, kognitiv-evaluativ, motorisch, vegetativ) gelten für jede Schmerzform. Einzig die *Signatur* ist bei jedem Menschen anders, deshalb fallen Schmerzen so unterschiedlich aus, obwohl die Ursache und Reizintensität gleich erscheint. Bevor einige Beispiele erklärt werden, wie das Gehirn identische Reize unterschiedlich interpretieren und wahrnehmen kann (Abschn. 3.2), folgt zunächst ein Einstieg in die funktionelle schmerzbezogene Neuroanatomie des Kortex. Frühere Forschung konzentrierte sich hauptsächlich auf afferente sensorische Eingänge, spinale Reorganisation und Veränderungen in absteigenden Modulationsbahnen. Es herrschte die Annahme, dass das Gehirn eine passive Rolle in der Schmerzverarbeitung spielt. Mittlerweile wurde das Gegenteil nachgewiesen. Neue Erkenntnisse aus Hirnbildgebungsstudien zeigen eine aktive Rolle des Gehirns bei der Schmerzverarbeitung.

## 3.1    Schmerzrelevante Hirnareale

Im Gegensatz zu anderen Sinneswahrnehmungen wie Sehen, Tasten und Hören, die klar abgegrenzten Hirnregionen zugeordnet sind, gibt es kein isoliertes kortikales Gebiet, das exklusiv für die Schmerzverarbeitung verantwortlich ist. Stattdessen offenbaren bildgebende Studien durch technologischen Fortschritt und den Einsatz von funktioneller Magnetresonanztomografie (fMRT) ein weitverzweigtes Netzwerk verschiedener Hirnareale, die in die Schmerzverarbeitung eingebunden sind; auch *Pain Matrix* genannt.

Dieses Netzwerk umfasst multiple kortikale und subkortikale Strukturen, die gemeinsam die komplexen sensorischen, emotionalen und kognitiven Dimensionen der Schmerzwahrnehmung und -verarbeitung ermöglichen. Diese Erkenntnis unterstreicht die multifaktorielle und umfassende Natur der Schmerzverarbeitung im Gehirn. Die bedeutsamsten Hirnareale, welche bei der Schmerzverarbeitung mitwirken, sind neben dem Thalamus und dem somatosensorischen System (S. 1 und S. 2), besonders die Strukturen des limbischen Systems, wie der anteriore zinguläre Kortex (ACC) und die Amygdala, und des präfrontalen Kortex (PFC) (Apkarian et al., 2005; Peyron et al., 2000; Tracey & Mantyh, 2007). Diese Aktivierungsmuster spiegeln die komplexe Verarbeitung von nozizeptiven Signalen auf verschiedenen Ebenen des Gehirns wider und verdeutlichen die Integration sensorischer und emotionaler Komponenten.

**Thalamus**

Der Thalamus ist ein Beriech des Zwischenhirns, der zwar bei der Interpretation und Verarbeitung sensorischer Prozesse häufig unerwähnt bleibt, dennoch wird bereits auf dieser Ebene deutlich, wie unterschiedliche Schmerzdimensionen auf unterschiedliche Areale zurückzuführen sind. Der Thalamus ist während der Transmission nozizeptiver Afferenzen zum Gehirn der letzte Bereich, an dem die Signale umgeschaltet werden. Das sekundäre Neuron transportiert nozizeptive Afferenzen vom Rückenmark zum Thalamus, wo sie auf das tertiäre Neuron umgeschaltet werden, ehe sie den somatosensorischen Kortex erreichen. Je nachdem ob die Signale vom medialen oder lateralen Thalamus auf den Kortex projiziert werden, unterscheiden sie sich in ihren Funktionen und Reaktionen.

Vom lateralen Thalamus werden die Signale zum somatosensorischen Kortex, welcher für die sensorische-diskriminative Interpretation der nozizeptiven Signale verantwortlich ist, weitergeleitet (laterales Schmerzsystem) und vom medialen Thalamus zum zu limbischen Strukturen, welche für die Emotionskodierung zuständig ist (mediales Schmerzsystem). Fasern dieser medialen Bahn vermitteln viszerale, emotionale und autonome Reaktionen des Schmerzes. Es darf bei diesen Unterscheidungen nicht außer Acht gelassen werden, dass limbische Strukturen zwar nicht direkt, aber indirekt auch über den somatosensorischen Kortex Informationen von den lateralen Thalamuskernen erhalten (Price, 2002). Dies beschreibt man als neuronale Konvergenz.

Hirnläsionsstudien unterstreichen diese Funktionsunterschiede auch aus anatomischer und neurobiologischer Sicht (Bushnell et al., 2013; Head & Holmes, 1911; Price, 2002). Einerseits können Patienten mit Läsionen des lateralen Thalamus weder die Art, Intensität und den Ort, noch die sensorische Qualität (z. B. stechend, scharf, brennend) noxischer Reize wahrnehmen. Diese Patienten reagierten jedoch bei der Induktion intensiver oder lang anhaltender noxischer Reize mit übermäßigen Unannehmlichkeiten und emotionalem Stress. Andererseits zeigten Patienten mit Läsionen in den medialen Thalamusregionen gegenteilige Reaktionen: Sie hatten nach intensiven noxischen Reizen weder starke Unannehmlichkeiten noch emotionalen Stress, jedoch konnten sie die Art, Qualität und Lokalisation des noxischen Reizes identifizieren. Diese Beobachtungen deuten auf eine funktionelle Unterteilung der lateralen und medialen thalamischen Systeme bei der Entstehung verschiedener Komponenten und Dimensionen der der Schmerzwahrnehmung hin.

**Das Limbische System**

Das limbische System ist ein komplexes und weitverzweigtes funktionelles Netzwerk von Strukturen im Gehirn, das für Emotionen, Verhalten, Motivation, Langzeitgedächtnis und Wahrnehmungsprozesse verantwortlich ist. Die wichtigsten schmerzverarbeitenden Areale des limbischen Systems sind:

**Gyrus cinguli/ACC**

Der Gyrus cinguli (zingulärer Kortex) ist an der Regulierung von Emotionen und der Verhaltenssteuerung beteiligt. Bei der Schmerzverarbeitung spielt besonders der anteriore Teil des Gyrus cinguli, der anteriore zinguläre Kortex (ACC), eine entscheidende Rolle und ist die wohl in der Schmerzforschung am häufigsten genannte und untersuchte Hirnregion. Anders als im somatosensorischen Kortex, werden hier nicht sensorisch-diskriminative, sondern affektive Aspekte des Schmerzes verarbeitet (Rainville et al., 1997). Der ACC ist von zentraler Bedeutung für die Verarbeitung der affektiven, emotionalen und motivationalen Aspekten externer und interner Reize, insbesondere bei der Bewertung der unangenehmen Eigenschaften des Schmerzes (Fuchs et al., 2014; Phelps et al., 2021; Xiao & Zhang, 2018).

**Amygdala**

Die Amygdala kodiert Emotionen, besonders die exterozeptive Angst (Adolphs et al., 2005; Broks et al., 1998). Ein Patient mit bilateralen Läsionen der Amygdala verlor die Angst vor exterozeptiven Einflüssen, wie Spinnen oder Schlangen, fürchtete aber weiterhin das Einatmen von Luft mit hohem Kohlenstoffdioxidgehalt (Feinstein et al., 2011). Dies veranschaulicht die Kodierung spezifischer Wahrnehmungselemente in spezifischen Hirnarealen. Bei schmerzhaften Reizen zeigt die Amygdala eine erhöhte Aktivität, insbesondere bei der angstinduzierten Schmerzwahrnehmung (Neugebauer, 2015).

**Hippocampus**

Der Hippocampus ist wichtig für die Bildung, Organisation und Speicherung von Erinnerungen. Dieser Bereich zeigt bei einer angstinduzierten Schmerzzunahme eine erhöhte Aktivität, womöglich aufgrund einer antizipativen Verhaltensvorbereitung. Dieser Bereich kann durch Edukation und Aufklärung vor einer Intervention oder Reizinduktion in Ihrer Aktivität gedämpft werden, was eine niedrigere Schmerzwahrnehmung zur Folge hat (Ploghaus et al., 2001). Besonders beim chronischen Schmerz finden sich hier neuroplastische Veränderungen, welche durch Langzeitpotenzierung hervorgerufen werden und eine Veränderung der Architektur und Reduktion von Gedächtnisfunktion zur Folge haben (Smallwood et al., 2013; Tajerian et al., 2018).

**Entorhinaler Kortex**

Der entorhinale Kortex bildet die Schnittstelle zwischen dem Neokortex und dem Hippocampus und wird mit dem Hippocampus zur Hipoocampusformation zusammengefasst. Dieses Areal ist wichtig für das Gedächtnis und die Assoziation von Gedächtnisinhalten und der Kodierung von (angstinduzierten) Erwartungen. Der entorhinale Kortex reagiert unterschiedlich auf identische noxische Reize, abhängig davon, ob die wahrgenommene Schmerzintensität durch Angst verstärkt wurde (Ploghaus et al., 2001). Diese variierende Reaktionsweise deutet darauf hin, dass emotionale Faktoren wie Angst eine wesentliche Rolle bei der Modulation der Schmerzwahrnehmung spielen. Während dieser emotionalen Schmerzmodulation konnten die Reaktionen des entorhinalen Kortex die Aktivität von eng verbundenen Hirnregionen vorhersagen. Dazu gehören Bereiche, die für die Kodierung der Schmerzintensität verantwortlich sind, wie die Insula.

# Insula

Die Insula ist eine der 5 Großhirnlappen und kann in einen anterioren und posterioren Teil unterteilt werden, die unterschiedliche Verbindungen zu anderen Gehirnbereichen aufweisen. Sie hat durch ihre zentrale Lage eine integrative Funktion bei unterschiedlichsten kortikalen Prozessen. Sie ist stark an der bewussten Wahrnehmung von körperlichen interozeptiven Zuständen beteiligt und vermittelt (besonders über die anteriore Insula) emotionale Aspekte des Schmerzes (Craig, 2009; Livneh & Andermann, 2021). Menschen mit Läsionen der Insula können noxische Reize erkennen und diskriminieren, nehmen dadurch aber keine Bedrohung oder emotionale Belastungen wahr (Berthier et al., 1988). Generell zeigt die Insula bei einer Schmerzwahrnehmung eine erhöhte Aktivität, die zeitlich sehr früh auftritt (Bastuji et al., 2016). Beim chronischen Schmerz zeigt dieser Bereich eine tonisch erhöhte Aktivität (Hsieh et al., 1995; Lu et al., 2016). Die anteriore Insula zeigt auch bei anderen nicht-schmerzbezogenen emotionalen Zuständen, wie Angstzuständen oder Depression, eine erhöhte Aktivität. Im Gegensatz dazu korreliert die Aktivität der posterioren Insula mit der Intensität der periphere Reizinduktion, was auf ihre Funktion der Intensitätskodierung schließen lässt (Labrakakis, 2023). Allein die selektive elektrische Stimulation der Insula, ohne periphere Reizinduktion, löst Schmerzen aus (Mazzola et al., 2009).

**Der PFC**
Der präfrontale Kortex befindet sich im Frontallappen der Großhirnrinde. Dieser Bereich ist an höheren kognitiven Funktionen, wie der Problemlösung, Entscheidungsfindung, Handlungsplanung, Verhaltenskontrolle und emotionalen Bewertung von Schmerz beteiligt. Bildgebende Studien zeigen eine erhöhte Aktivität des PFC bei sowohl experimentellen als auch klinischen Schmerzzuständen (Ong et al., 2019). Die präfrontale Hirnaktivität während der Schmerzwahrnehmung wird mit der kognitiven und aufmerksamkeitsbezogenen Verarbeitung von schmerzhaften Reizen in Verbindung gebracht. Der PFC könnte bei der Koordination der Schmerzmodulation mit zielgerichtetem Verhalten eine wichtige Rolle spielen, da die elektrische Stimulation der Faserverbindungen vom PFC zum Mittelhirn antinozizeptive Effekte zeigt. Der PFC ist ein heterogenes Hirnareal, in dem verschiedene Unterareale spezifische Rollen bei verschiedenen Kognitions-, Emotions- und Gedächtnisfunktionen spielen (Apkarian et al., 2005). Hierbei ist der dorsolaterale PFC (DLPFC) besonders relevant, welcher die neuronalen Signale zwischen Mittelhirn und Thalamus sowie Mittelhirn und ACC moduliert (Lorenz et al., 2003). Ein weiterer wichtiger Bereich des PFC bei der Schmerzwahrnehmung ist der orbitofrontale Kortex (OFC). Die Aktivität des OFC korreliert mit dem Vorhandensein und der Intensität chronischer Schmerzen (Shirvalkar et al., 2023). Hierzu wurden in einer Studie feine Elektroden unter die Schädeldecke implantiert, welche die Aktivität sowohl im ACC als auch OFC über einen Zeitraum von drei bis sechs Monaten aufzeichneten. Zudem sollte mehrmals täglich die Schmerzintensität dokumentiert werden. Die Ergebnisse zeigten, dass stärkere Intensitäten des chronischen Schmerzes mit einer höheren Aktivität im OFC einhergingen. Der ACC zeigte ebenfalls eine Aktivierung, jedoch in geringerem Maße und mehr bei akuten Schmerzen. Die Kombination dieser Messungen ermöglichte es, den Schmerzzustand der Probanden mit über 80-%iger Sensitivität und Spezifität zu bestimmen. Akute und chronische Schmerzen erzeugen unterschiedliche Aktivitätsmuster im Gehirn. Akuter Schmerz aktiviert primär den ACC, während chronischer Schmerz eine verstärkte Aktivität im OFC zeigt. Wie oben bereits

dargestellt, ist der ACC eine zentrale Region bei der Verarbeitung akuter Schmerzreize.

Die Entdeckung dieser spezifischen Aktivitätsmuster eröffnet die Möglichkeit,
chronische Schmerzen (teilweise) objektiv messbar zu machen.

## 3.2    Akute Schmerzinterpretation

Während bekannt ist, dass viele kortikale Prozesse den chronischen Schmerz prägen, wird über kortikale Prozesse bei der Interpretation akut nozizeptiver Reize
weniger debattiert.

Nicht nur der noxisch-sensorische Gehalt bestimmt die Wahrnehmung des akuten noxischen Reizes, sondern eine Reihe von emotionalen (Stimmung, Angst,
Wut) und kognitiven (Erfahrungen, Erwartungen, Überzeugungen) Faktoren.

Die akute Schmerzwahrnehmung kann bei identischen noxischen Reizen durch
Veränderung der **Aufmerksamkeit** beeinflusst werden (Villemure & Bushnell,
2002). Schmerzen werden weniger intensiv wahrgenommen wird, wenn Personen
von dem Schmerz abgelenkt werden. Dies wurde in einer Untersuchung erreicht,
indem die Testpersonen aufgefordert wurden, sich auf einen anderen sensorischen
Reiz zu konzentrieren, wie z. B. auf einen visuellen, auditiven oder taktilen Reiz.
Diese Beobachtungen konnten auch in einer Einzelfallstudie gezeigt werden,
in der eine Probandin noxische Laserreize unter zwei Bedingungen ausgesetzt
bekam (Ohara et al., 2004). Einmal mit einer Aufmerksamkeitsstrategie, welche
darin bestand die induzierten noxischen Reize zu zählen, und einmal mit einer Ab-
lenkungsstrategie, indem während sie die noxischen Reize erhielt, einen Zeitungsartikel lesen sollte. Die experimentelle Chronologie war wie folgt: 1.) Aufmerksamkeit, 2.) Ablenkung, 3.) Ablenkung, 4.) Aufmerksamkeit. Die Probandin sollte
im ersten und vierten Durchgang während der Induktion der Reize mitzählen und
im Anschluss die korrekte Anzahl der Laserreize wiedergeben (Aufmerksamkeitsstrategie) und im zweiten und dritten Durchgang einen Zeitungsartikel lesen und
im Anschluss Fragen zum Inhalt des Zeitungsartikels richtig beantworten (Ab-
lenkungsstrategie). Die durchschnittliche Schmerzintensität für den Laserstimulus
betrug mit der Aufmerksamkeitsstrategie 5/10 und während der Ablenkungs-
strategie nur 1/10. Zudem wurde der Schmerz während der Aufmerksamkeit korrekt gezählt (38 mal, bei der Ablenkung jedoch nur 2 oder 3 mal wahrgenommen).
Dies zeigt den Einfluss kontextueller und aufmerksamkeitsbezogener Aspekte
auf die Schmerzwahrnehmung. Intrakranielle Elektroden zeigten während der
Aufmerksamkeitsstrategie eine deutlich höhere Aktivität des primären somatosensorischen Kortex (S. 1). Studien an Affen zeigen, dass die schmerzbedingte
neuronale Aktivität im Rückenmark und im medialen Thalamus sanken, wenn die
Tiere durch visuelle Aufgaben bei noxischen Reizen abgelenkt wurden (Villemure
& Bushnell, 2002). Zudem korreliert die ablenkungsbedingte reduzierte Schmerzwahrnehmung mit reduzierten Aktivitäten der Insula, des anterioren und mittleren
zingulären Kortex (ACC, MCC) und dem Hippocampus (Bantick et al., 2002).

Diese Beobachtungen können die niedrigere Schmerzwahrnehmung durch Ablenkung erklären.

Auch die **Häufigkeit** der Schmerzbewertung scheint mit der Wahrnehmung der Schmerzintensität zusammenzuhängen: In einer Studie von Levine et al. (1982) wurden Patienten nach einer Operation gebeten, ihre Schmerzen häufiger oder weniger häufig zu dokumentieren. Diejenigen, die ihre Schmerzen häufiger dokumentierten, berichteten von stärkeren Schmerzen. Dies deutet darauf hin, dass eine Fokussierung auf den Schmerz die Schmerzwahrnehmung verstärken kann.

Diese Beispiele verdeutlichen, dass die Manipulation der Aufmerksamkeit einen signifikanten Einfluss auf die Schmerzwahrnehmung haben kann. Es scheint als würde die Evolution Menschen, die den Fokus vom Schmerz weglenken, nicht mit noch mehr Schmerzen bestrafen.

Neben Aufmerksamkeit und Fokus spielen **Emotionen** bei der Schmerzwahrnehmung eine große Rolle. Schmerzen können nicht nur unlustbetonte Emotionen auslösen, sondern auch durch Emotionen und die Stimmungslage beeinflusst werden (Tracey & Mantyh, 2007). Wie leicht die Stimmung und die Schmerzwahrnehmung zu beeinflussen ist, zeigen Studien in denen kurz vor der bei allen identischen noxischen Reizinduktion unterschiedliche Bilder gezeigt werden, die entweder als positive oder negative Emotionsauslöser dienen sollen. Bilder mit negativ assoziierten Emotionen (verstümmelte Körper, Angriffsszenen) reduzierten die Schmerztoleranz und erhöhten die Schmerzwahrnehmung, wohingegen Bilder mit positiven Emotionsauslösern (Babys, Extremsportszenen oder Erotik) die Schmerztoleranz erhöhten und die Schmerzwahrnehmung reduzierten (Roy et al., 2011). Negative Emotionen verstärken im Allgemeinen die Schmerzwahrnehmung. Zu ihnen gehören Angst, Depressionen und Wut (Peters, 2015).

Es konnte zahlreich gezeigt werden, dass **Angst** die Intensität der wahrgenommenen Schmerzen erheblich verstärken kann (George et al., 2006; Horn et al., 2014). Die Antizipation von Schmerzen ist eine natürliche und schützende Reaktion des Menschen, die den Menschen von klein auf lehrt, potenziell schädliche Situationen, wie das Berühren von heißen Oberflächen oder Flammen, zu vermeiden. Doch für Menschen, die beispielsweise unter chronischen Schmerzen leiden, kann diese Antizipation zur Belastung werden und zu erheblichen Problemen führen. Betroffene vermeiden oft Bewegungen oder Aktivitäten, die Schmerzen auslösen könnten, was zu sozialer Isolation und einem eingeschränkten Lebensstil führen kann. Diese ständige Furcht und das Ausweichen verstärken nicht nur die Schmerzwahrnehmung, sondern führen auch zu einem Teufelskreis aus zunehmender Angst und Schmerzintensität. Die Verbindung zwischen Angst und chronischem Schmerz wird im nächsten Unterkapitel (Kap. 3.3) näher beleuchtet.

Auch **Wut** kann die Schmerzwahrnehmung negativ beeinflussen und verstärken (Bruehl et al., 2002; van Middendorp et al., 2010). In der Untersuchung von van Middendorp und Kollegen (2010) wurden die Teilnehmer aufgefordert sich an ein Ereignis zu erinnern, das sie wütend oder traurig machte. Sie beschrieben das Ereignis detailliert, bis sie die Emotion stark verspürten. Danach dachten sie 2 min still über ihre Gefühle nach, woraufhin eine elektrische Stimulation am Unterarm einen Schmerz verursachen sollte. Wut und Trauer senkten die Schmerztoleranzschwelle und erhöhten die Schmerzintensitätsangaben. Die Aktivierung schmerzbezogener Hirnareale durch Emotionen und ihr Einfluss auf die Schmerzwahrnehmung unterstreicht den Zusammenhang zwischen emotionalem Status und Schmerz. Während negative Emotionen einen negativen Einfluss auf die Schmerzwahrnehmung haben und diese intensivieren, können **positive Emotionen** einen umgekehrten Einfluss auf die Schmerzwahrnehmung haben. Dies ist zwar weniger erforscht, dennoch sind sich die Daten aus der Forschung einig, dass positive Emotionen analgetisch wirken können (Finan & Garland, 2015). So kann beispielsweise Freude oder Lachen sowohl Probanden noxische Reize weniger intensiv wahrnehmen lassen, als auch bei Patienten bestehende Schmerzen lindern (Berk et al., 1989; Dunbar et al., 2012; Stuber et al., 2009; Zweyer et al., 2004). Eine der vermuteten Mechanismen ist neben der Deaktivierung affektbezogener schmerzverstärkender Hirnareale die Freisetzung von Endorphinen und endogener Opioide, welche die absteigende Schmerzhemmung aktivieren. Positive Emotionen können auch indirekt die Schmerzwahrnehmung senken, indem sie die Angst (ein Risikofaktor für stärkere Schmerzwahrnehmung und Chronifizierung) reduzieren (Geschwind et al., 2015; Meulders et al., 2014; Sturgeon & Zautra, 2013; Vandael et al., 2022).

In diesem Zusammenhang kann auch **Optimismus**, also eine positive Einstellung gegenüber einer Handlung, die Schmerztoleranz erhöhen (Boselie & Peters, 2023). Höhere Optimismuswerte, welche anhand eines allgemeinen Persönlichkeitsmerkmals über Fragebögen erhoben wurden, korrelierten mit niedrigeren Schmerzangaben bei Kälteapplikationstests (Hanssen et al., 2014). Darüber hinaus kann auch experimentell induzierter Optimismus, unabhängig von der Persönlichkeit, die Schmerztoleranz steigern. In einer Studie mit 96 jungen gesunden Studenten wurden zwei Gruppen gebildet (Hanssen et al., 2013). Die eine Gruppe bekam vor der Reizinduktion ein kurzes Optimismustraining, welches darin bestand 1.) 1 min über ihr zukünftiges *bestmögliches Selbst* nachzudenken, 2.) 15 min ununterbrochen darüber zu schreiben und 3.) 5 min lang das Geschriebene so lebhaft wie möglich zu visualisieren. Die Kontrollgruppe führte eine ähnliche Übung durch, aber mit dem Fokus auf einen typischen Tagesablauf, ohne Bezug auf ihr bestmögliches Selbst. Diese Methode zur experimentellen Induktion von Optimismus basiert auf früheren Studien und zielte darauf ab, positive Zukunftsvorstellungen zu fördern und dadurch einen optimistischeren Zustand bei den Teilnehmern hervorzurufen. Im Gegensatz zur vorherigen Studie, die Optimismus als Persönlichkeitsmerkmal maß, versucht diese Studie aktiv, einen optimistischen Zustand zu erzeugen. Auch hier zeigten sich niedrigere Schmerzangaben und eine höhere Schmerztoleranz bei der Optimismusgruppe.

Sowohl Optimismus als auch Pessimismus können eher den kognitiven Aspekten als den emotionalen Aspekten der Schmerzverarbeitung zugeordnet werden, da sie eine spezifische Form der **Erwartungshaltung** abbilden. Erwartet ein Mensch einen negativen Ausgang, wie eine Verstärkung des Schmerzes, haben verschiedene Studien gezeigt, dass dies die Aktivität unterschiedlicher Hirnareale erhöht, einschließlich ACC, PFC, Insula und Hippocampus (Bott et al., 2023; Keltner et al., 2006; Lorenz et al., 2005). Die Höhe der erwarteten Schmerzintensität korreliert sowohl mit der tatsächlich wahrgenommenen Schmerzintensität als auch mit dem Aktivitätslevel dieser Hirnregionen (Keltner et al., 2006). Erstaunlicherweise werden bereits in der Erwartungsphase, noch bevor ein Stimulus induziert wird, nicht nur die affektiven Hirnareale wie der PFC, ACC oder die Insula, sondern auch der primäre somatosensorische Kortex, der eigentlich nur sensorische-diskriminative Informationen verarbeitet, voraktiviert (Porro et al., 2002).

You get, what you expect: Positive Erwartungen, bei denen Studienteilnehmer eine Schmerzreduktion antizipierten, können sowohl das subjektive Erleben als auch die Gehirnaktivierung modulieren. Koyama und Kollegen zeigten 2005 beispielsweise, dass eine höhere Erwartung von Schmerzen mit einer verstärkten Aktivierung im Thalamus, PFC, ACC und der Insula einherging und niedrigere Erwartungen von Schmerzen hingegen mit einer reduzierten Aktivierung. Eine Studie von Sipilä und Kollegen (2017) zeigte, dass je höher die Patienten vor der Operation ihren postoperativen Schmerz einschätzten, umso mehr Schmerzen sie tatsächlich nach der Operation hatten. Eine andere interessante Studie untersucht den Einfluss der Farbe auf die wahrgenommene Temperatur. Es wurden identische Stimuli ($-20°$ C) durch Stäbe mit unterschiedlich leuchtenden Lichtern (blau oder rot, s. Abb. 3.4) induziert (Moseley & Arntz, 2007). Den Teilnehmern wurde gesagt, dass das blaue Licht *kalt* und das rote Licht *heiß* bedeutete, obwohl der tatsächliche Reiz immer kalt war.

Stimuli selber Temperatur wurden mit roter Farbe um 3,5 Punkte wärmer bewertet, als die mit blauer Farbe. Jedoch spielt hier wahrscheinlich nicht nur die visuelle Verarbeitung der Farbe, sondern auch die von den Studienleitern getätigte verbale Suggestion eine Rolle.

All diese unterschiedlichen Modulationen können sowohl durch Umwelt- und Kontextfaktoren unbewusst, als auch durch gezielte Strategien bewusst die Schmerzwahrnehmung beeinflussen. Viele dieser Modulationen können über **Placebo- und Noceboeffekte** erfolgen.

Der Placeboeffekt (von lateinisch: placere = gefallen) bezeichnet die beobachtbare Verbesserung von Symptomen oder Zuständen nach der Verabreichung einer inerten Substanz oder Behandlung, die keine spezifische (pharmakologische oder

**Abb. 3.4**  Kälteapplikation
mit unterschiedlichen Farben,
eigene Anfertigung

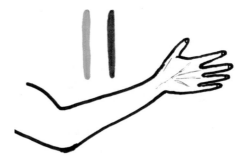

medizinische) Wirkung auf die Zielerkrankung hat. Dieser Effekt beruht auf der Veränderung der Erwartungshaltung des Patienten, dass die Behandlung wirksam sein würde, was zu realen physiologischen und psychologischen Veränderungen führen kann. Es konnte gezeigt werden, dass Placeboeffekte allein durch verbale Suggestionen hervorgerufen werden und sowohl über opioid- als auch über nicht-opioide Mechanismen Schmerzen lindern können (Colloca & Benedetti, 2005). Wesentliche Mechanismen des Placeboeffektes umfassen die Freisetzung endo-gener Opioide, Veränderungen in der Aktivität bestimmter Hirnareale, wie dem ACC und PFC, sowie die Aktivierung vom Hirnstamm und den vom PAG aus-gehenden absteigenden schmerhemmenden Bahnen (Zubieta et al., 2005; Zun-hammer et al., 2021). Zudem kann der Placeboeffekt nicht nur eine reduzierte Schmerzwahrnehmung, sondern auch eine emotionale Modulation, wie die Reduk-tion von Angst, bewirken (Petrovic et al., 2005; Vase et al., 2005).

**Exkurs**
Die Differenzierung zwischen einem Placebo und dem Placeboeffekt:
   Es ist ein weit verbreiteter Irrtum, dass Placebos, also gewisse Substan-zen an sich, eine Wirkung entfalten. Vielmehr sind es spezifische Hand-lungen innerhalb eines spezifischen Kontextes, die Placeboeffekte hervor-rufen. Diese Differenzierung ist von zentraler Bedeutung, da der Placebo-effekt nicht auf die verabreichte Substanz zurückzuführen ist, sondern auf ein komplexes Geflecht aus verbalen, rituellen, symbolischen und be-deutungstragenden Faktoren. Diese Faktoren beeinflussen die neurobio-logischen Prozesse des Patienten durch subtile psychobiologische Mechanis-men. Der Placeboeffekt ist somit nicht das Resultat einer inerten Substanz, sondern das Ergebnis der gesamten Behandlungserfahrung in ihrem kontex-tuellen Rahmen (Benedetti et al., 2011). Diese Erkenntnis unterstreicht die Bedeutung der Arzt- oder Therapeut-Patienten-Beziehung, des Umfelds und der Erwartungshaltung des Patienten für den Heilungsprozess. Trotz dieser wichtigen Differenzierung bleibt die Verwendung des Begriffs Placebo zur Bezeichnung einer medizinisch und pharmakologisch inerten Substanz im fachlichen Diskurs zweckmäßig. Sie ermöglicht eine prägnante Kommuni-kation in klinischen und Forschungskontexten, solange das Bewusstsein für die Komplexität des Placeboeffekts gewahrt bleibt.

Ein klassisches Beispiel für den Placeboeffekt ist eine Studie über postoperative Schmerzen, bei der der Effekt von Proglumid auf den Schmerz getestet wurde (Benedetti et al., 1995). Es zeigte sich, dass Proglumid wirksamer als das Placebo und das Placebo wirksamer als keine Behandlung war. Diese Ergebnisse schie-nen zunächst darauf hinzudeuten, dass Proglumid ein wirksames Schmerzmittel sei. Allerdings zeigte sich auch, dass Proglumid bei verdeckter Verabreichung, also ohne Wissen der Patienten, keine Wirkung hatte. Dies deutet darauf hin, dass Proglumid nicht direkt auf die nozizeptiven Bahnen wirkt, sondern auf die

Erwartungsareale, die den Placebo-Effekt kodieren. Um den reinen pharmako-logischen Effekt eines Medikaments zu untersuchen, kann die Verabreichung verdeckt erfolgen. Beispielsweise zeigte eine Studie, dass eine verdeckte Ver-abreichung von 6–8 mg Morphin nach einer Operation so wirksam war wie eine offene Verabreichung von Kochsalzlösung. Dies unterstreicht die Bedeutung der Erwartung bei der Wirksamkeit von Behandlungen (Levine et al., 1981).

Ob die Placebo-Analgesie durch die Inhibierung nozizeptiver Afferenzen oder durch eine reduzierte Wahrnehmung dieser Afferenzen entsteht, ist umstritten. Studien mit fMRT zeigen, dass eine Placebo-Analgesie mit einer verringerten neuronalen Aktivität in schmerzverarbeitenden Hirnarealen verbunden ist (Wager et al., 2004). Heute gibt es eine große Anzahl an aussagekräftigen Studien zur Wirksamkeit von Placebos und deren Wirkung auf die Aktivität von Hirnarealen, welche an der Schmerzverarbeitung beteiligt sind. Einige Hirnareale reagieren mit negativer Interaktion (Aktivitätsreduktion bei Analgesie), einige mit positi-ver Interaktion (Aktivitätserhöhung bei Analgesie) (Colloca & Benedetti, 2005; Price et al., 2007). Teilweise widersprechen sich Studien bezüglich positiver oder negativer Interaktion von spezifischen Hirnarealen bei der Placebo-Analgesie. Je-doch zeigt die Mehrheit der Studien bei einer Placebo-Analgesie eine verringerte Aktivität von spezifischen Hirnarealen ACC, Insula oder Thalamus. Studien, die in diesen Regionen eine positive Interaktion zeigen, also eine erhöhte Aktivität, beziehen sich meist auf die Erwartungsphase oder auf deren schmerzhemmenden Areale, wohingegen die negative Interaktion während der Stimulationsphase, in der der schmerzhafte Reiz gesetzt wird, zu beobachten ist. Die Erwartungsphase beschreibt den Zeitraum, in dem eine Person aufgrund verbaler Suggestionen oder konditionierter Reize eine bestimmte Wirkung erwartet, beispielsweise Schmerz-linderung durch ein Placebo. In dieser Phase aktiviert das Gehirn bestimmte Netz-werke und biochemische Mechanismen, die auf die erwartete Wirkung reagieren, noch bevor das Placebo oder die tatsächliche Behandlung verabreicht wird.

**Negative Interaktion:**

- **Thalamus**: Der Thalamus ist eine zentrale Schaltstelle, in der die sensorischen und nozizeptiven Signale auf das tertiäre Neuron umgeschaltet und weiter-geleitet werden. Bei der Placebo-Analgesie wird eine verminderte Aktivität im Thalamus beobachtet. Dies deutet darauf hin, dass weniger nozizeptive Signale an höhere Gehirnregionen weitergeleitet werden.
- Sowohl der primäre als auch der sekundäre somatosensorische Kortex (**S. 1, S. 2**) zeigen, wahrscheinlich als Folge der reduzierten Aktivierung des Thala-mus, eine signifikante Aktivitätsreduktion, sowohl durch Habituation als auch durch placeboinduzierte Analgesie. Weniger eintreffende nozizeptive Signale vom Thalamus führen logischerweise zu einer geringeren Aktivierung in diesen kortikalen Bereichen.
- **Anteriore Insula**: Die anteriore Insula ist an der Verarbeitung von Schmerz und der Integration sensorischer Informationen beteiligt. Bei der Placebo-Analgesie zeigt die aINS eine verminderte Aktivität. Dies könnte darauf

hindeuten, dass die Verarbeitung von nozizeptiven Signalen durch die Erwartung einer Schmerzlinderung reduziert wird.

- **Mittlere und posteriore Insula:** Auch diese Bereiche zeigen eine deutliche Aktivitätsreduktion während der Placebo-Analgesie. Ihre verminderte Aktivität könnte die reduzierte Verarbeitung und Wahrnehmung von Schmerz während des Placebo-Effekts widerspiegeln.
- **Dorsaler ACC:** Im dorsalen Anteil des ACC werden affektive Komponenten des Schmerzes evaluiert. Hier können Reduktionen der Aktivität beobachtet werden.
- **Kaudaler rostraler ACC:** Dieser Bereich zeigt wie auch der dorsale ACC bei der Placebo-Analgesie eine verminderte Aktivität.

Zusammenfassend geht die Aktivitätsminderung dieser Hirnareale mit einer reduzierten Schmerzwahrnehmung einher. Diese neuronalen Korrelate dienen als mögliche Erklärung der analgetischen Wirkung von Placeboeffekt-auslösenden Interventionen.

**Positive Interaktion:**

- **Rostraler anteriorer zingulärer Kortex (rACC):** Der rACC vermittelt wahrscheinlich eine absteigende Schmerzkontrollkette, die das periaquäduktale Grau (PAG), den Hirnstamm (Pons) und die Medulla einbezieht. Die Aktivität des rACC steigt sowohl bei der Verabreichung von Placebos, als auch bei der Gabe von Opioid-Agonisten, was auf eine gemeinsame Mechanismusbeteiligung hinweist.
- **Periaquäduktales Grau (PAG):** Das PAG ist ein zentrales Schmerzkontrollzentrum im Mittelhirn, das schmerzmodulierende absteigende Bahnen aktiviert. Während der Placebo-Analgesie wird eine erhöhte Aktivität im PAG beobachtet, was auf die Freisetzung endogener Opioide hinweist.
- **Dorsolateraler präfrontaler Kortex (DLPFC):** Diese Region ist an der Aufrechterhaltung und Aktualisierung interner Repräsentationen von Erwartungen beteiligt. Während der Placebo-Analgesie zeigt der DLPFC eine erhöhte Aktivität. Eine stärkere PFC-Aktivierung während der Erwartungsphase korrelierte mit einer größeren placeboinduzierten Schmerzlinderung und Reduktion der neuronalen Aktivität innerhalb der Stimulationsphase. Die Aktivität des DLPFC korreliert, wie auch der rACC, mit der des PAG. Dies zeigt, dass auch präfrontale Mechanismen während der Erwartung die Freisetzung von Opioiden im Hirnstamm auslösen können, um das absteigende schmerzhemmende System zu aktivieren und daraufhin die Schmerzwahrnehmung zu modulieren.
- **Rostromedialer und anteriorer präfrontaler Kortex (rmAPFC und aAPFC):** Die Aktivität in diesen Regionen nimmt während der Erwartungsphase zu, was auf ihre Rolle bei der kognitiven Verarbeitung und Erwartung hinweist, bevor es zu einer Placebo-Analgesie kommt.
- **Orbitofrontaler Kortex (OFC):** Der OFC ist Teil des PFC und ist an der Verarbeitung von Belohnungserwartungen und Entscheidungen beteiligt. Während einer Placebo-Analgesie wird im OFC eine erhöhte Aktivität beobachtet.

Die Bedeutung, fast schon Voraussetzung, präfrontaler Hirnaktivitäten für einen Placebo-Effekt wird bei Alzheimerpatienten mit Degenerationen der präfrontalen Hirnstrukturen deutlich, bei denen Placeboeffekte nicht bzw. nur reduziert beobachtet werden können (Benedetti et al., 2006; Thompson et al., 2003).

**Vorsicht vor Placebomissbrauch**
Auch wenn der Placeboeffekt etwas Positives aussagt, nämlich die Verbesserung von Symptomen durch positive Veränderung der Erwartungshaltung trotz vermeintlich unspezifischer Therapien, besteht die Gefahr der Instrumentalisierung dieses Effektes. Die Placebo-Forschung zeige die Anfälligkeit des menschlichen Geistes für Manipulation, besonders durch verbale Suggestionen. Diese vermeintlich leichte Beeinflussbarkeit des menschlichen Organismus (psychologisch und physiologisch) könnte ausgenutzt werden, um jegliche Handlungen, die Beschwerden lindern, als effektive Therapien zu legitimieren. Es besteht die Gefahr, dass sich Scheintherapien in geeignetem psychosozialen Kontext die Biochemie des Gehirns, wenn auch nur kurzfristig, positiv beeinflussen und diese Interventionen als wirksam propagiert werden. Es sollte sowohl in der Wissenschaft als auch in der Praxis Effizienz angestrebt werden, um höchstmögliche und möglichst langfristige Veränderungen durch möglichst minimalen Einsatz zu erzielen. Ansonsten laufen die Medizin und die Therapiewissenschaften Gefahr, aufgrund des Placeboeffektes – welcher weiterhin ein gutes Modulationsinstrument bleibt und auch bedacht und verwendet werden sollte – Täuschungen und Irrtümer über die vermeintlich spezifischen Heilungsmechanismen von Placebos zu verbreiten. Zumal die Aufklärung über vermeintliche Mechanismen oder Schmerzursachen in der Praxis häufig an Nocebos grenzen. Negative verbale Suggestionen können Nocebo-Effekte hervorrufen können, der die Schmerzwahrnehmung verstärkt.

Der Noceboeffekt (von lateinisch: nocere = schaden), als Gegenstück zum Placeboeffekt, bezeichnet die Verschlechterung von Symptomen oder das Auftreten negativer Effekte nach der Verabreichung einer inerten Substanz oder Behandlung, die keine spezifische (pharmakologische oder medizinische) Wirkung hat. Dieser Effekt beruht auf negativen Erwartungen oder Ängsten des Patienten gegenüber der Behandlung, was zu realen physiologischen und psychologischen Veränderungen führen kann. Zu den Mechanismen des Noceboeffektes zählen die Aktivierung von Stress- und Angstzentren im Gehirn, wie dem Hippocampus und der Amygdala, sowie die Freisetzung von Stresshormonen wie Kortisol. Der Noceboeffekt kann auch durch vorherige negative Erfahrungen oder durch negative Informationen über die Behandlung verstärkt werden. Probanden gaben zum einen bei nicht-noxischen taktilen Reizen Schmerzen (Allodynie) und bei noxischen niedrig-intensiven Reizen starke Schmerzen (Hyperalgesie) an, wenn vorher durch Dritte negative verbale Suggestionen (wie z. B. „Das tut gleich weh.") geäußert wurden (Colloca et al., 2008).

Alle in diesem Kapitel erläuterten Beispiele unterstreichen die vielfältige Modulationsmöglichkeit des Schmerzes und die Variabilität der Wahrnehmung von identischen noxischen Reize unter verschiedenen Bedingungen. Die Nozizeption wird somit je nach Kontextfaktor unterschiedlich bewertet und wahrgenommen.

## 3.3    Chronische Schmerzwahrnehmung

Akuter Schmerz hat einen plötzlichen Beginn, eine kurze Dauer (maximal mehr-wöchig) und hängt mit einer (vermeintlich) klar sichtbaren Ursache oder einem Auslöser zusammen. Die Definition des chronischen Schmerzes als Leiden, das über die tatsächliche oder antizipierte Heilungszeit (nach Schädigung) hinaus geht, wird oft zitiert, jedoch ist dieses Kriterium nur schwer auf andere Zustände, wie chronische muskuloskelettale oder neuropathische Schmerzen, anzuwenden. So hat sich in den letzten Jahren das deskriptive Kriterium eines chronischen Schmer-zes von mindestens drei Monaten Dauer durchgesetzt (Treede et al., 2015; Wörz et al., 2022). Diese Definition scheint jedoch willkürlich und berücksichtigt nicht die zugrunde liegenden Mechanismen (Apkarian et al., 2009). Die Präsenz chroni-scher Schmerzen und ihre Auswirkungen sind von enormer Tragweite. Sie beein-trächtigen nicht nur die individuelle Lebensqualität der Betroffenen, sondern be-lasten auch das Gesundheitssystem mit erheblichen sozio-ökonomischen Heraus-forderungen, die für die Therapie dieser anhaltenden Beschwerden erforderlich sind (Bernfort et al., 2015; Hansen et al., 2015; Romanelli et al., 2017). Ungefähr 20 % der Europäer leiden unter chronischen Schmerzen (Breivik et al., 2006; Reid et al., 2011). Daten aus den USA zeigen eine ähnliche Prävalenz (Dahlha-mer et al., 2018). Obwohl Sterblichkeitsraten bei Herzinfarkt und Schlaganfall am höchsten sind, verursacht chronischer Schmerz erhebliches Leiden und Be-hinderung. Chronische Schmerzen und viele damit verbundene Krankheiten sind nicht unmittelbar lebensbedrohlich, können aber eine große Lebenszeitspanne in Leid versetzen. Die Global Burden of Disease Study bewertete die *Jahre mit Be-hinderung* (englisch: years lived with disability, YLD) für viele Krankheiten und Verletzungen in 188 Ländern, bei denen chronische Rückenschmerzen weltweit die Hauptursache für YLDs waren, gefolgt von schweren depressiven Störungen (Rice et al., 2016). Andere häufige Ursachen für YLDs sind: chronische Nacken-schmerzen, Migräne, Arthrose, andere muskuloskelettale Störungen und Kopf-schmerzen aufgrund von Medikamentenübergebrauch. Dies regte Diskussionen über die Anerkennung chronischer Schmerzen als eigenständige Krankheit an.

Der Begriff chronischer Schmerz sagt primär etwas über Dauer, nicht über den Mechanismus oder die Ursache aus. Aufgrund dieser Umstände entwickelte die IASP eine systematische Klassifikation für chronische Schmerzsyndrome, welche primäre und sekundäre Schmerzsyndrome unterscheidet, und verwendet den Be-griff *noziplastischer Schmerz*. Wenn Schmerzen länger anhalten als normal (wenn normal z. B. übliche einige Wochen wären, wie nach einer Bänderüberdehnung im Sprunggelenk) kann über einen Mechanismus, der über den nozizeptiven hi-naus geht, nämlich einen noziplastischen, spekuliert werden. Hier bestehen die Schmerzen, obwohl die ursprüngliche Ursache nicht mehr besteht; oder auch dann, wenn ein klarer Auslöser nie bestanden hat. Noziplastischer Schmerz kann auf die Herabsetzung nozizeptiver Erregbarkeit (Sensibilisierung) und gesteigerter nozizeptiver Erregungsübertragung (synaptische Plastizität) zurückgeführt werden und mit psychosozialen Treibern einhergehen. Noziplastischer Schmerz wird als eine Form vom **primären chronischen Schmerz** betrachtet, der laut der IASP definiert ist als ein Schmerz, der 1.) länger als 3 Monate anhält oder wiederkehrt, 2.) mit signifikanten emotionalen Belastungen verbunden ist und 3.) Symptome aufweist, die durch eine andere Diagnose nicht besser erklärt werden können (Nicholas et al., 2019). Der primäre chronische Schmerz wird als eigenständige Erkrankung angesehen. Beispiele für einige Erkrankungen in dieser Klassifikation umfassen den Chronic widespread pain (CWP) wie die Fibromyalgie, das Reizdarmsyndrom, die Migräne oder chronische unspezifische Rückenschmerzen. Entgegen des primären chronischen Schmerzes, wird der **chronische sekundäre Schmerz** als ein Symptom oder eine Folge einer anderen Erkrankung definiert (Treede et al., 2019). Beispiele für sekundären chronischem Schmerz sind krebsbedingte, postoperative oder neuropathische chronische Schmerzen. Hier liegt den chronischen Schmerzen eine (möglicherweise) erklärbare Pathologie zugrunde.

Eine Übersicht der **sieben Unterkategorien von chronischem Schmerz in ICD-11**

1. **Chronischer primärer Schmerz (Synonym: noziplastischer Schmerz):**
   - Definition: Schmerz in einer oder mehreren anatomischen Regionen, der länger als 3 Monate anhält oder wiederkehrt.
   - Assoziiert mit erheblichem emotionalem Stress oder funktioneller Behinderung, nicht besser erklärbar durch eine andere chronische Schmerzerkrankung, geprägt von noziplastischen Schmerzmechanismen.

Beispiele:

1.1 **CWP:** Chronic widespread pain ist ein diffuser muskuloskelettaler Schmerz in mindestens 4 von 5 Körperregionen und muss mindestens 3 Monate anhalten und mit emotionaler Belastung und/oder funktionellen Beeinträchtigungen verbunden sein (z. B. Fibromyalgie). Ihm liegt keine Verletzung oder Schädigung zugrunde.

1.2 **CRPS:** Komplexes regionales Schmerzsyndrom tritt häufig nach einem Trauma auf, ist aber komplett eigenständig und hat nichts mehr mit der Heilung des ursprünglich geschädigten Gewebes zu tun. Sie weist autonome und entzündliche Veränderungen in der betroffenen Region auf. Bei Typ 2 ist im Gegensatz zu Typ 1 ein peripherer Nerv mit verletzt.

1.3 **chronische primäre Kopfschmerzen:** Kopfschmerz oder orofazialer Schmerz, der an mindestens 15 Tagen pro Monat länger als 3 Monate auftritt. Subtypen umfassen chronische Migräne, chronischen Spannungskopfschmerz und trigeminale autonome Cephalgien (z. B. Cluster-Kopfschmerzen).

1.4 **chronische primäre viszerale Schmerzen:** ist lokalisiert in Kopf/Hals, Brust, Bauch oder Beckenregion. Sie umfassen chronische primäre Brustschmerzen und das Reizdarmsyndrom. Ihr liegen keine viszeralen Pathologien zugrunde.

1.5 **chronische primäre muskuloskelettale Schmerzen:** Schmerzen länger als 3 Monaten in einer bestimmten Region, in der sich weder eine Verletzung ereignet hat, noch eine spezifische Pathologie vorgefunden wird. Ein Beispiel ist der chronische unspezifische Rückenschmerz.

2. Chronischer sekundärer krebsbedingter Schmerz:
   - Definition: Schmerz, der durch den Krebs selbst oder dessen Therapie (Operation, Chemotherapie, Strahlentherapie) verursacht wird.
   - Bemerkung: Schmerzen bei Langzeitüberlebenden von Krebs umfassen oft neuropathische und muskoloskelettale Schmerzen.

3. Chronischer sekundärer postoperativer oder posttraumatischer Schmerz:
   - Definition: Schmerz, der länger als 3 Monate nach einer Operation oder einem Trauma anhält.
   - Beispiele: Schmerzen nach chirurgischen Eingriffen oder nach Unfällen.
   - Charakteristik: Oft neuropathischer Natur.

4. Chronischer sekundärer neuropathischer Schmerz:
   - Definition: Schmerz, verursacht durch eine Läsion oder Krankheit des somatosensorischen Nervensystems.
   - Unterscheidung: Chronischer peripherer oder chronischer zentraler neuropathischer Schmerz.
   - Erkennung: Erfordert eine Vorgeschichte von Nervensystemverletzungen und neuroanatomisch plausible Schmerzlokalisation-/verteilung.

5. Chronische sekundäre Kopfschmerzen oder orofazialer Schmerz:
   - Definition: Kopfschmerzen oder orofaziale Schmerzen, die länger als 2 h pro Tag an mindestens 50 % der Tage während mindestens 3 Monaten auftreten.
   - Inklusive: Chronische sekundäre Kopfschmerzen und chronische orofaziale Schmerzen, wie chronische Zahnschmerzen und temporomandibuläre Störungen.
   - Abgrenzung: Chronische primäre Kopfschmerzen sind in der Kategorie chronischer primärer Schmerz aufgeführt.

6. Chronischer sekundärer viszeraler Schmerz:
   - Definition: Anhaltender oder wiederkehrender Schmerz, der von inneren Organen stammt.
   - Ursachen: Mechanische Faktoren (z. B. Obstruktion), vaskuläre Mechanismen (z. B. Ischämie), oder persistente Entzündungen.
   - Nicht inkludiert: Schmerzen durch funktionale oder ungeklärte Mechanismen (diese fallen unter chronischen primären Schmerz).

7. Chronischer sekundärer muskoloskelettaler Schmerz:
   - Definition: Anhaltender oder wiederkehrender Schmerz, der direkt aus einem Krankheitsprozess der Knochen, Gelenke, Muskeln oder verwandten Weichteile resultiert.
   - Ursachen: Entzündungen, strukturelle Veränderungen (z. B. bei Arthrose), oder sekundär zu Krankheiten des motorischen Nervensystems.
   - Abgrenzung: Nozizeptiver Schmerz, nicht jedoch Schmerzen, die zwar in muskoloskelettalen Geweben empfunden werden, dort aber nicht entstehen (z. B. Schmerzen durch Nervenkompression).

**Exkurs**

**Diagnose als Wegweiser?** Birgt die vermeintlich klare Ursache bei sekundären chronischen Schmerzsyndromen Irrtumspotenzial? Die Therapie von sekundären chronischen Schmerzen könnte zunächst unkomplizierter erscheinen, da ihre Ursache vermeintlich bekannt ist (z. B. Krebs). Im Gegensatz dazu ist die Bewältigung primärer chronischer Schmerzen eine größere Herausforderung, da sowohl Gesundheitsdienstleister Schwierigkeiten haben ursachenbezogene Therapieansätze zu finden, als auch den Patienten eine plausible und greifbare Erklärung für ihre Schmerzen zu liefern. Allerdings birgt die vermeintliche Klarheit der Ursache bei sekundären chronischen Schmerzen das Risiko, den Schmerz ausschließlich als Folge der Erkrankung zu betrachten und rein symptomatisch zu therapieren. Obwohl Schmerz und Krankheit (wie Krebs) gleichzeitig auftreten können, muss der Krebs als Pathologie nicht zwangsläufig die alleinige Ursache für den Schmerz sein. Weitere psychosoziale, kognitive und emotionale Faktoren können wesentlich zur Entstehung, Manifestation und Verschlimmerung des Schmerzes beitragen, die nicht allein durch die die Krebserkrankung erklärt werden können oder müssen. Dies könnte sogar ein Hindernis für andere Therapieansätze bei Menschen mit sekundären chronischen Schmerzen darstellen, wenn die Ursache per Definition klar sei und wenig unternommen werden könnte, um den Schmerz (die Folge) zu beheben, solange der Krebs (die Ursache) noch existiert.

Aufgrund der zahlreichen Facetten eines chronischen Schmerzsyndroms und der damit einhergehenden Schwierigkeit diese als Therapeut oder Arzt adäquat zu managen und zu therapieren, ergeben sich mehrere Defizite in der Versorgung von chronischen Schmerzpatienten. Diese äußern sich erstens in einer unzureichenden Anamnese und Klassifizierung der klinischen Beschwerden (Piccoliori et al., 2013) und zweitens (wahrscheinlich durch Ersteres verursacht) in einem Übergebrauch und einer Überverabreichung von Schmerzmitteln und Opioiden, welche häufig grundsätzlich nicht indiziert oder in ihrer Menge auch in Anbetracht der Nebenwirkungen nicht gerechtfertigt sind (Payne, 2000). Historisch gesehen werden chronische Schmerzen als Syndrom (eine Gruppe von Symptomen als Folge einer Struktur- oder Funktionsstörung) klassifiziert, doch neuere Erkenntnisse, hauptsächlich aus Hirnbildgebungsstudien, legen nahe, dass chronische Schmerzen als eigenständige Krankheit eingestuft werden könnten, da die Symptome auf spezifische neuroplastische (funktionell und strukturell) und biochemische Veränderungen zurückzuführen sind (Tracey & Bushnell, 2009). Diese Perspektive etabliert den chronischen Schmerz als eigenständige Pathologie. Sie stellt zudem die Validität und Nützlichkeit des Begriffs *unspezifische chronische Rückenschmerzen* infrage und regt eine kritische Überprüfung seiner Verwendung in der klinischen Praxis und Forschung an. Eine differenziertere Klassifikation und Terminologie könnte erforderlich sein, um die komplexe Natur chronischer Schmerzzustände adäquat zu erfassen und zu beschreiben.

**Risikofaktoren und Treiber des chronischen Schmerzes**
Chronische und noziplastische Schmerzen können unterschiedliche Treiber haben, die in 3 Kategorien unterteilt werden können (Fitzcharles et al., 2021; Tiemann et al., 2015).

1. **Bottom-up:** afferente nozizeptive Signale, welche auf Schädigungen oder Entzündungen basieren. Diese Treiber sind eher bei chronisch sekundären Schmerzpatienten vorzufinden. Patienten mit hauptsächlich Bottom-Up Treibern haben wenige kognitive, affektive oder noziplastische Mechanismen.
2. **Top-Down:** emotionale und kognitive Treiber der Schmerzverarbeitung und -wahrnehmung. Patienten mit hauptsächlich Top-Down Treibern haben eine höhere Aktivierung der affektiven schmerzverstärkenden Hirnareale und eine niedrigere Aktivierung der absteigenden Hemmungsbahnen. Top-Down Treiber sind eher bei primären chronischen Schmerzpatienten vorzufinden und umfassen unter anderem die Stimmungslage, Emotionen, Überzeugungen, Erfahrungen, Erwartungen.
3. **Zentrale Sensibilisierung:** Die Zentrale Sensibilisierung beschreibt Veränderungen im ZNS, wie die verstärkte Erregbarkeit von Neuronen im Rückenmark und Gehirn (wie der Insula, dem PFC und dem ACC, die zu einer erhöhten Schmerzempfindlichkeit führen). Eine Interaktion zwischen Bottom-Up und Top-Down Prozessen kann zu einer Verstärkung und Aufrechterhaltung von Schmerzen führen und zur Chronifizierung beitragen (s. Abschn. 3.5).

Womöglich resultieren sowohl Bottom-Up als auch Top-Down Treiber im Zuge der Schmerzchronifizierung letzten Endes zu einer zentralen Sensibilisierung, weshalb die zentrale Sensibilisierung als ein eigenständiger Punkt diskussionswürdig ist. Sie ist eher die Folge der Interaktion von Bottom-Up und Top-Down Prozessen und ein Mechanismus der Schmerzchronifizierung. Nachdem in Kap. 2 Bottom-Up Mechanismen erklärt worden sind, wird im Folgenden auf Top-Down Mechanismen eingegangen. Im Anschluss werden die dadurch verursachten Veränderungen der neuronalen Netzwerke/Neuroplastizität (Kap. 3.4) und damit einhergehend die zentrale Sensibilisierung (Abschn. 3.5) eruiert.

**Top-Down-Prozesse**
Eine klare Zuordnung von chronischen Schmerzpatienten zu einer dieser Kategorien ist de facto nicht möglich. Sowohl primäre als auch sekundäre chronische Schmerzen können sowohl durch Bottom-Up als auch Top-Down Treiber unterhalten werden. Es wird davon ausgegangen, dass beide Treiberkategorien miteinander interagieren, jedoch die Top-Down Prozesse bei chronischen Schmerzen dominant sind. Chronischer Schmerz geht oft mit unlustbetonten Zuständen und psychologischen Symptomen, wie Angst und Depression, einher, welche zur Schmerzmanifestierung oder -verschlimmerung beitragen können (Bushnell et al.,

2013; Kawai et al., 2017; Kroenke et al., 2013). Ein umfassendes Verständnis der Rolle der verschiedenen Hirnareale, sowohl bei den sensorischen als auch bei den affektiven Komponenten von Schmerzen, ist daher entscheidend. Dies trägt nicht nur zum Verständnis der Schmerzentstehung bei, sondern auch zur Entwicklung effektiver Therapieansätze. Durch die Erforschung der neuronalen Mechanismen, die sowohl mit der Wahrnehmung als auch mit der emotionalen Verarbeitung von Schmerzen verbunden sind, können gezielte Interventionen entwickelt werden, die nicht nur die Schmerzwahrnehmung selbst, sondern auch die damit verbundenen psychologischen Symptome adressieren. Ähnlich wie bei der akuten Schmerzwahrnehmung beeinflusst **Angst** auch das chronische Schmerzerleben. Das Angst-Vermeidungs-Modell erklärt, wie Angst zur Chronifizierung von Schmerzen beitragen kann (Vlaeyen & Linton, 2012).

1. Angst vor Schmerz führt zu Vermeidungsverhalten.
2. Vermeidungsverhalten führt zu einer geringeren Bewegungsfreiheit und höheren Inaktivität.
3. Inaktivität verschlechtert den körperlichen physischen als auch psychischen Zustand.
4. Dieser verschlechterte Zustand erhöht die Wahrscheinlichkeit führt zu mehr Schmerzen und Behinderung.

Schmerzbezogene Angst kann ein Prädiktor für anhaltende Schmerzen und langfristige Behinderung sein. Dies konnte beispielsweise in Studien gezeigt werden, in denen die präoperative Angst mit der Entwicklung postoperativer chronischer Schmerzen korrelierte (Kehlet et al., 2006; Peters et al., 2007; Theunissen et al., 2012) oder Angst als ein Prädiktor für die Entwicklung von beispielsweise Rückenschmerzen herausgestellt werden konnte (Linton et al., 2000; Picavet et al., 2002). Angst scheint das subjektive Schmerzerleben zu verschlimmern, maladaptives Verhalten bei chronischen Schmerzpatienten auszulösen und die Entwicklung chronischer Schmerzzustände zu begünstigen. Im Zusammenhang mit Angst haben Betroffene häufig **Katastrophisierungsgedanken**. Katastrophisierung ist ein negativer emotionaler Zustand, bei dem ein pessimistisches Narrativ verwendet wird. Patienten mit Katastrophisierungsgedanken tendieren dazu Schmerzen zu überbewerten, darüber zu grübeln und eine hilflose Einstellung gegenüber tatsächlichen oder erwarteten Schmerzen zu haben (Sullivan et al., 2001). Dies führt zu stärkerem Schmerzerleben, niedrigerem Therapieerfolg und ist ein Risikofaktor für die Chronifizierung von Schmerz (France et al., 2004; Theunissen et al., 2012). Bildgebende Studien weisen bei Patienten mit Katastrophisierungsgedanken auf eine erhöhte Aktivität von affektiv-emotionalen schmerzverarbeitenden Hirnarealen hin (Galambos et al., 2019). Es wird vermutet, dass ihr ähnliche Mechanismen wie bei der aufmerksamkeitsbezogenen Schmerzverstärkung zugrunde liegen.

**Depression** bzw. depressive Verstimmungen werden häufig bei chronischen Schmerzpatienten beobachtet. Ob diese Depressionen nun die Folge der chronischen Schmerzen sind oder eine mögliche Ursache bzw. ein Treiber der Chronifizierung, kann nicht abschließend geklärt werden. Jedoch zeigen Longitudinalstudien, dass

Menschen mit Depression öfter Rückenschmerzepisoden entwickeln und eine präoperative Depression das Risiko für chronische postoperative Schmerzen erhöht
(Hinrichs-Rocker et al., 2009; Jarvik et al., 2005). Diese Indizien deuten darauf hin,
dass Depression eine mögliche Ursache bzw. ein Treiber für chronischen Schmerz
sein kann und wird auch aufgrund einer prospektiven Langzeitstudie, in denen Depression die Wahrscheinlichkeit der Schmerzchronifizierung deutlich erhöhte, als
stärkster Prädiktor für die Entwicklung chronischer Schmerzen gehandelt (Meyer
et al., 2007; Reid et al., 2003). Zudem konnte gezeigt werden, dass die Aktivierung
der sensorisch-diskriminativen Hirnareale bei depressiven Schmerzpatienten während noxischer Reizinduktion nicht mit dem Ausmaß der Depression zusammenhängt, die Aktivität der emotionsverarbeitenden und affektiven Hirnareale, wie die
Insula oder Amygdala, jedoch schon (Giesecke et al., 2005).

Weitere psychosoziale Aspekte können mit chronischem Schmerz eng zusammenhängen und diesen begünstigen, wie beispielsweise **Arbeitsbedingungen**
(Clays et al., 2007; Nicholas et al., 2011). Ein als hoch empfundenes Stresslevel
auf der Arbeit, Unzufriedenheit mit der Arbeitsstelle oder -kollegen und als unzureichend empfundene Unterstützung auf der Arbeit erhöhen das Risiko für
chronischen Schmerz. Womöglich resultieren diese sogenannten Blue- und Black-
Flags wiederum zu schlechteren affektiv-kognitiven Zuständen und Yellow-Flags.
Neben affektiv-kognitiven Risikofaktoren und Treibern zeigen auch einige **Lifes-
tylefaktoren** eine Verbindung zur Schmerzchronifizierung. Schlafmangel, Fett-
leibigkeit und Rauchen scheinen das Risiko für die Chronifizierung von Schmerzen zu erhöhen (Apkarian et al., 2009; Tanguay-Sabourin et al., 2023). All diese
Faktoren sind modifizierbar, was Hoffnung machen sollte, sowohl dem Patienten
als auch dem Therapeuten. Lange wurden Alter, Geschlecht und andere nicht-
modifizierbare sozio-demografische Merkmale, wie Herkunft oder Bildungsstand
der Eltern, als Risikofaktoren für Schmerzchronifizierung betrachtet. Trotz einiger Hinweise die dafür sprechen (van Hecke et al., 2013), scheinen diese jedoch
nur schwache Treiber für die Schmerzchronifizierung zu sein (Tanguay-Sabourin
et al., 2023).

„Es ist nicht nur der Schmerz, der das Leben bestimmt, sondern es ist auch das
Leben, das die Intensität und die Bewertung des Schmerzes mitbestimmt." (Müller-Busch, 2019)

**Pain is in the brain?**
In den bisherigen Unterkapiteln 3.1 bis 3.3 wurden zahlreiche kortikale Aktivitätsmuster beschrieben, die mit der individuellen und chronischen Schmerzwahrnehmung korrelieren und diese beeinflussen. Dies könnte den Eindruck erwecken,
dass Schmerz ausschließlich ein Phänomen des Gehirns sei. Ein in der deutschen
Lehre häufig verwendeter Artikel mit dem Titel *The pain is in the brain* fasst verschiedene Aspekte kortikaler Aktivität bei der Schmerzentstehung und -chronifi-
zierung zusammen (Pfeiffer & Luomajoki, 2015). Obwohl der Inhalt des Artikels
fundiert ist, ist der Titel potenziell irreführend. Zweifellos findet die Verarbeitung
noxischer Reize und die Schmerzwahrnehmung im Gehirn statt. Jedoch birgt die

vereinfachende Aussage *der Schmerz sitze im Kopf* erhebliche Risiken für Missverständnisse:

1. Patientenperspektive: Betroffene könnten dies als Unterstellung interpretieren, ihre Schmerzen seien eingebildet, was zu Frustration und einem Gefühl des Nicht-ernst-genommen-Werdens führen kann.
2. Therapeutenperspektive: Es besteht die Gefahr, dass Therapeuten den Schmerz als rein psychologisches Phänomen abtun. Dies könnte zu einer unangemessenen Bagatellisierung des Symptoms Schmerz führen.

Es ist wichtig zu betonen, dass Schmerz eine komplexe sensorische und emotionale Erfahrung ist. Unabhängig davon, ob ein noxischer Reiz vorliegt oder nicht, ist Schmerz das Resultat von Signalen des gesamten Nervensystems. Neuronale Veränderungen oder Verselbstständigungen, die zu Schmerzen führen, können sowohl auf spinaler als auch auf supraspinaler Ebene auftreten. Daher ist die Aussage, Schmerz sitze ausschließlich im Kopf, nicht nur faktisch ungenau, sondern birgt auch ein erhebliches Potenzial für Fehlinterpretationen. Neurobiologische Beobachtungen können helfen Mechanismen des Schmerzes besser zu verstehen, sollten aber nie als Erklärungs-Code für Schmerz dienen. Denn Schmerz entsteht aus einer Person heraus und eine Person sollte nie auf sein Nervensystem reduziert werden. Auch nicht beim anscheinend so neurobiologisch geprägtem Phänomen Schmerz. Ein ganzheitliches Verständnis von Schmerz sollte die Komplexität des Phänomens anerkennen und sowohl physische als auch psychologische Faktoren berücksichtigen, ohne einen dieser Aspekte zu vernachlässigen oder überzubetonen.

**Neuronale und biochemische Korrelate**
Das Vorhandensein psychosozialer Faktoren und deren Bedeutung bei chronischen Schmerzen kann nicht nur in Studien gezeigt werden, die jene Faktoren über Assessments und Fragebögen erheben und die Verbindung derer entweder über retro- oder prospektive Studien mit dem Vorkommen chronischer Schmerzen zeigen, sondern auch anhand der Aktivitätsanalyse spezieller Hirnregionen bei chronischen Schmerzpatienten, die diese affektiven Zustände kodieren. Diese mit chronischem Schmerz in Verbindung stehenden Aktivitätsmuster werden auch neuronale Korrelate genannt. Der mediale präfrontale Kortex (mPFC), bekannt für seine Rolle bei emotionaler Verarbeitung und Selbstwahrnehmung, zeigt eine erhöhte Aktivität und korreliert mit der Schmerzintensität. Diese anhaltende mPFC-Aktivität könnte die emotionale Belastung und das Leiden bei chronischen Schmerzen widerspiegeln. Mit zunehmendem Schmerz wird auch die Aktivität der Insula (wichtig für interozeptive Körperwahrnehmung und Intensitätskodierung) und des ACC (beteiligt an Schmerzmodulation und emotional-affektiver Bewertung) erhöht. Weitere Hirnareale, wie der Thalamus, somatosensorische Kortex, Hippocampus und die Amygdala, zeigen bei chronischen Schmerzen eine erhöhte Aktivität (Apkarian et al., 2009; Baliki & Apkarian, 2015). Diese Aktivierungsmuster ähneln denen bei akutem Schmerz und deuten auf eine verstärkte emotionale und kognitive Verarbeitung

bei chronischen Schmerzen hin. Zudem entsteht diese erhöhte Aktivität nicht nur als eine stärkere Reaktion auf schmerzhafte Reize, sondern kann auch im Ruhezustand bei Abwesenheit noxischer Reize nachgewiesen werden. Das Gehirn von chronischen Schmerzpatienten ist in einem ständigen Zustand der Übererregbarkeit, auch wenn kein akuter schmerzhafter Reiz vorliegt (Baliki et al., 2008; Saab, 2013). Es ist wichtig zu beachten, dass die Aktivitätsmuster je nach Art des chronischen Schmerzes, der Dauer und individuellen Faktoren variieren können. Zudem zeigen einige Studien auch Veränderungen in der funktionellen Konnektivität zwischen diesen Regionen, was auf eine umfassende Reorganisation der Schmerzverarbeitung im Gehirn bei chronischen Schmerzzuständen hindeutet.

Psychosoziale Risikofaktoren und Treiber des chronischen Schmerzes trotz dieser Erkenntnisse als seelisch-psychologisches Phänomen abzutun würde der Komplexität der zugrunde liegenden Neurobiologie nicht genügend Rechnung tragen. Diese vermeintlichen Meta-Entdeckungen können objektiviert und messbar gemacht werden. Zu ihnen gehören sowohl die bereits diskutierten kortikalen Aktivitätsmuster, als auch metabolische und **chemische Biomarker**. So konnte bei chronischen Rückenschmerzpatienten eine abnormale Hirnchemie festgestellt werden (Grachev et al., 2000). Zu ihnen gehören unter anderem eine erhöhte Glucosekonzentration im Thalamus, welche mit der Schmerzintensität und -dauer korrelierte. Die erhöhte Glucosekonzentration im Thalamus könnte eine Folge der erhöhten Aktivität und des damit einhergehenden höheren Energiebedarfs sein. Zudem ist die höhere Glucosekonzentration womöglich auch auf gesteigerte Entzündungs- und Sensibilisierungsprozesse zurückzuführen. Hohe Glukosekonzentrationen können zu erhöhtem oxidativen Stress führen, welche langfristig zu Zellschäden und neuronaler Dysfunktion beitragen. Zudem wird bei chronischen Schmerzpatienten eine verringerte N-Acetylaspartat (NAA) Konzentration, besonders im DLPFC, beobachtet, welche auch mit Schmerzcharakteristika und Angstzuständen korrelierte. NAA ist eine der am häufigsten vorkommenden Aminosäuren im Gehirn und ein wichtiger Biomarker, der bei chronischen Schmerzpatienten eine verringerte Konzentration zeigt. Diese Abnahme korreliert oft mit der Dauer und Intensität der Schmerzen und deutet auf neuronalen Stress oder Schädigung hin. Die NAA-Veränderungen passen zu Beobachtungen der **Gehirnatrophie** bei diesen Patienten (Apkarian et al., 2004; Kuchinad et al., 2007) und könnten als objektive Biomarker für chronische Schmerzen dienen. Diese gehirnbasierten Biomarker zeigen eine stärkere Korrelation mit klinischen Merkmalen, wie Schmerzdauer und -intensität, als bisherige Ansätze. Ähnlich wie bei neurodegenerativen Erkrankungen, wie z. B. Alzheimer, könnten metabolische Veränderungen als frühe Indikatoren als mögliche Vorhersage der Prädisposition für chronische Schmerzen dienen.

Millionen Menschen weltweit leiden unter chronischen Schmerzen, die oft auch nach der Heilung des ursprünglichen Auslösers bestehen bleiben. Chronische Schmerzen stellen ein komplexes Phänomen dar, das eng mit **Lern- und Gedächtnisprozessen** verknüpft ist. Man kann chronischen Schmerz als eine anhaltende Erinnerung an Schmerz oder als die Unfähigkeit, diese Erinnerung zu löschen, verstehen. Diese Perspektive basiert auf der evolutionär vorteilhaften

Eigenschaft des Schmerzes, schnelles und langfristiges Lernen zu fördern. Bei chronischen Schmerzzuständen entsteht ein fortlaufender Lernprozess, bei dem negative emotionale Verknüpfungen mit bestimmten Handlungen oder Ereignissen gebildet werden (Apkarian et al., 2009). Da der Schmerz somit immer häufiger wird, fehlt die Möglichkeit, diese Assoziationen wieder zu löschen. Schmerzen können somit erlernt und gespeichert werden. So entwickelt sich ein **Schmerzgedächtnis**, in dem negative Verknüpfungen stetig verstärkt werden. Der entstehende Teufelskreis aus Schmerz, negativen Assoziationen und der Unfähigkeit zur Löschung verstärkt das Leiden und trägt zur Chronifizierung bei. Diese Einsichten eröffnen neue Ansätze für die Therapie chronischer Schmerzen, indem sie die Rolle von Lern- und Gedächtnisprozessen in der Schmerzwahrnehmung und -verarbeitung betonen. Bei der Bildung dieses Schmerzgedächtnisses treten anhaltende Veränderungen des Zellstoffwechsels, der Signalleitung und Nervenaktivität im Rückenmark und Gehirn auf. Diese Veränderungen führen dazu, dass sich der Schmerz verselbständigt. Dass Schmerzen sich manifestieren, verselbständigen und chronifizieren, ist auf die Anpassungsfähigkeit des ZNS zurückzuführen, welche Neuroplastizität genannt wird.

## 3.4 Neuroplastizität

Neuroplastizität ist ein Prozess, der adaptive strukturelle und funktionelle Veränderungen des Nervensystems umfasst. Sie ist definiert als die Fähigkeit des Nervensystems, seine Aktivität als Reaktion auf intrinsische oder extrinsische Stimuli zu verändern, indem es seine Struktur und Funktion umgestaltet. Obwohl die Mechanismen anhaltender und chronischer Schmerzen noch nicht vollständig verstanden sind, ist mittlerweile bekannt, dass es nach mehrmaliger nozizeptiver Stimulation bei gesunden Probanden zur Plastizität von sowohl peripheren als auch zentralen Neuronen kommen kann (Bingel et al., 2008; Teutsch et al., 2008). Dies wird Langzeitpotenzierung (englisch: long-term potentiation, LTP) genannt. Die Plastizität kann auch bei Gliazellen beobachtet werden (Eroglu & Barres, 2010; Streit et al., 1988). Bei chronischen Schmerzpatienten geht die Plastizität mit der Veränderung einiger Hirnstrukturen, -funktionen und -aktivitäten einher (Baliki et al., 2011; Davis, 2011; Seifert & Maihöfner, 2011). Diese Veränderungen werden als eine der Ursachen für chronischen Schmerz diskutiert (Scholz & Woolf, 2007; Zhuo et al., 2011).

Neuroplastizität kann sich neben der bereits beschriebenen **funktionellen Veränderungen** von kortikalen Aktivitätsmustern (Abschn. 3.3) auch auf **struktureller Ebene** zeigen (Kuner & Flor, 2016). Zu diesen strukturellen Veränderungen gehören die **dendritische Neubildung** (englisch: dendritic remodeling) und **axonale Sprossung** (englisch: axonal sprouting). Hierbei kommt es beispielsweise nach einer peripheren Nervenverletzung zur Regeneration und zum Wachstum neuer Dendriten und Axone. Speziell im Hinterhorn des Rückenmarks kommt es zu einer Umstrukturierung der neuronalen Verbindungen. Die axonale Sprossung in diesem Bereich kann zu einer erhöhten synaptischen Aktivität führen (Davis & Price, 2023; Zheng et al., 2022). Die neugebildeten Axone und Dendriten schaffen neue Synapsen. Diese Veränderungen sind oft mit einer erhöhten Erregbarkeit der betroffenen Neuronen verbunden. Durch die axonale Sprossung und die damit verbundene **synaptische Plastizität** werden nozizeptive Afferenzen verstärkt und aufrechterhalten und können durch die verursachte LTP ein möglicher Treiber für die Chronifizierung von Schmerz sein. Erhöhte Spiegel von pro-inflammatorischen Zytokinen wie TNF- α, IL-1-β und IL-6 im Rückenmark und in schmerzverarbeitenden Gehirnregionen sind zugrunde liegende Mechanismen der synaptischen Plastizität und verändern die dendritische Struktur (Fang et al., 2023). Diese inflammatorischen Prozesse tragen zur Sensibilisierung und Umgestaltung von schmerzverarbeitenden Netzwerken bei. BDNF (englisch: brain derived neurotrophic factor) ist ein Neurotrophin, das die dendritische Neubildung und das synaptische Wachstum fördert. Es wird häufig in Bereichen erhöhter neuronaler Aktivität freigesetzt und spielt eine Schlüsselrolle bei der Schmerzchronifizierung durch die Förderung der synaptischen Plastizität (Golia et al., 2019).

Zudem weisen chronische Schmerzpatienten konsistent eine Verringerung der grauen Hirnsubstanz im Vergleich zu gesunden Personen auf (Apkarian et al., 2004, 2009). Besonders betroffene Hirnareale sind der DLPFC, ACC und die Insula. Dieses Phänomen wurde zunächst bei Patienten mit chronischen Rückenschmerzen entdeckt und später bei verschiedenen anderen chronischen Schmerzerkrankungen bestätigt (Tracey & Bushnell, 2009). Die Abnahme der grauen Substanz scheint mit der Schwere und Dauer der Schmerzen zusammenzuhängen:

• Patienten mit neuropathischen Symptomen, die oft als besonders intensiv empfunden werden, zeigen eine stärkere Abnahme.
• Je länger die Schmerzsymptome andauern, desto ausgeprägter ist die Verringerung der grauen Substanz.

Auch die tieferliegende **weiße Substanz,** welche normalerweise schmerzverarbeitende Regionen untereinander verbindet, zeigt Veränderungen in der Dichte und Integrität. Dies lässt auf die Reduktion und den Verlust von physiologischer Konnektivität bei der Schmerzverarbeitung schließen.

Die Erkenntnis über neuroplastische Veränderungen bei Schmerzpatienten bekam einen deutlichen Schub durch das Phänomen des Phantomschmerzes. Hier nimmt der Patient Schmerzen in einem nicht mehr existierenden/amputierten Körperteil wahr. Lange ist man davon ausgegangen, dass diese Schmerzen auf die Überbleibsel freier Nervenendigungen und Nozizeptoren des amputierten Körperteils zurückzuführen sind. Neuere Erkenntnisse haben gezeigt, dass die Neuroplastizität kortikaler Strukturen eine wesentliche Rolle bei der Entstehung von Phantomschmerzen spielt (Makin et al., 2013). Insbesondere wird angenommen, dass die kortikale Plastizität im somatosensorischen Kortex für die Wahrnehmung von Phantomschmerzen verantwortlich ist. Nach einer Amputation verschwimmen benachbarte somatosensorische Felder im Kortex miteinander, da sich das Gehirn in Abwesenheit von sensorischen Informationen neu verdrahtet, was zu einer Umstrukturierung des somatosensorischen Kortex führt. Im primären somatosensorischen Kortex (S. 1) gibt es eine Körperlandkarte, eine Gliederung der Hirnoberfläche je nach Körperregion, auch Somatotopie genannt. Diese Landkarte ist bei chronischen und Amputationsschmerzen diffus verändert (Birbaumer et al., 1997). Es wird zudem angenommen, dass Phantomschmerzen auftreten, weil eine Person einen motorischen Befehl zur Bewegung eines Phantomglieds gibt, jedoch keine propriozeptive oder visuelle Rückmeldung erhält, dass sich das Phantomglied bewegt hat. Durch wiederholte Erfahrungen lernt das Gehirn, dass sich das Phantomglied nicht bewegt, was zu einer Verwischung neuronaler Felder im Kortex führen kann und Schmerzen verursacht. Diese Vermutung erhärtet sich durch die Effektivität der Spiegel-Therapie, welche vom Neurowissenschaftler Ramachandran im Jahr 1996 entwickelt wurde (Ramachandran & Rogers-Ramachandran, 1996). Bei dieser Therapie nutzt der Amputierte einen Spiegel, um ein Spiegelbild der intakten Gliedmaße (z. B. der Hand) gegenüber der amputierten Gliedmaße zu erzeugen. Durch die Betrachtung des Spiegelbilds der intakten Hand erhält die Person die visuelle Rückmeldung, dass die amputierte Hand intakt sei und sich bewegen könne. Das Betrachten der Bewegung der Phantom-Gliedmaße im Spiegel liefert einen starken Input für das Nervensystem und trägt dazu bei, dass die mit der Phantom-Gliedmaße verbundenen Schmerzen gelindert und effektiv verlernt werden. Dies führt zu einer Neuorganisation der kortikalen sensorischen Felder.

**Neuroplastizität als Folge oder Ursache vom chronischen Schmerz?**
Bisher wurden neuroplastische Veränderungen als Treiber/Folge von der Chronifizierung von Schmerzen gesehen. Möglicherweise spielt sie aber auch eine präventive Rolle bei der Schmerzentstehung. Können neuroplastische Merkmale ein Risikofaktor für die Schmerzentstehung sein? In einer interessanten Studie untersuchte man die Zusammenhänge zwischen der Gehirnstruktur und Schmerzempfindlichkeit bei gesunden Erwachsenen (Boissoneault et al., 2020). Aktuelle Rückenschmerzen, Muskelerkrankungen und sogar regelmäßiges Rückenmuskeltraining waren Ausschlusskriterien. Die Teilnehmer wurden einem Screening unterzogen, welche die Analyse der Hirnstrukturen per MRT und die thermische und mechanische Schmerztoleranz der LWS enthielt. Anschließend haben alle Teilnehmer ein standardisiertes hochintensives Rückenmuskeltraining durchgeführt. Daraufhin sollten die Teilnehmer zwei Tage später mittels visueller Analogskalen (VAS 0- 100 mm) ihre Schmerzintensität beurteilen. Auf Basis der Schmerzangaben wurden die Teilnehmer in eine schmerzresistente (VAS 0), mittelmäßig schmerzhafte (VAS < 20 mm) und klinisch relevant schmerzhafte Gruppe (>20 mm) unterteilt. Das Hauptziel der Studie war die individuellen Unterschiede in der Schmerzreaktion auf eine standardisierte Übung zu untersuchen und diese mit strukturellen Gehirnmerkmalen und Schmerzsensibilität in Verbindung zu bringen. Ein bemerkenswertes Ergebnis war, dass Teilnehmer der schmerzresistenten Gruppe, signifikant höhere Druckschmerzschwellen im Lendenbereich aufwiesen als die anderen Gruppen. Dies deutet auf eine generell geringere Schmerzempfindlichkeit hin. Die Analyse der Gehirnstruktur ergab

signifikante Unterschiede in der Dichte der grauen Substanz (englisch: grey matter density, GMD) zwischen den Gruppen. Schmerzresistente Teilnehmer zeigten eine höhere GMD in mehreren Gehirnregionen, darunter Teile des Frontal-, Okzipital- und Temporallappens. Interessanterweise wiesen Teilnehmer mit mittlerer Schmerzintensität auch mittlere GMD-Werte auf, was auf einen graduellen Zusammenhang zwischen Gehirnstruktur und Schmerzempfindlichkeit hindeutet.

Diese Ergebnisse legen nahe, dass strukturelle Unterschiede im Gehirn, insbesondere in der grauen Substanz, mit der individuellen Fähigkeit zusammenhängen könnten, Schmerzen zu widerstehen oder zu entwickeln.

Vermeintlich krankhafte neuroplastische Veränderungen bei chronischen Schmerzpatienten können jedoch durch gezielte Therapien reversibel gemacht werden (Flor et al., 2001; Seminowicz et al., 2011). Die Erkenntnis, dass das Gehirn eine hohe Anpassungsfähigkeit in beide Richtungen hat, kann und sollte Hoffnung machen.

## 3.5   Sensibilisierung

In der bildgebenden Diagnostik, insbesondere bei der Magnetresonanztomographie (MRT), können Nebenbefunde oder physiologische Gewebeanpassungen fälschlicherweise als pathologisch interpretiert und mit der vorliegenden Schmerzsymptomatik assoziiert werden (Brinjikji et al., 2015). In vielen Fällen kann keine eindeutige ätiologische Zuordnung der Schmerzen erfolgen. Bei Abwesenheit eines nachweisbaren Gewebeschadens wird dem Patienten oft eine Rekonvaleszenzphase empfohlen. Im Falle persistierender Schmerzen, beispielsweise ein Jahr nach einer Weber-C-Fraktur, kann trotz radiologisch bestätigter Heilung von Knochen- und Bandstrukturen eine anhaltende Schmerzsymptomatik vorliegen. Dies kann zu diagnostischen Unsicherheiten führen. In solchen Fällen bieten physiotherapeutische Testungen zusätzliche Erklärungsansätze auf biomechanischer Ebene, die sich auf Defizite der Beweglichkeit, Stabilität, Kraft oder Belastbarkeit fokussieren. Es bleibt jedoch unklar, ob diese Faktoren ursächlich für die Schmerzen sind oder als Konsequenz derselben auftreten. Alternativ wird bei unvollständiger Gewebeheilung, erkennbar in bildgebenden Verfahren, eine längere Schonung empfohlen. Dies impliziert eine Korrelation zwischen persistierenden Schmerzen und inkompletter Geweberegeneration. Nicht selten wird in der klinischen Praxis ein kausaler Zusammenhang zwischen Gewebeschäden und Schmerzen postuliert. Entweder wird bei abgeschlossener Heilung die Ätiologie der Schmerzen als unklar betrachtet, oder bei verzögerter Heilung wird diese als Erklärung für die persistierenden Schmerzen herangezogen. Ein oft vernachlässigter Aspekt in diesem Kontext ist die potenzielle Persistenz der Schmerzwahrnehmung trotz abgeschlossener Gewebeheilung, möglicherweise bedingt durch neuronale Sensibilisierungsprozesse. Dieser Mechanismus verdient in der differentialdiagnostischen Betrachtung chronischer Schmerzzustände erhöhte Aufmerksamkeit. Der Verlauf der Schmerzintensität nach akuten Verletzungen, wie z. B. einem Muskelfaserriss oder einem Bänderriss, ist häufig prognostizierbar, da dieser

Schmerz in der Regel nozizeptiv ist. Sollten Schmerzen länger anhalten als üblich, oder stärker sein als erwartet, spricht man von Sensibilisierung, welche bereits 1893 beschrieben wurde (Head, 1893). Head beschreibt unterschiedliche Phänomene ausstrahlender Schmerzen und Berührungsempfindlichkeiten, welche er unter anderem auf die Sensibilisierung zentraler Neurone zurückführt. Abnorme bzw. diffuse Schmerzlokalisationen oder Schmerzen, deren Heilung und Abklingen sich interindividuell unterscheiden, müssten andere Ursachen und Treiber haben als nur die periphere Erregung von Nozizeptoren. Louis Gifford, ein weltweit bekannter Physiotherapeut, unterschied im 20. Jahrhundert in seinem *Mature Organism Model* drei verschiedene Schmerzmechanismen (Gifford, 1998):

1. Inputmechanismus
   Der Inputschmerz ist gekennzeichnet durch eine mechanisch-nozizeptive, entzündliche oder peripher neurogene Ursache, welche häufig bei akuten Verletzungen auftritt. Der Schmerz besitzt hierbei eine Warnmeldefunktion nach vorausgegangener Stimulierung von Nozizeptoren.
2. Verarbeitungsmechanismus
   Der Verarbeitungsschmerz beruht weniger auf mechanische bzw. nozizeptive Ursachen, sondern wird vielmehr durch affektive und kognitive Faktoren beeinflusst. Das Schmerzgeschehen ist nicht mehr nur peripher bedingt, sondern auch zentral.
3. Outputmechanismus
   Der Outputschmerz ist ein durch kognitive, vegetative, neuroendokrine und immunologische Mechanismen gekennzeichnetes Phänomen und beruht auf keinem peripheren noxischen Reiz, sondern viel mehr auf Erfahrungen, Kontext und zentralen Prozessen.

Es kam somit schon vor ungefähr 25 Jahren deutlich zum Tragen, dass mehr als nur Gewebeschäden oder durch noxische Reize ausgelöste Nozizeption zu einigen Schmerzformen dazugehören. Diese Unterscheidungen boten Erklärungen dafür, wieso Schmerzen nicht immer gleich abklingen und sie – wider Erwarten – unterschiedlich lange andauern können. Gerade chronische Schmerzen besitzen einen hohen affektiven Anteil (Yang & Chang, 2019). Dazu gehören unter anderem Angst-Vermeidungsverhalten, Katastrophisierungsgedanken und depressive Verstimmungen (Nicholas et al., 2011). Die zentrale Sensibilisierung ist einer der diskutierten Ursachen für eine Chronifizierung. Diese kann sich in einer Allodynie (Schmerz bei nicht-noxischen Reizen) oder Hyperalgesie (Überempfindlichkeit bei noxischen Reizen) äußern. Die primäre Hyperalgesie kennzeichnet sich durch eine Überempfindlichkeit an der Verletzungsstelle selbst aus, welche durch die Sensibilisierung peripherer Nervenendigungen verursacht wird, wohingegen sich die sekundäre Hyperalgesie durch eine Überempfindlichkeit über ein größeres Spektrum als nur die Verletzungsstelle selbst erstreckt, aufgrund der Sensibilisierung zentraler Neurone im Hinterhorn des Rückenmarks (Hardy et al., 1950). Die Sensibilisierung ist die Folge neuroplastischer Veränderungen und hat beim chronischen Schmerz einen maladaptiven Charakter.

**Verletzungsinduzierte Sensibilisierungsprozesse** sind zunächst normal und physiologisch. Auf peripherer Ebene erfolgt zunächst eine Sensibilisierung der Neurone als Antwortverhalten auf jede akut einsetzende Entzündung eines geschädigten Gewebes, wo infolgedessen die Aktivierungsschwellen der Nozizeptoren herabgesetzt und somit auch durch nicht-noxische Reize, wie z. B. durch sanfte Berührung der Haut, erregt werden (Campbell & Meyer, 2006). Dieser physiologische Mechanismus des erhöhten nozizeptiven Zustroms zum ZNS hat eine schützende und damit einhergehende rehabilitative Funktion, damit sich das Gewebe in der Entzündungsphase erholen kann. Diese vom Körper eingeläutete Hyperprotektion ist zweckmäßig, damit das verletzte Gebiet zur Pause gezwungen wird und somit ein noch größerer Schaden vermieden und die Chance zur Heilung erhöht wird. Deshalb können auch sanfte Berührungen oder Bewegungen an der akut verletzten Stelle stark weh tun, was normalerweise nicht der Fall wäre, wie z. B. nach einem Sonnenbrand, bei dem durch leichte Berührung der Haut Schmerzen hervorgerufen werden. Dies ist eine Form der Allodynie, da die Berührung der Haut normalerweise nicht zu Schmerzen führt, nach einem Sonnenbrand aber schon. Bei jeder akuten Verletzung verändern zentrale Neurone kurzfristig ihre Aktivität. Der Einfluss von akuten Verletzungen auf zentrale Neurone konnte in Untersuchungen gezeigt werden, in denen bei Mäusen nach akuten peripheren Verbrennungsverletzungen die Schmerzempfindlichkeit stieg und sich die Auslösbarkeit der Beugereflexe veränderte (Woolf, 1983). Sollte dieser Mechanismus der erhöhten Antwort über die Entzündungsphase hinaus jedoch anhalten, ist dies nicht mehr physiologisch, man spricht von *maladaptiv* (Gifford, 1998). Bei Untersuchungen direkt im Akutfall ist es normal, wenn der Patient mit gesteigerter Empfindlichkeit auf einen leichten Reiz reagiert, wie wenn durch die diagnostische Palpation des verletzten Sprunggelenks der Patient aufschreit oder den Fuß wegzieht. Sollte die Palpation oder leichte Bewegungen Monate nach der Verletzung immer noch ähnliche Reaktionen auslösen, kann eine solche Maladaptation zugrunde liegen. Diese anhaltende periphere und zentrale Maladaptation kann einerseits begünstigt werden durch mangelnde Geweberegeneration, vor allem aber durch affektive und kognitive Komponenten, wie z. B. die Angst vor Bewegung oder auffälligen psychosozialen Faktoren (Nicholas et al., 2011). Es kommt durch die vermehrte Aktivität peripherer sensibilisierter Nozizeptoren zu einer erhöhten Freisetzung von Glutamat und Neuropeptiden im sekundären Neuron im Hinterhorn, was letzten Endes eine erhöhte Aktivität dieser Bahnen verursacht und sich unabhängig vom peripheren Reiz verselbständigt. Die Ausbildung neuer nozizeptiver Nervenfasern kann damit einhergehen (Hirth et al., 2013). Halten also nach Abklingen der akuten Heilungsphase die Schmerzen an, kann dies auf die Sensibilisierung von peripheren und zentralen Neuronen zurückzuführen sein, wonach Reiz und Antwort nicht adäquat zueinander sind.

**Der wütende Freund:** eine metaphorische Erklärung für die Sensibilisierung.

Stellen Sie sich folgende Situation vor: Ein Mann streitet sich mit seiner Freundin und geht wutentbrannt und genervt in ein anderes Zimmer und schließt die Tür. Er versucht sich abzulenken und öffnet seinen Laptop (Abb. 3.5, 3.6, und 3.7).

Zwei Minuten später, versucht die Freundin (wohlwollend) das Gespräch zu suchen und klopft an der Tür und öffnet diese.

Normal ist dies keine Handlung, die ein großes Ärgernis nach sich ziehen würde, wenn sie denn nicht direkt und kurzfristig nach einem emotionalen Disput erfolgt wäre. Der Freund reagiert wutentbrannt und schreit sie solle ihn in Ruhe lassen und die Tür wieder schließen.

Was ist hier passiert? Die Reaktion war zweifelsfrei nicht adäquat zum Input. Der Freund war akut sensibilisiert und zog sich zur Erholung zurück. Noch vor abgeschlossener Heilung bzw. Abklingen des Entzündungsstadiums, gab es einen erneuten Input (akuter Schlichtungsversuch), woraufhin der Output (Geschrei und Wut) inadäquat und größer war als es normalerweise der Fall wäre (Allodynie, Hyperalgesie). Sollte derselbe Reiz (Klopfen und ein Gespräch anbieten) ein paar Stunden oder Tage später (nach der klassischen Entzündungsphase) immer noch dieselbe Reaktion hervorrufen, entspricht diese nicht dem erwartungsgemäßen Heilungsverlauf. Hier müssten mehr Faktoren untersucht und therapiert werden, als nur der Auslöser der Reaktion. ◄

Es gibt **zwei Orte** der Sensibilisierung: die periphere (auch primäre) Sensibilisierung bezieht sich auf das primäre Neuron, die zentrale (sekundäre) Sensibilisierung auf das sekundäre und tertiäre Neuron. In der Akutphase ist die periphere Sensibilisierung die Folge einer neuroinflammatorischen Antwort auf einen noxischen Reiz. Diese hat **zwei Merkmale:**

1. Herabsetzen der Aktivierungsschwelle der Nozizeptoren
2. Aktivierung stummer Nozizeptoren

**Abb. 3.5** Mann an seinem PC, eigene Anfertigung

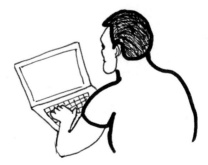

**Abb. 3.6**  Frau öffnet die
Tür, eigene Anfertigung

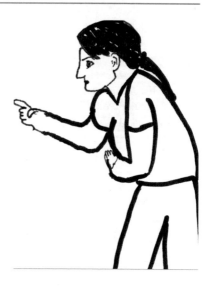

**Abb. 3.7**  wütender
Mann,  eigene Anfertigung

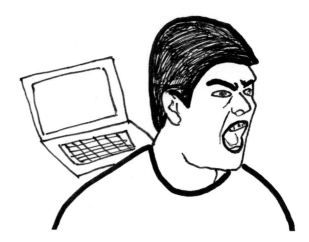

Dies erhöht den nozizeptiven Zustrom; auch bei nicht-noxischen Reizen können Nozizeptoren aktiviert werden. Daraus kann eine Überempfindlichkeit entstehen. Diese Überempfindlichkeit kann sich sowohl bei der peripheren als auch zentralen Sensibilisierung in **zwei Formen** äußern (Abb. 3.8).

1. **Allodynie**: durch inflammatorische Marker verursachte Schmerzantwort bei nicht-noxischen Reizen. Allodynie liegt vor, wenn ein völlig unschädlicher Reiz (z. B. eine leichte Berührung) Schmerzen verursacht. Darauf basieren palpatorische Testungen oder Druckdolenzen aus der klinischen Praxis. Bei der Allodynie sind die Nozizeptoren soweit sensibilisiert, dass sie auch bei nicht-noxischen Reizen (wie normaler Druck) depolarisieren (Tracey, 2017).

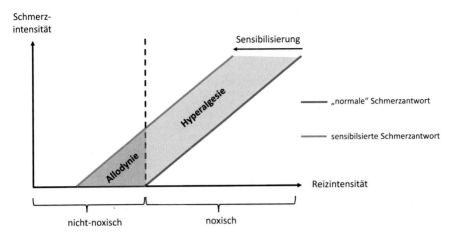

**Abb. 3.8**  Allodynie und Hyperalgesie, eigene Anfertigung

2. **Hyperalgesie:** übermäßige Schmerzantwort auf einen noxischen Reiz. Hyperalgesie beschreibt eine übermäßige Schmerzreaktion auf einen noxischen Reiz, die weit über das übliche Maß hinaus geht. Input und Schmerzoutput sind aufgrund der Reduzierung der Reizschwelle der Nozizeptoren nicht adäquat zueinander. Die primäre Hyperalgesie ist auf den vermehrten Input aus der Peripherie zurückzuführen, während bei der sekundären Hyperalgesie Veränderungen des ZNS eine Rolle spielen. Bei Hyperalgesien werden daher nicht nur Neuronen des medialen (Tast-)Systems, sondern auch des lateralen (nozizeptiven) Systems verstärkt aktiviert. Diese Veränderungen führen zu einer gesteigerten Schmerzwahrnehmung, die nicht allein durch den peripheren Reiz erklärbar ist, sondern auch durch zentrale Anpassungen im Nervensystem hervorgerufen wird.

Normalerweise klingen die durch Entzündungen und Gewebeverletzungen ausgelösten (zunächst physiologischen) Sensibilisierungszustände mit dem Rückgang der Entzündung und dem Fortschreiten der Wundheilung ab. Halten diese Zustände an, könne ihnen einerseits eine mangelnde Gewebeheilung und die Unterhaltung fortbestehender Inflammationen zugrunde liegen, aber auch andererseits die Sensibilisierung und Verselbstständigung zentraler Neurone.

Eine zentrale (bzw. sekundäre) Sensibilisierung tritt auf, wenn aufsteigende nozizeptive Impulse fazilitiert/verstärkt werden. Eine zentrale Sensibilisierung ist ein komplexer Prozess, der durch eine kumulative Depolarisation gekennzeichnet ist, bekannt als Wind-Up. Wind-Up ist ein messbares Phänomen, das bei nozizeptiven C-Fasern, jedoch nicht bei nozizeptiven A-Fasern, auftritt. Dieser Prozess tritt auf, wenn C-Fasern bei schweren oder unbehandelten Verletzungen wiederholt feuern, was zu einer verstärkten Antwort der Hinterhornneuronen führt. Dabei führt eine Serie von afferenten Signalen, die zwar niedrig intensiv und mäßig schnell, jedoch konstant und repetitiv sind, zu immer größeren Depolarisationen der aktivierten Nervenfasern. Diese hochfrequenten Signale erhöhen das Ausmaß der Depolarisation, in dem der Nozizeptor dauerhaft in einem Zustand partieller Depolarisation gehalten wird. Das Membranpotenzial liegt viel näher an der Depolarisationsschwelle als normalerweise, ist also einfacher zu erregen. Daher führt jeder nachfolgende Reiz zu einer stärkeren Depolarisation der Membran als der vorherige. Mit zunehmender Depolarisation werden mehr lokale spannungsabhängige Natriumkanäle rekrutiert, was zu einer verstärkten Intensität des erzeugten afferenten Aktionspotenzials führt (Woller et al., 2017).

Das Wind-Up-Phänomen hängt stark von der Freisetzung von Glutamat ab, einem wichtigen Neurotransmitter, der an NMDA (N-Methyl-D-Aspartat)-Rezeptoren auf der postsynaptischen Membran bindet und die neuronale Aktivität verstärkt. Die komplexe Kaskade der zentralen Fazilitation umfasst folgende Punkte:

1. Phosphorylierung des NMDA-Rezeptors und Aufhebung der Magnesiumblockade
2. Aktivierung von metabotropen Glutamat- und Substanz-P-Rezeptoren, welche zum Anstieg des intrazellulären Kalziums führen
3. Aktivierung spannungsgesteuerter Kalziumkanäle
4. Aktivierung verschiedener Kinasen zur Erhöhung der Erregbarkeit
5. Aktivierung nicht-neuronaler Zellen zur Freisetzung von pro-exzitatorischen Molekülen wie Prostaglandinen oder Interleukinen
6. afferente Aktivierung der exzitatorischen Rückkopplung auf nozizeptive Neurone des Hinterhorns
7. verringerte Aktivierung der inhibitorischen Regulierung von GABA und Glyzin; das sekundäre Neuron wird quasi enthemmt, was zur Erhöhung nozizeptiver Afferenzen führt (Woller et al., 2017)

Bei Mäusen wurde beobachtet, dass das Spinalganglion bei Allodynien nach Abheilung der peripheren Wundheilung (postinflammatorische Phase) vermehrt den aktivierenden Transkriptionsfaktor 3 (ATF3) exprimiert, ein Marker, der mit Nervenverletzungen und neuropathischen Schmerzen in Verbindung gebracht wird (Christianson et al., 2010). Zusammen mit dem Auftreten von GAP 43 (englisch: growth associated protein), einem Marker für axonale Neuritenbildung und Regeneration (Ghilardi et al., 2012), deuten diese Beobachtungen darauf hin, dass es einen Übergang von einer akuten Entzündung zu einem postinflammatorischen neuropathischen Schmerztyp gibt, der zu einer zentralen Sensibilisierung und einem anhaltenden Schmerzzustand führt.

Ein weiterer Mechanismus der zentralen Sensibilisierung umfasst die Induktion von Langzeitveränderungen in der synaptischen Übertragung, die als Langzeitpotenzierung (LTP) bezeichnet wird. Diese LTP führt durch die Vermehrung von Aktionspotenzialen zu einer verstärkten synaptischen Übertragung zwischen den beteiligten Neuronen und trägt somit zur Verstärkung der nozizeptiven Signale bei. Darüber hinaus kommt es zu Veränderungen in der Genexpression im Rückenmark, einschließlich einer erhöhten Expression von Genen wie c-fos. Diese

Veränderungen tragen zur Umstrukturierung neuronaler Netzwerke bei und sind Teil des Mechanismus, der zur Entwicklung eines Schmerzgedächtnisses führt. Das Schmerzgedächtnis bezieht sich auf die Fähigkeit des Nervensystems, nozizeptive Signale zu speichern und sie über längere Zeit hinweg zu verstärken, selbst nachdem der ursprüngliche noxische Reiz abgeklungen ist (Ji et al., 2003; Woolf & Slater, 2000).

Simpel ausgedrückt, verselbständigt sich das nozizeptive System, ohne vorhandenen oder anhaltenden noxischen Reiz, und sendet Gefahreninformationen zum Gehirn. Wenn diese Veränderungen dauerhaft bestehen bleiben, kann dies zur Entwicklung chronischer Schmerzen führen. Der Begriff Schmerzgedächtnis wurde geprägt, um diesen anhaltenden Zustand zu beschreiben.

Chronische Schmerzen oder unspezifischer Rückenschmerz (englisch: nonspecific low back pain, NSLBP), sind zwar nicht auf ein spezifisches peripheres Gewebe zurückzuführen, der Begriff *unspezifisch* scheint jedoch zunehmend unpassend. Viele spezifische Aktivitäts- und Veränderungsmuster konnten im ZNS festgestellt werden, welche mit individueller Schmerzwahrnehmungsvariabilität und chronischen Schmerzen korrelieren. Die Spezifität eines Schmerzzustandes ist nicht zwangsläufig an eine periphere Ursache in Muskel-, Band- oder Knochenstrukturen gebunden. Vielmehr kann der primäre Pathomechanismus im Nervensystem lokalisiert sein, ohne dass dies die Spezifität eines Schmerzsyndroms negiert.

Eine adäquate Patientenaufklärung über die Mechanismen der peripheren und zentralen Sensibilisierung kann potenziell dazu beitragen, unbegründete Besorgnisse bezüglich einer verzögerten Gewebeheilung oder persistierenden strukturellen Schädigung zu reduzieren (Moseley, 2002). Dies könnte zu einem verbesserten Schmerzmanagement und gesteigerter physischer Aktivität führen. In diesem Kontext verschiebt sich der therapeutische Fokus von der Beschleunigung der Gewebeheilung, beispielsweise eines zuvor rupturierten Ligaments, hin zur Desensibilisierung des Nervensystems. Andererseits ist es jedoch von essentieller Bedeutung, in der Kommunikation mit Patienten eine Vereinfachung zu vermeiden, die den Schmerz als rein psychogenes Phänomen darstellt. Eine solche Vereinfachung könnte zu einem Vertrauensverlust und somit einer Belastung in der Therapeuten-Patienten-Beziehung führen.

## 3.6   Das bio-psycho-soziale Modell als Lösung?

Es wird empfohlen die Untersuchungen und Assessments besonders bei chronischen Schmerzpatienten nicht nur auf die körperliche Struktur, sondern bio-psycho-sozial auszurichten, um dominante Treiber und Einflussfaktoren zu erfassen, zu verstehen und ggf. dem Patienten erklären zu können (Wijma et al., 2016). Jeder Therapeut sollte sich bei Patienten mit Schmerzen bewusst machen, wie sehr das Phänomen Schmerz über das individuelle Erleben hinaus von kulturell-gesellschaftlichen Normen beeinflusst ist und dies in der Therapie berücksichtigt werden sollte. Womöglich ist jedoch das viel propagierte BPSM nicht ausreichend, um das komplexe Schmerzphänomen ganzheitlich zu erfassen, weshalb die Bedeutung eines weiteren Verständnisses von chronischem Schmerz im Kontext der Schmerzforschung hervorgehoben werden sollte. Das derzeit vorherrschende BPSM, obwohl es in der Schmerztherapie weit verbreitet ist, reicht nicht aus, um die volle Komplexität und existenzielle Dimension chronischer Schmerzen zu erfassen (Kieselbach et al., 2023). Chronische Schmerzen gehen weit über physiologische und psychologische Aspekte hinaus und können das gesamte Leben, einschließlich der Lebenswünsche und -ziele, grundlegend erschüttern und existenzielle Verzweiflung sowie Fragen der Sinngebung hervorrufen. Dies wird durch Selbstaussagen Betroffener verdeutlicht, die zeigen, wie der Schmerz das Leben in seinen Grundfesten erschüttert. Dazu gehören:

- Erfahrungen des Kontrollverlusts: Eine Person berichtet, dass sie sich durch den Schmerz hilflos und ihrem eigenen Körper entfremdet fühlt.
- Verlust von Lebenszielen und Wünschen: Ein Betroffener äußert, dass die chronischen Schmerzen seine Lebenspläne und -ziele zerstört haben, und er nicht mehr weiß, wofür er noch leben soll.
- Existenzielle Verzweiflung: Eine andere Person beschreibt, wie sie durch den ständigen Schmerz in eine tiefe Verzweiflung gestürzt wurde und keine Freude oder Sinn mehr im Leben findet.
- Fragen der Sinngebung: Ein Betroffener fragt sich, warum er diese Schmerzen ertragen muss und was der Sinn seines Leidens ist.

Gängige Therapiekonzepte berücksichtigen diese existenziellen Aspekte jedoch oft nicht ausreichend. Auch wenn das BPSM aus dem Streben nach Ganzheitlichkeit entsprungen ist, benötigt die Dimensionierung des chronischen Schmerzes insbesondere noch den existenziellen Charakter des Schmerzes. Auch die IASP empfiehlt, dass sich das Schmerzmanagement an der patientenberichteten Schwere der Schmerzen orientieren sollte. Die Einzigartigkeit der Schmerzerfahrung jedes Einzelnen sollte anerkannt und nicht schematisiert werden. Dabei kann auch die spirituelle Dimension berücksichtigt werden, wie sie bereits in der Palliativmedizin etabliert ist (Hindmarch et al., 2022).

## Literatur

Adolphs, R., Gosselin, F., Buchanan, T. W., Tranel, D., Schyns, P., & Damasio, A. R. (2005). A mechanism for impaired fear recognition after amygdala damage. *Nature, 433*(7021), 68–72. https://doi.org/10.1038/nature03086.

Apkarian, A. V., Sosa, Y., Sonty, S., Levy, R. M., Harden, R. N., Parrish, T. B., & Gitelman, D. R. (2004). Chronic back pain is associated with decreased prefrontal and thalamic gray matter density. *The Journal of Neuroscience: The Official Journal of the Society for Neuroscience, 24*(46), 10410–10415. https://doi.org/10.1523/JNEUROSCI.2541-04.2004.

Apkarian, A. V., Bushnell, M. C., Treede, R. D., & Zubieta, J. K. (2005). Human brain mechanisms of pain perception and regulation in health and disease. *European journal of pain (London, England), 9*(4), 463–484. https://doi.org/10.1016/j.ejpain.2004.11.001.

Apkarian, A. V., Baliki, M. N., & Geha, P. Y. (2009). Towards a theory of chronic pain. *Progress in neurobiology, 87*(2), 81–97. https://doi.org/10.1016/j.pneurobio.2008.09.018.

Bantick, S. J., Wise, R. G., Ploghaus, A., Clare, S., Smith, S. M., & Tracey, I. (2002). Imaging how attention modulates pain in humans using functional MRI. *Brain: A Journal of Neurology, 125*(Pt 2), 310–319. https://doi.org/10.1093/brain/awf022.

Baliki, M. N., Geha, P. Y., Apkarian, A. V., & Chialvo, D. R. (2008). Beyond feeling: Chronic pain hurts the brain, disrupting the default-mode network dynamics. *The Journal of Neuroscience: The Official Journal of the Society for Neuroscience, 28*(6), 1398–1403. https://doi.org/10.1523/JNEUROSCI.4123-07.2008.

Baliki, M. N., Baria, A. T., & Apkarian, A. V. (2011). The cortical rhythms of chronic back pain. *The Journal of Neuroscience: The Official Journal of the Society for Neuroscience, 31*(39), 13981–13990. https://doi.org/10.1523/JNEUROSCI.1984-11.2011.

Baliki, M. N., & Apkarian, A. V. (2015). Nociception, pain, negative moods, and behavior selection. *Neuron, 87*(3), 474–491. https://doi.org/10.1016/j.neuron.2015.06.005.

Bastuji, H., Frot, M., Perchet, C., Magnin, M., & Garcia-Larrea, L. (2016). Pain networks from the inside: Spatiotemporal analysis of brain responses leading from nociception to conscious perception. *Human Brain Mapping, 37*(12), 4301–4315. https://doi.org/10.1002/hbm.23310.

Benedetti, F., Amanzio, M., & Maggi, G. (1995). Potentiation of placebo analgesia by proglumide. *Lancet (London, England), 346*(8984), 1231. https://doi.org/10.1016/s0140-6736(95)92938-x.

Benedetti, F., Carlino, E., & Pollo, A. (2011). How placebos change the patient's brain. *Neuropsychopharmacology: Official Publication of the American College of Neuropsychopharmacology, 36*(1), 339–354. https://doi.org/10.1038/npp.2010.81.

Berk, L. S., Tan, S. A., Fry, W. F., Napier, B. J., Lee, J. W., Hubbard, R. W., Lewis, J. E., & Eby, W. C. (1989). Neuroendocrine and stress hormone changes during mirthful laughter. *The American Journal of the Medical Sciences, 298*(6), 390–396. https://doi.org/10.1097/00000441-198912000-00006.

Benedetti, F., Arduino, C., Costa, S., Vighetti, S., Tarenzi, L., Rainero, I., & Asteggiano, G. (2006). Loss of expectation-related mechanisms in Alzheimer's disease makes analgesic therapies less effective. *Pain, 121*(1–2), 133–144. https://doi.org/10.1016/j.pain.2005.12.016.

Bernfort, L., Gerdle, B., Rahmqvist, M., Husberg, M., & Levin, L. Å. (2015). Severity of chronic pain in an elderly population in Sweden–impact on costs and quality of life. *Pain, 156*(3), 521–527. https://doi.org/10.1097/01.j.pain.0000460336.31600.01.

Berthier, M., Starkstein, S., & Leiguarda, R. (1988). Asymbolia for pain: A sensory-limbic disconnection syndrome. *Annals of Neurology, 24*(1), 41–49. https://doi.org/10.1002/ana.410240109.

Bingel, U., Herken, W., Teutsch, S., & May, A. (2008). Habituation to painful stimulation involves the antinociceptive system–a 1-year follow-up of 10 participants. *Pain, 140*(2), 393–394. https://doi.org/10.1016/j.pain.2008.09.030.

Birbaumer, N., Lutzenberger, W., Montoya, P., Larbig, W., Unertl, K., Töpfner, S., Grodd, W., Taub, E., & Flor, H. (1997). Effects of regional anesthesia on phantom limb pain are mirrored in changes in cortical reorganization. *The Journal of Neuroscience: The Official Journal of the Society for Neuroscience, 17*(14), 5503–5508. https://doi.org/10.1523/JNEUROSCI.17-14-05503.1997.

Boissoneault, J., Penza, C. W., George, S. Z., Robinson, M. E., & Bishop, M. D. (2020). Comparison of brain structure between pain-susceptible and asymptomatic individuals following experimental induction of low back pain. *The Spine Journal : Official Journal of the North American Spine Society, 20*(2), 292–299. https://doi.org/10.1016/j.spinee.2019.08.015.

Boselie, J. J. L. M., & Peters, M. L. (2023). Shifting the perspective: how positive thinking can help diminish the negative effects of pain. *Scandinavian journal of pain, 23*(3), 452–463. https://doi.org/10.1515/sjpain-2022-0129.

Bott, F. S., Nickel, M. M., Hohn, V. D., May, E. S., Gil Ávila, C., Tiemann, L., Gross, J., & Ploner, M. (2023). Local brain oscillations and interregional connectivity differentially serve sensory and expectation effects on pain. *Science Advances, 9*(16), 7572. https://doi.org/10.1126/sciadv.add7572.

Breivik, H., Collett, B., Ventafridda, V., Cohen, R., & Gallacher, D. (2006). Survey of chronic pain in Europe: Prevalence, impact on daily life, and treatment. *European Journal of Pain (London, England), 10*(4), 287–333. https://doi.org/10.1016/j.ejpain.2005.06.009.

Brinjikji, W., Luetmer, P. H., Comstock, B., Bresnahan, B. W., Chen, L. E., Deyo, R. A., Halabi, S., Turner, J. A., Avins, A. L., James, K., Wald, J. T., Kallmes, D. F., & Jarvik, J. G. (2015). Systematic literature review of imaging features of spinal degeneration in asymptomatic populations. *AJNR. American Journal of Neuroradiology, 36*(4), 811–816. https://doi.org/10.3174/ajnr.A4173.

Broks, P., Young, A. W., Maratos, E. J., Coffey, P. J., Calder, A. J., Isaac, C. L., Mayes, A. R., Hodges, J. R., Montaldi, D., Cezayirli, E., Roberts, N., & Hadley, D. (1998). Face processing impairments after encephalitis: Amygdala damage and recognition of fear. *Neuropsychologia, 36*(1), 59–70. https://doi.org/10.1016/s0028-3932(97)00105-x.

Bruehl, S., Burns, J. W., Chung, O. Y., Ward, P., & Johnson, B. (2002). Anger and pain sensitivity in chronic low back pain patients and pain-free controls: The role of endogenous opioids. *Pain, 99*(1–2), 223–233. https://doi.org/10.1016/s0304-3959(02)00104-5.

Bushnell, M. C., Ceko, M., & Low, L. A. (2013). Cognitive and emotional control of pain and its disruption in chronic pain. *Nature Reviews. Neuroscience, 14*(7), 502–511. https://doi.org/10.1038/nrn3516.

Campbell, J. N., & Meyer, R. A. (2006). Mechanisms of neuropathic pain. *Neuron, 52*(1), 77–92. https://doi.org/10.1016/j.neuron.2006.09.021.

Christianson, C. A., Corr, M., Firestein, G. S., Mobargha, A., Yaksh, T. L., & Svensson, C. I. (2010). Characterization of the acute and persistent pain state present in K/BxN serum transfer arthritis. *Pain, 151*(2), 394–403. https://doi.org/10.1016/j.pain.2010.07.030.

Clays, E., De Bacquer, D., Leynen, F., Kornitzer, M., Kittel, F., & De Backer, G. (2007). The impact of psychosocial factors on low back pain: Longitudinal results from the Belstress study. *Spine, 32*(2), 262–268. https://doi.org/10.1097/01.brs.0000251884.94821.c0.

Colloca, L., & Benedetti, F. (2005). Placebos and painkillers: Is mind as real as matter? *Nature reviews. Neuroscience, 6*(7), 545–552. https://doi.org/10.1038/nrn1705.

Colloca, L., Sigaudo, M., & Benedetti, F. (2008). The role of learning in nocebo and placebo effects. *Pain, 136*(1–2), 211–218. https://doi.org/10.1016/j.pain.2008.02.006.

Craig, A. D. (2009). How do you feel-now? The anterior insula and human awareness. *Nature Reviews. Neuroscience, 10*(1), 59–70. https://doi.org/10.1038/nrn2555.

Dahlhamer, J., Lucas, J., Zelaya, C., Nahin, R., Mackey, S., DeBar, L., Kerns, R., Von Korff, M., Porter, L., & Helmick, C. (2018). Prevalence of chronic pain and high-impact chronic pain among adults – United States, 2016. *MMWR. Morbidity and Mortality Weekly Report, 67*(36), 1001–1006. https://doi.org/10.15585/mmwr.mm6736a2.

Davis, K. D. (2011). Neuroimaging of pain: What does it tell us? *Current Opinion in Supportive and Palliative Care, 5*(2), 116–121. https://doi.org/10.1097/SPC.0b013e3283458f96.

Davis, O. C., & Price, T. J. (2023). Tiam1 creates a painful link between dendritic spine remodeling and NMDA receptors. *Neuron, 111*(13), 1993–1995. https://doi.org/10.1016/j.neuron.2023.06.001.

Derbyshire, S. W., Whalley, M. G., Stenger, V. A., & Oakley, D. A. (2004). Cerebral activation during hypnotically induced and imagined pain. *NeuroImage, 23*(1), 392–401. https://doi.org/10.1016/j.neuroimage.2004.04.03.

Dunbar, R. I., Baron, R., Frangou, A., Pearce, E., van Leeuwen, E. J., Stow, J., Partridge, G., MacDonald, I., Barra, V., & van Vugt, M. (2012). Social laughter is correlated with an elevated pain threshold. *Proceedings. Biological Sciences, 279*(1731), 1161–1167. https://doi.org/10.1098/rspb.2011.1373.

Eroglu, C., & Barres, B. A. (2010). Regulation of synaptic connectivity by glia. *Nature, 468*(7321), 223–231. https://doi.org/10.1038/nature09612.

Fang, X. X., Zhai, M. N., Zhu, M., He, C., Wang, H., Wang, J., & Zhang, Z. J. (2023). Inflammation in pathogenesis of chronic pain: Foe and friend. *Molecular Pain, 19*, 17448069231178176. https://doi.org/10.1177/17448069231178176.

Feinstein, J. S., Adolphs, R., Damasio, A., & Tranel, D. (2011). The human amygdala and the induction and experience of fear. *Current Biology, 21*(1), 34–38. https://doi.org/10.1016/j.cub.2010.11.042.

Finan, P. H., & Garland, E. L. (2015). The role of positive affect in pain and its treatment. *The Clinical Journal of Pain, 31*(2), 177–187. https://doi.org/10.1097/AJP.0000000000000092.

Fitzcharles, M. A., Cohen, S. P., Clauw, D. J., Littlejohn, G., Usui, C., & Häuser, W. (2021). Nociplastic pain: Towards an understanding of prevalent pain conditions. *Lancet (London, England), 397*(10289), 2098–2110. https://doi.org/10.1016/S0140-6736(21)00392-5.

Flor, H., Denke, C., Schaefer, M., & Grüsser, S. (2001). Effect of sensory discrimination training on cortical reorganisation and phantom limb pain. *Lancet (London, England), 357*(9270), 1763–1764. https://doi.org/10.1016/S0140-6736(00)04890-X.

France, C. R., Keefe, F. J., Emery, C. F., Affleck, G., France, J. L., Waters, S., Caldwell, D. S., Stainbrook, D., Hackshaw, K. V., & Edwards, C. (2004). Laboratory pain perception and clinical pain in post-menopausal women and age-matched men with osteoarthritis: Relationship to pain coping and hormonal status. *Pain, 112*(3), 274–281. https://doi.org/10.1016/j.pain.2004.09.007.

Fuchs, P. N., Peng, Y. B., Boyette-Davis, J. A., & Uhelski, M. L. (2014). The anterior cingulate cortex and pain processing. *Frontiers in Integrative Neuroscience, 8*, 35. https://doi.org/10.3389/fnint.2014.00035.

Galambos, A., Szabó, E., Nagy, Z., Édes, A. E., Kocsel, N., Juhász, G., & Kökönyei, G. (2019). A systematic review of structural and functional MRI studies on pain catastrophizing. *Journal of Pain Research, 12*, 1155–1178. https://doi.org/10.2147/JPR.S192246.

George, S. Z., Dannecker, E. A., & Robinson, M. E. (2006). Fear of pain, not pain catastrophizing, predicts acute pain intensity, but neither factor predicts tolerance or blood pressure reactivity: An experimental investigation in pain-free individuals. *European Journal of Pain (London, England), 10*(5), 457–465. https://doi.org/10.1016/j.ejpain.2005.06.007.

Geschwind, N., Meulders, M., Peters, M. L., Vlaeyen, J. W., & Meulders, A. (2015). Can experimentally induced positive affect attenuate generalization of fear of movement-related pain? *The Journal of Pain, 16*(3), 258–269. https://doi.org/10.1016/j.jpain.2014.12.003.

Ghilardi, J. R., Freeman, K. T., Jimenez-Andrade, J. M., Coughlin, K. A., Kaczmarska, M. J., Castaneda-Corral, G., Bloom, A. P., Kuskowski, M. A., & Mantyh, P. W. (2012). Neuroplasticity of sensory and sympathetic nerve fibers in a mouse model of a painful arthritic joint. *Arthritis and Rheumatism, 64*(7), 2223–2232. https://doi.org/10.1002/art.34385.

Giesecke, T., Gracely, R. H., Williams, D. A., Geisser, M. E., Petzke, F. W., & Clauw, D. J. (2005). The relationship between depression, clinical pain, and experimental pain in a chronic pain cohort. *Arthritis and Rheumatism, 52*(5), 1577–1584. https://doi.org/10.1002/art.21008.

Gifford, L. (1998). Pain, the tissues and the nervous system: A conceptual model. *Physiotherapy, 84*(1), 27–36. https://doi.org/10.1016/S0031-9406(05)65900-7.

Golia, M. T., Poggini, S., Alboni, S., Garofalo, S., Ciano Albanese, N., Viglione, A., Ajmone-Cat, M. A., St-Pierre, A., Brunello, N., Limatola, C., Branchi, I., & Maggi, L. (2019). Interplay between inflammation and neural plasticity: Both immune activation and suppression impair LTP and BDNF expression. *Brain, Behavior, and Immunity, 81*, 484–494. https://doi.org/10.1016/j.bbi.2019.07.003.

Grachev, I. D., Fredrickson, B. E., & Apkarian, V. A. (2000). Abnormal brain chemistry in chronic back pain: An in vivo proton magnetic resonance spectroscopy study. *Pain, 89*(1), 7–18. https://doi.org/10.1016/S0304-3959(00)00340-7.

Hansen, A. B., Skurtveit, S., Borchgrevink, P. C., Dale, O., Romundstad, P. R., Mahic, M., & Fredheim, O. M. (2015). Consumption of and satisfaction with health care among opioid users with chronic non-malignant pain. *Acta Anaesthesiologica Scandinavica, 59*(10), 1355–1366. https://doi.org/10.1111/aas.12568.

Hanssen, M. M., Peters, M. L., Vlaeyen, J. W. S., Meevissen, Y. M. C., & Vancleef, L. M. G. (2013). Optimism lowers pain: Evidence of the causal status and underlying mechanisms. *Pain, 154*(1), 53–58. https://doi.org/10.1016/j.pain.2012.08.006.

Hanssen, M. M., Vancleef, L. M., Vlaeyen, J. W., & Peters, M. L. (2014). More optimism, less pain! The influence of generalized and pain-specific expectations on experienced cold-pressor pain. *Journal of Behavioral Medicine, 37*(1), 47–58. https://doi.org/10.1007/s10865-012-9463-8.

Hardy, J. D., Wolff, H. G., & Goodell, H. (1950). Experimental evidence on the nature of cutaneous hyperalgesia. *The Journal of Clinical Investigation, 29*(1), 115–140. https://doi.org/10.1172/JCI102227.

Head, H. (1893). On disturbances of sensations with specific reference to the pain of visceral disease. *Brain, 16*, 1–132.

Head, H., & Holmes, G. (1911). Sensory disturbances from cerebral lesions. *Brain, 34*, 102–254. https://doi.org/10.1093/brain/34.2-3.102.

Hindmarch, T., Dalrymple, J., Smith, M., & Barclay, S. (2022). Spiritual interventions for cancer pain: a systematic review and narrative synthesis. *BMJ Supportive & Palliative Care, 12*(1), 1–9. https://doi.org/10.1136/bmjspcare-2021-003102.

Hinrichs-Rocker, A., Schulz, K., Järvinen, I., Lefering, R., Simanski, C., & Neugebauer, E. A. (2009). Psychosocial predictors and correlates for chronic post-surgical pain (CPSP) – a systematic review. *European Journal of Pain (London, England), 13*(7), 719–730. https://doi.org/10.1016/j.ejpain.2008.07.015.

Hirth, M., Rukwied, R., Gromann, A., Turnquist, B., Weinkauf, B., Francke, K., Albrecht, P., Rice, F., Hägglöf, B., Ringkamp, M., Engelhardt, M., Schultz, C., Schmelz, M., & Obreja, O. (2013). Nerve growth factor induces sensitization of nociceptors without evidence for increased intraepidermal nerve fiber density. *Pain, 154*(11), 2500–2511. https://doi.org/10.1016/j.pain.2013.07.036.

Horn, M. E., Alappattu, M. J., Gay, C. W., & Bishop, M. (2014). Fear of severe pain mediates sex differences in pain sensitivity responses to thermal stimuli. *Pain Research and Treatment, 2014*, 897953. https://doi.org/10.1155/2014/897953.

Hsieh, J. C., Belfrage, M., Stone-Elander, S., Hansson, P., & Ingvar, M. (1995). Central representation of chronic ongoing neuropathic pain studied by positron emission tomography. *Pain, 63*(2), 225–236. https://doi.org/10.1016/0304-3959(95)00048-W.

Jarvik, J. G., Hollingworth, W., Heagerty, P. J., Haynor, D. R., Boyko, E. J., & Deyo, R. A. (2005). Three-year incidence of low back pain in an initially asymptomatic cohort: Clinical and imaging risk factors. *Spine, 30*(13), 1541–1549. https://doi.org/10.1097/01.brs.0000167536.60002.87.

Ji, R. R., Kohno, T., Moore, K. A., & Woolf, C. J. (2003). Central sensitization and LTP: Do pain and memory share similar mechanisms? *Trends in Neurosciences, 26*(12), 696–705. https://doi.org/10.1016/j.tins.2003.09.017.

Kawai, K., Kawai, A. T., Wollan, P., & Yawn, B. P. (2017). Adverse impacts of chronic pain on health-related quality of life, work productivity, depression and anxiety in a community-based study. *Family Practice, 34*(6), 656–661. https://doi.org/10.1093/fampra/cmx034.

Kehlet, H., Jensen, T. S., & Woolf, C. J. (2006). Persistent postsurgical pain: Risk factors and prevention. *Lancet (London, England), 367*(9522), 1618–1625. https://doi.org/10.1016/S0140-6736(06)68700-X.

Keltner, J. R., Furst, A., Fan, C., Redfern, R., Inglis, B., & Fields, H. L. (2006). Isolating the modulatory effect of expectation on pain transmission: A functional magnetic resonance imaging study. *The Journal of Neuroscience: The Official Journal of the Society for Neuroscience, 26*(16), 4437–4443. https://doi.org/10.1523/JNEUROSCI.4463-05.2006.

Kieselbach, K., Koesling, D., Wabel, T., Frede, U., & Bozzaro, C. (2023). Chronischer Schmerz als existenzielle Herausforderung. *Schmerz, 37,* 116–122. https://doi.org/10.1007/s00482-022-00632-2.

Koyama, T., McHaffie, J. G., Laurienti, P. J., & Coghill, R. C. (2005). The subjective experience of pain: Where expectations become reality. *Proceedings of the National Academy of Sciences of the United States of America, 102*(36), 12950–12955. https://doi.org/10.1073/pnas.0408576102.

Kuchinad, A., Schweinhardt, P., Seminowicz, D. A., Wood, P. B., Chizh, B. A., & Bushnell, M. C. (2007). Accelerated brain gray matter loss in fibromyalgia patients: Premature aging of the brain? *The Journal of neuroscience: The Official Journal of the Society for Neuroscience, 27*(15), 4004–4007. https://doi.org/10.1523/JNEUROSCI.0098-07.2007.

Kroenke, K., Outcalt, S., Krebs, E., Bair, M. J., Wu, J., Chumbler, N., & Yu, Z. (2013). Association between anxiety, health-related quality of life and functional impairment in primary care patients with chronic pain. *General Hospital Psychiatry, 35*(4), 359–365. https://doi.org/10.1016/j.genhosppsych.2013.03.020.

Kuner, R., & Flor, H. (2016). Structural plasticity and reorganisation in chronic pain. *Nature Reviews. Neuroscience, 18*(1), 20–30. https://doi.org/10.1038/nrn.2016.162.

Labrakakis, C. (2023). The Role of the Insular Cortex in Pain. *International Journal of Molecular Sciences, 24*(6), 5736. https://doi.org/10.3390/ijms24065736.

Levine, J. D., Gordon, N. C., Smith, R., & Fields, H. L. (1981). Analgesic responses to morphine and placebo in individuals with postoperative pain. *Pain, 10*(3), 379–389. https://doi.org/10.1016/0304-3959(81)90099-3.

Levine, J. D., Gordon, N. C., Smith, R., & Fields, H. L. (1982). Post-operative pain: Effect of extent of injury and attention. *Brain Research, 234*(2), 500–504. https://doi.org/10.1016/0006-8993(82)90894-0.

Linton, S. J., Buer, N., Vlaeyen, J., & Hellsing, A. L. (2000). Are fear-avoidance beliefs related to the inception of an episode of back pain? A prospective study. *Psychology & health, 14*(6), 1051–1059. https://doi.org/10.1080/08870440008407366.

Livneh, Y., & Andermann, M. L. (2021). Cellular activity in insular cortex across seconds to hours: Sensations and predictions of bodily states. *Neuron, 109*(22), 3576–3593. https://doi.org/10.1016/j.neuron.2021.08.036.

Lorenz, J., Minoshima, S., & Casey, K. L. (2003). Keeping pain out of mind: The role of the dorsolateral prefrontal cortex in pain modulation. *Brain: A Journal of Neurology, 126*(Pt 5), 1079–1091. https://doi.org/10.1093/brain/awg102.

Lorenz, J., Hauck, M., Paur, R. C., Nakamura, Y., Zimmermann, R., Bromm, B., & Engel, A. K. (2005). Cortical correlates of false expectations during pain intensity judgments–a possible manifestation of placebo/nocebo cognitions. *Brain, Behavior, and Immunity, 19*(4), 283–295. https://doi.org/10.1016/j.bbi.2005.03.010.

Lu, C., Yang, T., Zhao, H., Zhang, M., Meng, F., Fu, H., Xie, Y., & Xu, H. (2016). Insular Cortex is Critical for the Perception, Modulation, and Chronification of Pain. *Neuroscience bulletin, 32*(2), 191–201. https://doi.org/10.1007/s12264-016-0016-y.

Ma, Q. (2022). A functional subdivision within the somatosensory system and its implications for pain research. *Neuron, 110*(5), 749–769. https://doi.org/10.1016/j.neuron.2021.12.015.

Makin, T. R., Scholz, J., Filippini, N., Henderson Slater, D., Tracey, I., & Johansen-Berg, H. (2013). Phantom pain is associated with preserved structure and function in the former hand area. *Nature Communications, 4,* 1570. https://doi.org/10.1038/ncomms2571.

Mazzola, L., Isnard, J., Peyron, R., Guénot, M., & Mauguière, F. (2009). Somatotopic organization of pain responses to direct electrical stimulation of the human insular cortex. *Pain, 146*(1–2), 99–104. https://doi.org/10.1016/j.pain.2009.07.014.

Merikle, P. M., Smilek, D., & Eastwood, J. D. (2001). Perception without awareness: Perspectives from cognitive psychology. *Cognition, 79*(1–2), 115–134. https://doi.org/10.1016/s0010-0277(00)00126-8.

Meulders, A., Meulders, M., & Vlaeyen, J. W. (2014). Positive affect protects against deficient safety learning during extinction of fear of movement-related pain in healthy individuals scoring relatively high on trait anxiety. *The Journal of Pain, 15*(6), 632–644. https://doi.org/10.1016/j.jpain.2014.02.009.

Meyer, T., Cooper, J., & Raspe, H. (2007). Disabling low back pain and depressive symptoms in the community-dwelling elderly: A prospective study. *Spine, 32*(21), 2380–2386. https://doi.org/10.1097/BRS.0b013e3181557955.

Moseley L. (2002). Combined physiotherapy and education is efficacious for chronic low back pain. *The Australian Journal of Physiotherapy, 48*(4), 297–302. https://doi.org/10.1016/s0004-9514(14)60169-0.

Moseley, G. L., & Arntz, A. (2007). The context of a noxious stimulus affects the pain it evokes. *Pain, 133*(1–3), 64–71. https://doi.org/10.1016/j.pain.2007.03.002.

Müller-Busch, H.-C- (2019). Kulturgeschichte des Schmerzes. https://www.schmerzgesellschaft.de/patienteninformationen/entwicklung-der-schmerzmedizin/kulturgeschichte-des-schmerzes Zugigriffen: 12. 03.2024.

Neugebauer, V. (2015). Amygdala pain mechanisms. *Handbook of Experimental Pharmacology, 227*, 261–284. https://doi.org/10.1007/978-3-662-46450-2_13.

Nicholas, M., Vlaeyen, J. W. S., Rief, W., Barke, A., Aziz, Q., Benoliel, R., Cohen, M., Evers, S., Giamberardino, M. A., Goebel, A., Korwisi, B., Perrot, S., Svensson, P., Wang, S. J., Treede, R. D., Taskforce, I. A. S. P., & for the Classification of Chronic Pain,. (2019). The IASP classification of chronic pain for ICD-11: Chronic primary pain. *Pain, 160*(1), 28–37. https://doi.org/10.1097/j.pain.0000000000001390.

Ohara, S., Crone, N. E., Weiss, N., Vogel, H., Treede, R. D., & Lenz, F. A. (2004). Attention to pain is processed at multiple cortical sites in man. *Experimental Brain Research, 156*(4), 513–517. https://doi.org/10.1007/s00221-004-1885-2.

Ong, W. Y., Stohler, C. S., & Herr, D. R. (2019). Role of the prefrontal cortex in pain processing. *Molecular Neurobiology, 56*(2), 1137–1166. https://doi.org/10.1007/s12035-018-1130-9.

Payne, R. (2000). Limitations of NSAIDs for pain management: Toxicity or lack of efficacy? *The Journal of Pain, 1*(3 Suppl), 14–18. https://doi.org/10.1054/jpai.2000.16611.

Peters, M. L., Sommer, M., de Rijke, J. M., Kessels, F., Heineman, E., Patijn, J., Marcus, M. A., Vlaeyen, J. W., & van Kleef, M. (2007). Somatic and psychologic predictors of long-term unfavorable outcome after surgical intervention. *Annals of Surgery, 245*(3), 487–494. https://doi.org/10.1097/01.sla.0000245495.79781.65.

Peters, M. L. (2015). Emotional and cognitive influences on pain experience. *Modern Trends in Pharmacopsychiatry, 30*, 138–152. https://doi.org/10.1159/000435938.

Petrovic, P., Dietrich, T., Fransson, P., Andersson, J., Carlsson, K., & Ingvar, M. (2005). Placebo in emotional processing–induced expectations of anxiety relief activate a generalized modulatory network. *Neuron, 46*(6), 957–969. https://doi.org/10.1016/j.neuron.2005.05.023.

Peyron, R., Laurent, B., & García-Larrea, L. (2000). Functional imaging of brain responses to pain. A review and meta-analysis. *Neurophysiologie Clinique = Clinical Neurophysiology, 30*(5), 263–288. https://doi.org/10.1016/s0987-7053(00)00227-6.

Pfeiffer, F., & Luomajoki, H. (2015). The pain is in the brain : Die Rolle des Gehirns bei chronischen Rückenschmerzen. *pt Zeitschrift für Physiotherapeuten, 67*(10), 30–38. https://doi.org/10.21256/zhaw-4844.

Phelps, C. E., Navratilova, E., & Porreca, F. (2021). Cognition in the chronic pain experience: Preclinical insights. *Trends in Cognitive Sciences, 25*(5), 365–376. https://doi.org/10.1016/j.tics.2021.01.001.

Picavet, H. S., Vlaeyen, J. W., & Schouten, J. S. (2002). Pain catastrophizing and kinesiophobia: Predictors of chronic low back pain. *American Journal of Epidemiology, 156*(11), 1028–1034. https://doi.org/10.1093/aje/kwf136.

Piccoliori, G., Engl, A., Gatterer, D., Sessa, E., in der Schmitten, J., & Abholz, H. H. (2013). Management of low back pain in general practice – is it of acceptable quality: An observational study among 25 general practices in South Tyrol (Italy). *BMC Family Practice, 14*, 148. https://doi.org/10.1186/1471-2296-14-148.

Ploghaus, A., Narain, C., Beckmann, C. F., Clare, S., Bantick, S., Wise, R., Matthews, P. M., Rawlins, J. N., & Tracey, I. (2001). Exacerbation of pain by anxiety is associated with activity in a hippocampal network. *The Journal of Neuroscience: The Official Journal of the Society for Neuroscience, 21*(24), 9896–9903. https://doi.org/10.1523/JNEUROSCI.21-24-09896.2001.

Porro, C. A., Baraldi, P., Pagnoni, G., Serafini, M., Facchin, P., Maieron, M., & Nichelli, P. (2002). Does anticipation of pain affect cortical nociceptive systems? *The Journal of Neuroscience: The Official Journal of the Society for Neuroscience, 22*(8), 3206–3214. https://doi.org/10.1523/JNEUROSCI.22-08-03206.2002.

Price, D. D. (2002). Central neural mechanisms that interrelate sensory and affective dimensions of pain. *Molecular Interventions, 2*(6), 392 339. https://doi.org/10.1124/mi.2.6.392.

Price, D. D., Craggs, J., Verne, G. N., Perlstein, W. M., & Robinson, M. E. (2007). Placebo analgesia is accompanied by large reductions in pain-related brain activity in irritable bowel syndrome patients. *Pain, 127*(1–2), 63–72. https://doi.org/10.1016/j.pain.2006.08.001.

Raij, T. T., Numminen, J., Närvänen, S., Hiltunen, J., & Hari, R. (2005). Brain correlates of subjective reality of physically and psychologically induced pain. *Proceedings of the National Academy of Sciences of the United States of America, 102*(6), 2147–2151. https://doi.org/10.1073/pnas.0409542102.

Rainville, P., Duncan, G. H., Price, D. D., Carrier, B., & Bushnell, M. C. (1997). Pain affect encoded in human anterior cingulate but not somatosensory cortex. *Science, 277*(5328), 968–971. https://doi.org/10.1126/science.277.5328.968.

Ramachandran, V. S., & Rogers-Ramachandran, D. (1996). Synaesthesia in phantom limbs induced with mirrors. *Proceedings. Biological sciences, 263*(1369), 377–386. https://doi.org/10.1098/rspb.1996.0058.

Reid, M. C., Williams, C. S., & Gill, T. M. (2003). The relationship between psychological factors and disabling musculoskeletal pain in community-dwelling older persons. *Journal of the American Geriatrics Society, 51*(8), 1092–1098. https://doi.org/10.1046/j.1532-5415.2003.51357.x.

Reid, K. J., Harker, J., Bala, M. M., Truyers, C., Kellen, E., Bekkering, G. E., & Kleijnen, J. (2011). Epidemiology of chronic non-cancer pain in Europe: Narrative review of prevalence, pain treatments and pain impact. *Current Medical Research and Opinion, 27*(2), 449–462. https://doi.org/10.1185/03007995.2010.545813.

Rice, A. S. C., Smith, B. H., & Blyth, F. M. (2016). Pain and the global burden of disease. *Pain, 157*(4), 791–796. https://doi.org/10.1097/j.pain.0000000000000454.

Romanelli, R. J., Shah, S. N., Ikeda, L., Lynch, B., Craig, T. L., Cappelleri, J. C., Jukes, T., & Ishisaka, D. (2017). Patient characteristics and healthcare utilization of a chronic pain population within an integrated healthcare system. *The American Journal of Managed Care, 23*(2), e50–e56.

Roy, M., Lebuis, A., Peretz, I., & Rainville, P. (2011). The modulation of pain by attention and emotion: A dissociation of perceptual and spinal nociceptive processes. *European Journal of Pain (London, England), 15*(6), 641.e1–10. https://doi.org/10.1016/j.ejpain.2010.11.013.

Saab, C. (2013). Visualizing the complex brain dynamics of chronic pain. *Journal of Neuroimmune Pharmacology: The Official Journal of the Society on NeuroImmune Pharmacology, 8*(3), 510–517. https://doi.org/10.1007/s11481-012-9378-8.

Scholz, J., & Woolf, C. J. (2007). The neuropathic pain triad: Neurons, immune cells and glia. *Nature Neuroscience, 10*(11), 1361–1368. https://doi.org/10.1038/nn1992.

Seifert, F., & Maihöfner, C. (2011). Functional and structural imaging of pain-induced neuroplasticity. *Current Opinion in Anaesthesiology, 24*(5), 515–523. https://doi.org/10.1097/ACO.0b013e32834a1079.

Seminowicz, D. A., Wideman, T. H., Naso, L., Hatami-Khoroushahi, Z., Fallatah, S., Ware, M. A., Jarzem, P., Bushnell, M. C., Shir, Y., Ouellet, J. A., & Stone, L. S. (2011). Effective treatment of chronic low back pain in humans reverses abnormal brain anatomy and function. *The Journal of Neuroscience: The Official Journal of the Society for Neuroscience, 31*(20), 7540–7550. https://doi.org/10.1523/JNEUROSCI.5280-10.2011.

Shirvalkar, P., Prosky, J., Chin, G., Ahmadipour, P., Sani, O. G., Desai, M., Schmitgen, A., Dawes, H., Shanechi, M. M., Starr, P. A., & Chang, E. F. (2023). First-in-human prediction of chronic pain state using intracranial neural biomarkers. *Nature Neuroscience, 26*(6), 1090–1099. https://doi.org/10.1038/s41593-023-01338-z.

Sipilä, R. M., Haasio, L., Meretoja, T. J., Ripatti, S., Estlander, A. M., & Kalso, E. A. (2017). Does expecting more pain make it more intense? Factors associated with the first week pain trajectories after breast cancer surgery. *Pain, 158*(5), 922–930. https://doi.org/10.1097/j.pain.0000000000000859.

Smallwood, R. F., Laird, A. R., Ramage, A. E., Parkinson, A. L., Lewis, J., Clauw, D. J., Williams, D. A., Schmidt-Wilcke, T., Farrell, M. J., Eickhoff, S. B., & Robin, D. A. (2013). Structural brain anomalies and chronic pain: A quantitative meta-analysis of gray matter volume. *The Journal of Pain, 14*(7), 663–675. https://doi.org/10.1016/j.jpain.2013.03.001.

Streit, W. J., Graeber, M. B., & Kreutzberg, G. W. (1988). Functional plasticity of microglia: A review. *Glia, 1*(5), 301–307. https://doi.org/10.1002/glia.440010502.

Stuber, M., Hilber, S. D., Mintzer, L. L., Castaneda, M., Glover, D., & Zeltzer, L. (2009). Laughter, humor and pain perception in children: A pilot study. *Evidence-Based Complementary and Alternative Medicine: ECAM, 6*(2), 271–276. https://doi.org/10.1093/ecam/nem097.

Sturgeon, J. A., & Zautra, A. J. (2013). Psychological resilience, pain catastrophizing, and positive emotions: Perspectives on comprehensive modeling of individual pain adaptation. *Current Pain and Headache Reports, 17*(3), 317. https://doi.org/10.1007/s11916-012-0317-4.

Sullivan, M. J., Thorn, B., Haythornthwaite, J. A., Keefe, F., Martin, M., Bradley, L. A., & Lefebvre, J. C. (2001). Theoretical perspectives on the relation between catastrophizing and pain. *The Clinical Journal of Pain, 17*(1), 52–64. https://doi.org/10.1097/00002508-200103000-00008.

Tajerian, M., Hung, V., Nguyen, H., Lee, G., Joubert, L. M., Malkovskiy, A. V., Zou, B., Xie, S., Huang, T. T., & Clark, J. D. (2018). The hippocampal extracellular matrix regulates pain and memory after injury. *Molecular Psychiatry, 23*(12), 2302–2313. https://doi.org/10.1038/s41380-018-0209-z.

Teutsch, S., Herken, W., Bingel, U., Schoell, E., & May, A. (2008). Changes in brain gray matter due to repetitive painful stimulation. *NeuroImage, 42*(2), 845–849. https://doi.org/10.1016/j.neuroimage.2008.05.044.

Theunissen, M., Peters, M. L., Bruce, J., Gramke, H. F., & Marcus, M. A. (2012). Preoperative anxiety and catastrophizing: A systematic review and meta-analysis of the association with chronic postsurgical pain. *The Clinical Journal of Pain, 28*(9), 819–841. https://doi.org/10.1097/AJP.0b013e31824549d6.

Tiemann, L., May, E. S., Postorino, M., Schulz, E., Nickel, M. M., Bingel, U., & Ploner, M. (2015). Differential neurophysiological correlates of bottom-up and top-down modulations of pain. *Pain, 156*(2), 289–296. https://doi.org/10.1097/01.j.pain.0000460309.94442.44.

Thompson, P. M., Hayashi, K. M., de Zubicaray, G., Janke, A. L., Rose, S. E., Semple, J., Herman, D., Hong, M. S., Dittmer, S. S., Doddrell, D. M., & Toga, A. W. (2003). Dynamics of gray matter loss in Alzheimer's disease. *The Journal of Neuroscience: The Official Journal of the Society for Neuroscience, 23*(3), 994–1005. https://doi.org/10.1523/JNEUROSCI.23-03-00994.2003.

Tracey, I., & Mantyh, P. W. (2007). The cerebral signature for pain perception and its modulation. *Neuron, 55*(3), 377–391. https://doi.org/10.1016/j.neuron.2007.07.012.

Tracey, I., & Bushnell, M. C. (2009). How neuroimaging studies have challenged us to rethink: Is chronic pain a disease? *The Journal of Pain, 10*(11), 1113–1120. https://doi.org/10.1016/j.jpain.2009.09.001.

Tracey, W. D. Jr. (2017). Nociception. *Current Biology, 27*(4), R129–R133. https://doi.org/10.1016/j.cub.2017.01.037.

Treede, R. D., Rief, W., Barke, A., Aziz, Q., Bennett, M. I., Benoliel, R., Cohen, M., Evers, S., Finnerup, N. B., First, M. B., Giamberardino, M. A., Kaasa, S., Kosek, E., Lavand'homme, P., Nicholas, M., Perrot, S., Scholz, J., Schug, S., Smith, B. H., … Wang, S. J. (2015). A classification of chronic pain for ICD-11. *Pain, 156*(6), 1003–1007. https://doi.org/10.1097/j.pain.0000000000000160.

Treede, R. D., Rief, W., Barke, A., Aziz, Q., Bennett, M. I., Benoliel, R., Cohen, M., Evers, S., Finnerup, N. B., First, M. B., Giamberardino, M. A., Kaasa, S., Korwisi, B., Kosek, E., Lavand'homme, P., Nicholas, M., Perrot, S., Scholz, J., Schug, S., … Wang, S. J. (2019). Chronic pain as a symptom or a disease: The IASP classification of chronic pain for the International Classification of Diseases (ICD-11). *Pain, 160*(1), 19–27. https://doi.org/10.1097/j.pain.0000000000001384.

van Hecke, O., Torrance, N., & Smith, B. H. (2013). Chronic pain epidemiology – where do lifestyle factors fit in? *British Journal of Pain, 7*(4), 209–217. https://doi.org/10.1177/2049463713493264.

van Middendorp, H., Lumley, M. A., Jacobs, J. W., Bijlsma, J. W., & Geenen, R. (2010). The effects of anger and sadness on clinical pain reports and experimentally-induced pain thresholds in women with and without fibromyalgia. *Arthritis Care & Research, 62*(10), 1370–1376. https://doi.org/10.1002/acr.20230.

Vandael, K., Meulders, M., Mühlen, K. Z., Peters, M., & Meulders, A. (2022). Increased positive affect is associated with less generalization of pain-related avoidance. *Behaviour Research and Therapy, 158*, 104199. https://doi.org/10.1016/j.brat.2022.104199.

Vase, L., Robinson, M. E., Verne, N. G., & Price, D. D. (2005). Increased placebo analgesia over time in irritable bowel syndrome (IBS) patients is associated with desire and expectation but not endogenous opioid mechanisms. *Pain, 115*(3), 338–347. https://doi.org/10.1016/j.pain.2005.03.014.

Villemure, C., & Bushnell, C. M. (2002). Cognitive modulation of pain: How do attention and emotion influence pain processing? *Pain, 95*(3), 195–199. https://doi.org/10.1016/S0304-3959(02)00007-6.

Vlaeyen, J. W. S., & Linton, S. J. (2012). Fear-avoidance model of chronic musculoskeletal pain: 12 years on. *Pain, 153*(6), 1144–1147. https://doi.org/10.1016/j.pain.2011.12.009.

Wager, T. D., Rilling, J. K., Smith, E. E., Sokolik, A., Casey, K. L., Davidson, R. J., Kosslyn, S. M., Rose, R. M., & Cohen, J. D. (2004). Placebo-induced changes in FMRI in the anticipation and experience of pain. *Science (New York, N.Y.), 303*(5661), 1162–1167. https://doi.org/10.1126/science.1093065.

Wijma, A. J., van Wilgen, C. P., Meeus, M., & Nijs, J. (2016). Clinical biopsychosocial physiotherapy assessment of patients with chronic pain: The first step in pain neuroscience education. *Physiotherapy Theory and Practice, 32*(5), 368–384. https://doi.org/10.1080/09593985.2016.1194651.

Woller, S. A., Eddinger, K. A., Corr, M., & Yaksh, T. L. (2017). An overview of pathways encoding nociception. *Clinical and Experimental Rheumatology, 35 Suppl 107*(5), 40–46. https://www.ncbi.nlm.nih.gov/pmc/articles/PMC6636838/pdf/nihms-1021663.pdf.

Woolf, C. J. (1983). Evidence for a central component of post-injury pain hypersensitivity. *Nature, 306*(5944), 686–688. https://doi.org/10.1038/306686a0.

Woolf, C. J., & Salter, M. W. (2000). Neuronal plasticity: Increasing the gain in pain. *Science (New York, N.Y.), 288*(5472), 1765–1769. https://doi.org/10.1126/science.288.5472.1765.

Wörz, R., Horlemann, J., & Müller-Schwefe, G. H. H. (2022). Schmerz in der Sprache Konzeptionen und Definitionen. *Schmerzmedizin, 38*(3), 48–51. https://doi.org/10.1007/s00940-022-3351-2.

Xiao, X., & Zhang, Y. Q. (2018). A new perspective on the anterior cingulate cortex and affective pain. *Neuroscience and Biobehavioral Reviews, 90*, 200–211. https://doi.org/10.1016/j.neubiorev.2018.03.022.

Yang, S., & Chang, M. C. (2019). Chronic pain: Structural and functional changes in brain structures and associated negative affective states. *International Journal of Molecular Sciences, 20*(13), 3130. https://doi.org/10.3390/ijms20133130.

Zheng, Q., Dong, X., Green, D. P., & Dong, X. (2022). Peripheral mechanisms of chronic pain. *Medical Review, 2*(3), 251–270. https://doi.org/10.1515/mr-2022-0013.

Zhuo, M., Wu, G., & Wu, L. J. (2011). Neuronal and microglial mechanisms of neuropathic pain. *Molecular Brain, 4*, 31. https://doi.org/10.1186/1756-6606-4-31.

Zubieta, J. K., Bueller, J. A., Jackson, L. R., Scott, D. J., Xu, Y., Koeppe, R. A., Nichols, T. E., & Stohler, C. S. (2005). Placebo effects mediated by endogenous opioid activity on mu-opioid receptors. *The Journal of Neuroscience: The Official Journal of the Society for Neuroscience, 25*(34), 7754–7762. https://doi.org/10.1523/JNEUROSCI.0439-05.2005.

Zunhammer, M., Spisák, T., Wager, T. D., Bingel, U., & Placebo Imaging Consortium (2021). Meta-analysis of neural systems underlying placebo analgesia from individual participant fMRI data. *Nature Communications, 12*(1), 1391. https://doi.org/10.1038/s41467-021-21179-3.

Zweyer, K., Velker, B., & Ruch, W. (2004). Do cheerfulness, exhilaration, and humor production moderate pain tolerance? A FACS study. *Humor: International Journal of Humor Research, 17*(1–2), 85–119. https://doi.org/10.1515/humr.2004.009.

# Das postural-strukturell-biomechanische (PSB) Modell

**4**

### Zusammenfassung

Physiotherapeuten und Ärzte verwenden traditionell das postural-strukturell-biomechanische (PSB)-Modell und sehen häufig in Funktionsdefiziten, wie eine verminderte Beweglichkeit oder in Haltungs- und Bewegungsasymmetrien, die Schmerzursache ihrer Patienten. Der Eindruck der Kausalität entsteht, wenn durch die Untersuchung zwei gleichzeitig existierende Parameter, wie Schmerz und beispielsweise eine übermäßige LWS-Lordose, festgestellt werden. Entgegen landläufigen Meinungen sind jedoch diese vermeintlichen Defizite weder die Ursache noch ein Risikofaktor für die Schmerzentstehung. Sie sind oft entweder ein Treiber oder die Folge eines schmerzhaften Zustands oder eine variable Ausprägung des Normalen, die bei asymptomatischen Menschen ähnlich häufig vorkommt, wie bei symptomatischen Patienten. Die Pathologisierung des Normalen könnte zu Fehlschlüssen und reduzierter Aufklärungs- und Therapiewirksamkeit führen.

Das PSB-Modell spielt eine zentrale Rolle in der Physiotherapie und manuellen Medizin. Es basiert auf der Annahme, dass Haltungsfehler, strukturelle Abweichungen und biomechanische Dysfunktionen, die primären Ursachen für Schmerzen und Funktionsstörungen des Bewegungsapparates sind.

- Posturale Faktoren: Die Haltung des Körpers in Ruhe und Bewegung wird als entscheidend für die Vermeidung von Überlastungen und Fehlbelastungen betrachtet. Abweichungen von einer optimalen Haltung werden als Risikofaktoren für Schmerzen und Verletzungen gesehen und sollten korrigiert werden.
- Strukturelle Faktoren: Anatomische Anomalien, wie Gelenkfehlstellungen, Knochen- oder Sehnendegenerationen, Bandscheibenvorfälle und andere im MRT nachweisbare Auffälligkeiten, werden als Ursachen für Schmerzen angesehen.

- Biomechanische Faktoren: Hier stehen Bewegungsmuster und Belastungen, die auf die Gelenke und Weichteile einwirken, im Fokus. Eine fehlerhafte Biomechanik wird als Ursache für Verschleiß, Verletzungen und Schmerzen betrachtet.

Dieses Modell betont die Bedeutung der korrekten Ausrichtung und Balance des Körpers, um eine optimale Funktion zu gewährleisten und Schmerzen zu verhindern oder zu minimieren. Jedoch hat sich in den letzten Jahren die Evidenzlage verändert, was zu einer zunehmenden Kritik und einem Paradigmenwechsel geführt hat. Dr. Eyal Lederman, ein prominenter Physiotherapeut und Forscher, hat maßgeblich zu dieser Diskussion beigetragen (Lederman, 2011). In den letzten Jahren hat eine zunehmende Zahl von Studien und klinischen Beobachtungen Zweifel an der ausschließlichen Gültigkeit der PSB-Modells aufkommen lassen. Kritiker des postural-strukturell-biomechanischen Ansatzes argumentieren, dass biomechanische Faktoren zwar eine Rolle spielen können, aber nicht die alleinigen oder primären Ursachen für die Schmerzentstehung sind. Stattdessen wird vorgeschlagen, dass eine Vielzahl von biologischen, psychologischen und sozialen Faktoren zu diesen Beschwerden beiträgt. Das bio-psycho-soziale Modell (BPSM) fordert eine ganzheitliche Betrachtung des Patienten, bei der nicht nur die körperlichen Strukturen, sondern auch psychologische Zustände, soziale Umstände und individuelle Lebensgeschichten berücksichtigt werden. Und selbst wenn der biologische Teil des BPSM der dominante Treiber ist, sollte kritisch hinterfragt werden, ob die vermuteten posturalen, strukturellen und biomechanischen Defizite tatsächlich eine relevante Rolle bei der Entstehung von Schmerz spielen.

In diesem Kapitel werden Mythen und Forschungsergebnisse zu unterschiedlichen PSB-Faktoren zusammengefasst. Ziel ist es, ein tieferes Verständnis dafür zu entwickeln, warum ein ganzheitlicher Ansatz, der die Komplexität des menschlichen Körpers und seiner Beschwerden berücksichtigt, in der modernen Physiotherapie zunehmend an Bedeutung gewinnt. Womöglich sind viele als Funktionsdefizit postulierten Auffälligkeiten gar nicht defizitär. Der Begriff *Funktionsdefizit* besitzt eine negative Wertung, für die es zunächst keinen Nachweis gibt. Es kann häufig nicht nachgewiesen werden, dass eine Auffälligkeit, z. B. eine verminderte Beweglichkeit, gut oder schlecht ist. Dennoch fallen Hypothesen nach eingehenden Untersuchungen häufig wertend aus. Empfehlenswert wäre der Begriff *Funktionsunterschied* oder *Funktionsdifferenz*. Dieser impliziert zwar einen Unterschied, der aber nicht negativ, schlecht oder ungesund sein muss. Auch der Begriff *Asymmetrie* impliziert, auch wenn er keine direkte negative Wertung beinhaltet, eine Abweichung von der Norm. Da das Wort *Symmetrie* durch den Präfix *A*- verändert wird, impliziert allein der sprachliche Gebrauch, dass die Asymmetrie ein Abweichen sei und die Symmetrie die Regel. Weitere Beispiele hierfür wären *normal/un-normal* oder *typisch/a-typisch*.

Neue Forschungsergebnisse deuten darauf hin, dass viele vermeintliche Funktionsdefizite kein Risikofaktor für die Schmerzentstehung und durchaus normal sind (Lederman, 2011). Somit lassen sich viele Annahmen und Mythen wissenschaftlich widerlegen. Bei den zahlreichen als Funktionsdefizit gewerteten

Auffälligkeiten oder Seitenunterschieden könnte durch ein Perspektivenwechsel die Frage aufkommen, ob die Asymmetrie nicht vielleicht sogar die Norm sei, und die Symmetrie die Ausnahme.

## Das vermeintliche Defizit

Person A besitzt ein Auto, Person B nicht. Oberflächlich betrachtet scheint B ein Defizit zu haben. Beide verdienen monatlich 2500 EUR netto, doch A zahlt 600 EUR für den Autounterhalt. Wer hat nun ein Defizit? Person B hat zwar kein Auto, aber mehr finanzielle Flexibilität. Bedeutet mehr von etwas zu besitzen, nicht auch mehr Ressourcen verwenden, gar verschwenden zu müssen, um diesen Besitz aufrecht zu erhalten? Gleicht evtl. nicht dieser Ressourceneinsatz einem Defizit? Dies wirft die Frage auf: Ist mehr Besitz tatsächlich vorteilhaft, wenn er kontinuierlichen Ressourceneinsatz erfordert? Die Antwort liegt im individuellen Bedarf. Benötigt Person A das Auto für Arbeit oder seine Lebensqualität, sind die Kosten für ihn ressourcenverwendend, vielleicht sogar ressourcenverbrauchend, aber nicht ressourcenverschwendend. Für Person B, der kein Auto braucht, stellt der Nichtbesitz wiederum auch kein Defizit dar. Zwei Menschen haben hier unterschiedliches Eigentum, jedoch kein Defizit. Dieses Prinzip lässt sich auf den Sport übertragen. Athleten verschiedener Disziplinen entwickeln spezifische Eigenschaften entsprechend ihrer Anforderungen. Ein Handballer benötigt beispielsweise keine symmetrische Schulter-Innenrotation. Ähnlich wie ein Sportwagen keinen großen Innenraum braucht – sein *Defizit* ist tatsächlich ein Vorteil für seine Geschwindigkeit. Diese Spezialisierung beschränkt sich nicht auf Leistungssport. Jeder Mensch weist Seitenunterschiede auf, oft bedingt durch asymmetrische Belastungen im Alltag, Beruf oder Sport. Asymmetrien sind nicht nur normal und unvermeidbar, sondern oft notwendig für spezifische Leistungen. Was oberflächlich als Defizit erscheint, kann in Wirklichkeit eine Anpassung an individuelle Anforderungen und somit ein Vorteil sein. ◀

Im Folgenden gibt es eine vollständige Analyse zu vermeintlich schmerzverursachenden oder vermeintlich mit Schmerz in Verbindung stehenden biomechanischen Defiziten (?), Asymmetrien (?), Auffälligkeiten (?), Funktionsdifferenzen (!).

## 4.1 Haltungsdefizite

Das Thema der vermeintlich falschen Haltung erhält in der Physiotherapie besondere Aufmerksamkeit. Therapeuten identifizieren oft eine auffällige Körperhaltung als potenzielle Ursache für Rücken- oder Nackenbeschwerden. Beispielsweise wird bei der Untersuchung eines Patienten mit Nackenschmerzen eine ausgeprägte Anteroposition des Kopfes festgestellt, die als mögliche Schmerzursache angesehen wird.

Dass gewisse Haltungen in gewissen Situationen unter gewissen Umständen mit Beschwerden zusammenhängen können, geht schon allein aus der individuellen Erfahrung eines jeden Menschen hervor, der sich nach Veränderung der Haltung bei der PC-Arbeit komfortabler gefühlt hat. Alle vermeintlichen Defizite, wie auch die Haltungsdefizite, können bei entsprechender Korrelation mit Schmerz drei unterschiedliche Wirkungsebenen besitzen.

Das Korrelat kann entweder die Ursache, ein Treiber, oder die Folge sein, welche je nachdem entsprechend formuliert werden sollten.

1. Ursache: „Diese Haltung führt zu Schmerzen."
2. Treiber: „Diese Haltung unterhält/fördert die Schmerzen."
3. Folge: „Diese Haltung entsteht durch die Schmerzen."

Wie wahrscheinlich sind diese Aussagen jeweils? Werden möglicherweise zwei Parameter (Haltung und Schmerz) gemeinsam beschrieben, die aber miteinander mechanistisch nicht direkt zusammenhängen, durch dessen Untersuchung und gleichzeitiger Feststellung aber der Eindruck eines situativen Zusammenhangs entsteht? Die Annahme, dass eine einzelne Körperhaltung, wie etwa eine ausgeprägte Anteroposition des Kopfes, die alleinige Ursache für Schmerzen darstellt, lässt sich durch das folgende Gedankenexperiment kritisch hinterfragen:

Betrachtet man ein Modell, das nur sechs Domänen umfasst: muskuloskelettale, neurophysiologische, kognitive, motivationale, soziale und genetische Faktoren. Innerhalb jeder dieser Domänen könnten zehn potenzielle Auffälligkeiten definiert werden. Im muskuloskelettalen Bereich ließen sich beispielsweise Kraft-, Mobilitäts-, Flexibilitäts-, Ausdauer-, Haltungs-, Achsen-, Bewegungskontroll-, Stabilitäts-, Belastungs- und Regenerationsdefizite anführen. Dieses hypothetische Konstrukt eröffnet bereits 60 mögliche Schmerzquellen. Berücksichtigt man nun, dass jede dieser Ursachen in verschiedenen Ausprägungen auftreten kann – der Einfachheit halber drei – so erweitert sich das Spektrum auf 180 potenzielle schmerzauslösenden Anomalien.

Unter der vereinfachenden Annahme einer Gleichgewichtung aller Faktoren ergibt sich folgende Erkenntnis: Die Wahrscheinlichkeit, dass die Anteroposition des Kopfes die alleinige Ursache für Schmerzen darstellt, beläuft sich auf lediglich 1/180, also weniger als ein Prozent. Diese quantitative Betrachtung entlarvt die Aussage „Ihre Schmerzen resultieren aus Ihrer Kopfhaltung." als logisch unhaltbar, da sie die multifaktorielle Natur der Schmerzentstehung außer Acht lässt. Es besteht die Gefahr, dass eine übermäßige Fokussierung auf einzelne, möglicherweise nur geringfügig beitragende Faktoren den Blick für das Gesamtbild verzerrt und trübt. Zwar kann die Untersuchung einzelner Komponenten dazu beitragen, das komplexe Puzzle des Schmerzes Stück für Stück zu vervollständigen. Entscheidend ist jedoch, nach der Analyse der Einzelteile wieder einen Schritt zurückzutreten und das Gesamtbild zu betrachten. Dabei gilt es zu verinnerlichen, dass die Untersuchung einzelner Faktoren zwar wertvoll, aber in ihrer Bedeutung für das Gesamtverständnis oft nur von begrenzter Tragweite ist. Dieses Gedankenexperiment mahnt zur Vorsicht vor monokausalen Erklärungsansätzen und unterstreicht die Notwendigkeit einer ganzheitlichen Betrachtungsweise in der Schmerztherapie.

**Was ist eine gute Haltung?**

Eine möglichst aufrechte und gerade Haltung wird häufig als eine gute Haltung angesehen (Korakakis et al., 2019). Diese entspräche jedoch bei Berücksichtigung der anatomischen Merkmale nicht der natürlichen Kurvatur der Doppel S-Form der Wirbelsäule. Der Mensch hat von Natur aus eine HWS- und LWS-Lordose und BWS-Kyphose. Eine sehr aufrechte Haltung ohne BWS-Kyphose oder HWS/LWS-Lordose könnte aus diesem Grund schon als unnatürlich gelten. Was ist dann eine gute Haltung? Eine, die möglichst der natürlichen Doppel-S Form entspricht? Diese variiert anatomisch und ist bei jedem Menschen unterschiedlich ausgeprägt. Die Suche nach einer Norm für die Körperhaltung bringt verschiedene Herausforderungen mit sich. Es stellt sich die Frage, mit wem oder was die Haltung der Patienten verglichen wird und ab wann eine Abweichung als zu stark, zu krumm oder zu gerade bewertet wird. Selbst wenn eine Norm existieren würde und Normabweichungen festgestellt werden könnten, bleibt unklar, ob eine Abweichung tatsächlich negativ zu bewerten ist. Die Dichotomisierung von Haltung in gut und schlecht kann problematisch sein, da sie mögliche Kontextfaktoren außer Acht lässt.

Die alten Griechen sahen in der aufrechten Haltung die des Intellektuellen. Eine aufrechte Haltung stand für einen Menschen, der dem Paradies näher ist und somit besser und weiter denken kann (Gregorić, 2005). Die aufrechte Haltung als eine positive Charakteristik eines Menschen war über die Jahrhunderte ein Symbol für Stärke, Gesundheit und Respekt. Ob sich hieraus jedoch Ableitungen für Schmerzfreiheit treffen lassen, ist fraglich. Einige Stimmen wurden jedoch schon vor knapp 60 Jahren laut, wie die vom amerikanischen Public Health Professor John Keeve, der in einem Artikel die Dichotomisierung von guter und schlechter Haltung kritisch sieht (Keeve, 1967). Er resümiert, dass die wissenschaftliche Datenlage damals keine Anhaltspunkte für die vermeintlich gesündere aufrechte Haltung bietet und macht sich dafür stark, dass der Korrektur der vermeintlich schlechten Haltung weniger Aufmerksamkeit geschenkt werden sollte. Dennoch hielt und hält die Idee der idealen Haltung, aus der eine große Industrie entstanden ist, bis heute an und ist tief im Denken von Physiotherapeuten verankert. In einer Studie mit über 500 Physiotherapeuten geben über 90 % an, dass sie die aufrechte BWS-lordotische Haltung als ideal ansehen (Korakakis et al., 2019). In einer anderen Studie geben drei Viertel der 279 angehenden deutschen Physiotherapeuten an, dass eine vermehrte HWS Lordose schlecht sei und zu Kopfschmerzen führe (Bassimtabar & Alfuth, 2024). Jedoch gibt es für diese Annahmen keine wissenschaftlichen Beweise. Ganz im Gegenteil. Eine großangelegte Studie mit über ein Tausend Jugendlichen untersuchte die HWS-Haltung und zwei weitere Parameter: Schmerz und depressive Stimmungslage. Es konnte gezeigt werden, dass eine Anteroposition des Kopfes (Abb. 4.1) nicht mit mehr Nacken- oder Kopfschmerzen korrelierte (Richards et al., 2016). Wenn zwei Faktoren miteinander korrelieren, ist damit die Kausalität nicht bewiesen. Aber wenn zwei Faktoren

**Abb. 4.1** Anteroposition des
Kopfes, eigene Anfertigung

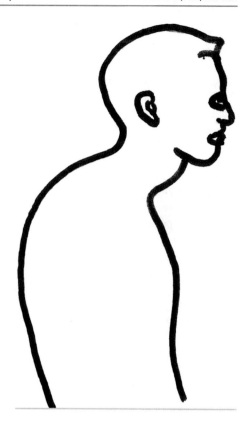

nicht einmal miteinander korrelieren, ist eine kausale Beziehung ausgeschlossen. Ein Faktor, der hingegen mit Haltungsauffälligkeiten korrelierte, waren depressive Verstimmungen. Ein möglicher Anhaltspunkt, dass Haltung Ausdruck von emotionalem Status sein kann. Interessante Nebenergebnisse waren, dass aufrechter sitzende Teilnehmer signifikant größer waren, und krumm sitzende Teilnehmer ein höheres Gewicht aufwiesen. Mädchen saßen im Vergleich zu Jungs signifikant aufrechter. Haltung scheint hier neben dem emotionalen Status auch mit körperlichen Proportionen und biologischen Gegebenheiten zusammen zu hängen, nicht aber mit Schmerzen.

In einer Meta-Analyse wurden die Ergebnisse aus 15 Studien untersucht, welche den Zusammenhang zwischen einem FHP (englisch: forward head posture, deutsch: Anteroposition des Kopfes) mit Schmerzen untersuchten (Mahmoud et al., 2019). Es konnte gezeigt werden, dass es keinen Zusammenhang zwischen einem FHP und Schmerzen gibt. Jedoch schien bei älteren (>50 Jahren) symptomatischen Teilnehmern die Intensität der Nackenschmerzen mit der Intensität des FHPs zu korrelieren. Andere Studien zeigten wiederum, dass es keinen Zusammenhang zwischen Haltung und Schmerzen gibt. Wenn man asymptomatische Menschen beobachtet, ist ein FHP genauso prävalent wie bei symptomatischen

Menschen (Ghamkhar & Kahlaee, 2019). Auch die weit verbreitete Meinung, dass ein FHP ein Indiz für eine Schwäche bzw. ein Kraftdefizit der HWS-Flexoren ist, konnte in der Studie widerlegt werden. Über die Haltung lassen sich also weder Rückschlüsse auf die Schmerzursache, noch auf die Kraft ziehen. Beim unteren Rückenschmerz sieht die Datenlage ähnlich aus. Wenn eine Hyperlordose tatsächlich ein Risikofaktor für unteren Rückenschmerz wäre, müsste dieses Merkmal bei Schmerzpatienten häufiger vorkommen als bei Personen ohne Schmerzen. Vergleicht man Menschen mit und ohne Schmerzen und untersucht das Vorkommen einer *Hyperlordose* (Abb. 4.2), so findet man zwischen den beiden Gruppen keinen Unterschied (Laird et al., 2016). Bei dem Versuch eine mögliche Kausalität

**Abb. 4.2** LWS-Kurvatur, eigene Anfertigung

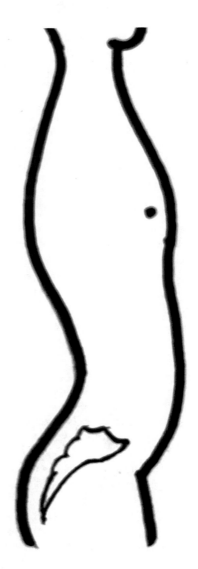

zwischen einer Haltungsauffälligkeit (sowohl sitzend als auch stehend) und unterem Rückenschmerzen zu suchen, wurde bei einem Systematic Review, welches 41 Systematic Reviews (davon 11 Meta-Analysen) screente, geschlussfolgert, dass die Datenlage auseinander geht und es sowohl Studien gibt, die keinen Zusammenhang zwischen Rückenschmerzen und Haltung zeigen, als auch Studien, die einen Zusammenhang zeigen konnten (Swain et al., 2020). Kausalitäten konnten nicht abgeleitet werden.

In einer Meta-Analyse konnte gezeigt werden, dass das Vorkommen einer verstärkten LWS-Lordose bei Rückenschmerzpatienten nicht unterschiedlich zu einer asymptomatischen Gruppe ist (Laird et al., 2014). Ein Systematic Review zeigte, dass aus 29 Studien 9 Studien keinen Zusammenhang und 10 Studien einen Zusammenhang zeigten (Christensen & Hartvigsen, 2008). In einem weiteren Systematic Review, bei der 4 der 8 analysierten Studien prospektiv waren, konnte gezeigt werden, dass es keinen Zusammenhang zwischen vermeintlich schlechter Haltung und Rückenschmerzen gibt, und die Studien, die einen Zusammenhang feststellen, konnten nur eine schwache und niedrige Korrelation aufzeigen (Roffey et al., 2010). Die Tendenz geht dahin, dass Haltungsauffälligkeiten und Rückenschmerzen keinen direkten Zusammenhang miteinander haben und erst recht keine Kausalität besteht. Die Idee der Ergonomie bzw. idealen Haltung schlägt spätestens dann fehl, wenn ergonomische Interventionen am Arbeitsplatz, wie eine ergonomische Haltung oder eine ergonomische Einstellung der Bildschirm-/Schreibtischhöhe, keinen signifikanten Einfluss auf Rückenschmerzen zeigten (Driessen et al., 2010).

Nun wird eine Studie beleuchtet, die einen vermeintlichen Zusammenhang zwischen Haltung und Schmerzen feststellte: Diese Studie untersuchte die Haltung von 731 Schulkindern und fragte diese, ob sie in der letzten Zeit Rückenschmerzen hatten (Sainz de Baranda et al., 2020). Hauptergebnis der Studie war, dass die LWS-Lordose bei Kindern, die in der Vorwoche Rückenschmerzen hatten, ausgeprägter war. Im Geschlechtervergleich zeigte sich, dass eine ausgeprägtere Lordose bei Mädchen 2,5-mal häufiger auftritt. Fazit der Autoren ist, dass die Messung der LWS-Kurvatur als Vorhersagewert für die Entstehung von Rückenschmerzen herangezogen werden kann und somit dessen Erfassung im Kindheitsalter notwendig ist. Es bleibt zu beachten, dass eine retrospektive Untersuchung keine Prädiktion bzw. Vorhersagemodelle zulässt. Es lässt höchstens die Aussage zu, dass der Faktor Schmerz in der Vorwoche mit dem Faktor stärkere LWS-Kurvatur korreliert. Es sollte in Betracht gezogen werden, dass die stärkere LWS-Kurvatur die Folge der Schmerzen sein kann.

Die Haltung variiert bei derselben Person über den Tag sehr stark, ist kaum reproduzierbar und somit sehr anfällig für Missinterpretationen in der klinischen Untersuchung (Dreischarf et al., 2016; Schmidt et al., 2018). So ist Haltung, selbst bei korrekter und objektiver Messung, kein Indikator oder Risikofaktor für Schmerz. Eine prospektive Studie untersuchte, ob sich durch die Erfassung von PSB-Faktoren (Haltung, Beckenstatik, Beweglichkeit der Wirbelsäule usw.) und deren Auffälligkeiten zukünftige Schmerzentstehung und dessen Risiko vorhersagen lässt. Dies war nicht der Fall. Es konnte kein Zusammenhang zwischen

PSB-Faktoren und Schmerzepisoden und -intensitäten gefunden werden (Van Nieuwenhuyse et al., 2009). Nun kommt hinzu, dass ein Faktor, der für die Schmerzentstehung keine Ursache darzustellen scheint, in der Praxis selten korrekt gemessen wird. Denn die Haltungsanalyse findet in wissenschaftlichen Studien mit objektiven Messmethoden (Kamerasysteme, Marker, Sensoren) statt. Die Realität ist, dass die Haltungsanalyse während der täglichen Arbeit im Rahmen einer visuellen Inspektion stattfindet, welche nicht mit einer objektiven Messung zu vergleichen ist, sondern eher mit einer Schätzung. Denn der Untersucher orientiert sich an anatomischen Landmarken, wie dem Sacrum und seinem Neigungswinkel oder den Knochenpunkten SIAS und SIPS, ob sie auf einer Höhe sind oder nicht. Bei einer Untersuchung an asymptomatischen Menschen ohne Schmerzen konnte festgestellt werden, dass 80 % einen sogenannten *anterior pelvic tilt,* also tiefere SIAS als SIPS, aufweisen, mit signifikantem Unterschied zwischen links und rechts (Herrington, 2011). Ob dies nun mit einer ISG-Blockade zusammenhängt ist fraglich, denn ein ISG ist eine in sich verkeilte stabile Amphiarthrose mit sehr geringer Verschieblichkeit und fast nicht existierendem Bewegungsradius (unter 1° bei maximaler Hüftflexion, gemessen mit einer Hightech 3D-Technik) (Palsson et al., 2019). Es ist nicht möglich diese marginalen Unterschiede anhand von Inspektion und Palpation zu erfassen (McGrath, 2006; Goode et al., 2008; Holmgren und Waling, 2008). Wahrscheinlicher sind morphologische Asymmetrien, also Unterschiede der Konstitution der linken und rechten Beckenknochen, die zu Differenzen von anatomischen Landmarken im Links-Rechts-Vergleich führen. Studien zeigen zudem, dass die Stellung dieser anatomischen Landmarken wenig Auskunft über die tatsächliche Position der Lendenwirbel geben und sie bei jedem individuell variabel proportioniert sind, unabhängig von der tatsächlichen Ausprägung der Lordose, und diese zudem nicht zuverlässig erfasst werden kann (Walker et al., 1987; Heino et al., 1990; Preece et al., 2008). Dies kann dazu führen, dass im Seitenvergleich unterschiedlich ausgeprägte oder von Natur aus unterschiedlich positionierte Knochenausprägungen eine Asymmetrie in der Transversal- oder Sagittalebene implizieren, die jedoch gar nicht existiert. Asymmetrien in der Frontalebene, also unterschiedliche Höhen der Crista iliaca, die mit vermeintlichen Beinlängendifferenzen zusammenhängen und in Beckenschiefständen resultieren (Abb. 4.3), werden häufig herangezogen, um Schmerzen zu erklären, obwohl auch diese bei asymptomatischen Menschen genauso häufig vorkommen wie bei symptomatischen (Grundy & Roberts, 1984; Pope et al., 1985; Nourbakhsh & Arab, 2002). 90 % aller Menschen weisen eine Beinlängendifferenz auf (Knutson, 2005). Asymmetrien sind somit vollkommen normal.

Die Prävention des globalen Rückenschmerzproblems erfolgt nicht durch die Korrektur posturaler Faktoren oder Asymmetrien. Das Pathologisieren des Normalen schafft ein neues, erfundenes Problem, das angeblich mit Rückenschmerzen zusammenhängen soll, dies aber nicht der Fall ist und nur eine zusätzliche Last für jeden Rückenschmerzpatienten ist, der dies gesagt bekommt. Anhand der dargestellten Datenlage gibt es keine Hinweise auf eine Kausalität zwischen Haltung und Schmerzen. Bei Korrelationen spricht der Großteil der Evidenz gegen einen Zusammenhang, da es bei Haltungsauffälligkeiten keinen Unterschied zwischen

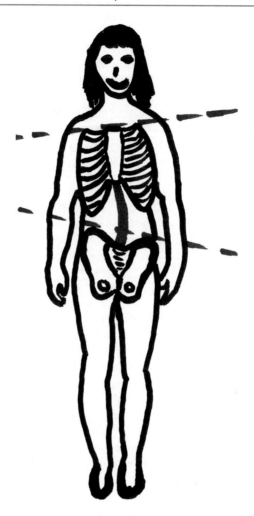

**Abb. 4.3** Beckenschiefstand, eigene Anfertigung

symptomatischen und asymptomatischen Menschen zu geben scheint. Und wenn in Studien eine Korrelation aufgezeigt werden konnte, ist es höchstwahrscheinlich, dass sich die Haltung aufgrund der Schmerzen verändert hat (Schonhaltung), also die Haltungsauffälligkeit die Folge der Schmerzen ist.

Trotz aller Evidenz gegen die These, dass Haltung eine Ursache oder ein Treiber für die Schmerzentstehung sei, wird das Thema Haltung dadurch nicht komplett irrelevant. Es ist nicht auszuschließen, dass Haltungstipps Teil der Edukation von Patienten sein/bleiben können. Aufrechtes Sitzen ist nicht der Heilsbringer, aber auch nicht schlecht, genauso wie krummes Sitzen nicht schlecht ist. Die Pauschalempfehlung von aufrechtem Sitzen könnte unter Umständen kontraproduktiv sein. Der Kontext ist entscheidend. Ist der Kontext chronischer unspezifischer Rückenschmerz, so ist die Datenlage klar. Ist der Kontext jedoch eine Spinalkanalstenose, bei der die Patienten meist in der Lordose/Streckung eine Symptomverschlimmerung wahrnehmen und bei runder/flektierter Haltung eine Symptomverbesserung (Chung et al., 2000), wäre die Empfehlung von aufrechtem Sitzen nicht im Einklang mit den Präferenzen und dem Status des Patienten und somit möglicherweise sogar kontraproduktiv. Was jedoch in die Kategorie der *Pauschalempfehlungen* fallen könnte, sind Haltungsvariationstipps. Vielleicht ist nicht eine spezifische Haltung das Problem, sondern die Monotonie hinter jeder Haltung. Bewegung und dynamische Haltungsvariationen können das Risiko von unterem Rückenschmerz lindern (Booth et al., 2012; Foley et al., 2016; Gordon & Bloxham, 2016; Bontrup et al., 2019; Hanna et al., 2019). Zusammengefasst sollte bei Haltungsempfehlungen Bewegung, Positionswechsel und Haltungsvariation im Vordergrund stehen und weniger Energie darin verschwendet werden, die ideale Haltung zu finden und vermeintlich schlechte Haltungen zu vermeiden (Coenen et al., 2017).

Haltungsdefizit? Haltungsauffälligkeit? Haltungsvielfalt!

## 4.2 Bewegungsdefizite

Neben statischen posturalen Faktoren, wie beim Sitzen und Stehen, spielen in der Praxis auch dynamisch-posturale Faktoren, also beim Bewegen, eine vermeintliche Rolle in der Schmerzprophylaxe. Auch Sportwissenschaftler haben es sich zur Aufgabe gemacht, die optimale Bewegung zu eruieren. Ein Thema, das entstanden ist, um Bewegungseffizienz beispielsweise beim Sprinten oder Heben von schweren Gewichten zu untersuchen (Leistungsoptimierung), hat nun auch den Weg in die Medizin und Physiotherapie (Schmerzprophylaxe) gefunden. Zu Recht? Was bedeutet eigentlich *optimale Bewegung*? Und was sind vermeintliche Defizite? Im Folgenden werden Zusammenhänge und Wirkungsebenen zwischen dynamisch-posturalen bzw. kinematischen Faktoren und Schmerzen dargestellt.

Bei kinematischen Testungen werden häufig folgende *Bewegungsdefizite* beobachtet: vermehrter Knievalgus bei einbeinigen Kniebeugen, vermehrter Fußvalgus bei Sprunglandungen, kontralaterales Abkippen des Beckens (englisch: pelvic drop) beim Laufen, Scapuladyskinesie bei Schulterbewegungen, verminderte Beweglichkeit oder ein Rundrücken beim Heben. Diese Beobachtungen gelten in der Praxis häufig als Schmerzursachen.

**Exkurs**
Ein Patient mit einseitigen Knieschmerzen kommt zur Laufanalyse. Untersuchungsergebnis: Patient weist auf der schmerzhaften Seite einen vermehrten Knievalgus auf. Frage: Hat der Patient Schmerzen, weil sich der Patient so bewegt? Oder bewegt sich der Patient so, wie er sich bewegt, weil er Schmerzen hat? Klar ist: Menschen, die Schmerzen haben oder

Schmerzen erwarten, bewegen sich anders (Kantak et al., 2022). Das ist normal. Mögliche zugrunde liegende Mechanismen sind schmerzbedingt hyperaktive Muskeln (Lund et al., 1991), schmerzbedingt inhibierte bzw. anders innervierte/aktivierte Muskeln (Hodges, 2011), schmerzbedingt aufgaben- und umweltabhängige Bewegungsveränderung aufgrund von Unterschieden zwischen der Belastbarkeit des Individuums und der für die Bewegung erforderlichen Belastbarkeit (Shumway-Cook & Woollacott, 2006) und/oder eine schmerzbedingte Schutzfunktion, um schmerzhafte Bewegungen zu verhindern. Daraus können Bewegungskontrollstörungen, sogenannte *pain related movement dysfunctions* (PRMDs) entstehen (Kantak et al., 2022). PRMDs können zwar adressiert und therapiert werden, jedoch ist die PRMD bzw. die Bewegungsauffälligkeit hier nicht die Ursache der Beschwerden, sondern die Folge. Diese Bewegungsauffälligkeiten werden durch diese Erkenntnisse zwar nicht irrelevant, sie besitzen lediglich keine präventive Relevanz. Es geht bei Bewegungsanalysen nicht um eine Ursachenforschung, sondern eher um eine Lösungsfindung. Die Lösung (z. B. eine korrektive Übung oder eine Bewegungsmodifikation) mit der Ursache (Schmerz aufgrund eines Bewegungsdefizits) gleichzusetzen, kann Glaubenssätze negativ beeinflussen und Kinesiophobie und Angstvermeidungsverhalten fördern (Brox, 2018), was wiederum ein Risikofaktor für die Chronifizierung von Schmerzen ist (Picavet et al., 2002). Den Patienten wird oft erklärt, dass X-Beine die Ursache für ihre Knieschmerzen seien und dass beispielsweise Übungen für den Gluteus medius und das Fußgewölbe den Valgus korrigieren würden. Die Annahme, dass die Änderung der Bewegung die Lösung darstellt, kann jedoch trügerisch sein, denn die Lösung ist nicht immer gleichbedeutend mit der Ursache. Es wurde gezeigt, dass ein Krafttraining des Gluteus medius und der Beinachse die Symptome des patellofemoralen Schmerzsyndroms verbessern kann, was zu der Annahme verleiten könnte, dass X-Beine das Problem waren. Interessanterweise bleibt der Valguswinkel jedoch unverändert (Rabelo & Lucareli, 2018; Wilczyński et al., 2020). Dies deutet darauf hin, dass die kinematische Auffälligkeit (hier: X-Bein) nicht die eigentliche Ursache war und das Training zwar Schmerzen lindert, aber die Beinachse nicht verändert.

Gibt es die ideale Beinachse? Knievalgen oder -varen, sogenannte X- und O-Beine, sind laut der Belastungslinientheorie von Johann von Mikulicz unphysiologisch und Risikofaktoren für Meniskus- und Knorpelabnutzungen und Arthrosen (Ruchholtz & Wirtz, 2013). Studien zeigen, dass Arthrosepatienten mit vermehrtem lateralem Knorpelschwund auch vermehrt Knievalgen aufweisen (Tanamas et al., 2009; Felson et al., 2013). Ob der Knievalgus (Abb. 4.4) die Ursache oder die Folge des Knorpelschwundes ist, kann dadurch nicht beantwortet werden. Es scheint, als würde beim Management von Arthrosepatienten die wichtigsten Ursachen wie Übergewicht, Bewegung, Geschlecht, Genetik und Ernährung

**Abb. 4.4**  Knievalgus rechts,
eigene Anfertigung

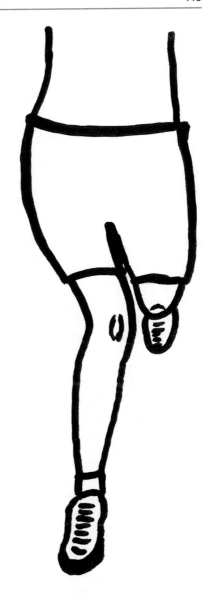

(Silverwood et al., 2015; Xu et al., 2022; Su et al., 2023) außer Acht gelassen und geringfügig beitragenden Faktoren, wie der Beinachse, mehr Beachtung geschenkt werden. Weg von der Arthrose, einer spezifischen multifaktoriellen Pathologie, deren tiefere Analyse nicht Ziel dieses Kapitels ist, stellt sich die Frage, ob Abweichungen von der idealen Beinachse das Risiko für Knieschmerzen erhöhen. 85 % der Teilnehmer bestehend aus angehenden Physiotherapeuten in Deutschland schreiben der Lauftechnik mit einem Knievalgus ein höheres Risiko zu, Schmerzen zu entwickeln, als wenn die Beinachse neutral ist (Bassimtabar & Alfuth,

2024). Dabei ist laut aktueller Evidenz keine bestimmte Beinachse eine Ursache oder ein Risikofaktor für die Entwicklung von Knieschmerzen (Almeida et al., 2016; Wyndow et al., 2018). Knievalgen kommen bei Menschen ohne Schmerzen ähnlich häufig vor wie bei Menschen mit Schmerzen (Rees et al., 2019). Und die Schmerzintensitäten von Kniepatienten korrelieren nicht mit der Ausprägung des Knievalgus (Kudo et al., 2020). Die klinische sowie präventive Unbedeutsamkeit des Knievalgus gilt nicht nur für Schmerzsyndrome, sondern auch für Kreuzbandrupturen (Cronström et al., 2020; Nilstad et al., 2021), obwohl man lange der Annahme war, dass ein starker Valgus ein Risikofaktor für Kreuzbandrupturen darstellt. Dass ein einziger Faktor nicht die Schmerz- oder Verletzungswahrscheinlichkeit voraussagen kann, ist klar. Wie sieht es um eine multifaktorielle Bewegungsanalyse aus? Eine prospektive Studie führte bei 240 angehenden Marinesoldaten Testungen durch, bestehend aus 6 verschiedenen Bewegungen, u. a. tiefe Kniebeuge, Step-up, einbeinige Kniebeuge und einem Sprungtest (Bunn et al., 2021). Je nach Ausführungsqualität wurden die Teilnehmer in 4 verschiedene Risikokategorien eingestuft: hoch, moderat, mittel und gering. Analysekriterien waren klassische biomechanische Parameter und motorische Bewegungskontrollen, wie z. B. das Ausmaß der Hüftadduktion, Rumpfflexion, Beckenrotation oder -lateralflexion, des Trendelenburg-Zeichen oder Fersenabhebens. Die Teilnehmer wurden über ein Jahr lang begleitet. Es wurden Schmerzen und Verletzungen erfasst, und analysiert, ob die prädiktive Kategorisierung mit den aufgetretenen Schmerzen und Verletzungen korrelierte. Das war nicht der Fall. Es gab keinen signifikanten Zusammenhang zwischen der Einstufung des Verletzungsrisikos auf Basis biomechanischer Parameter und tatsächlicher Entstehung von Schmerzen und Verletzungen in den darauffolgenden 12 Monaten.

Ähnlich sind die wissenschaftlichen Daten bei der Frage, ob Lauftechnik und vermeintliche Defizite (wie vermehrte Hüftadduktion, Knie- und Hüftinnenrotation oder Fußeversion/Senkfuß) das Risiko von Schmerzen und Verletzungen erhöhen. In einem Review, welche 16 Studien begutachtete, kam zu dem Ergebnis, dass Studienergebnisse sehr unterschiedlich sind, es aber keine Beweise dafür gibt, dass biomechanische Defizite zu mehr Schmerzen führen (Ceyssens et al., 2019). Eine weitere Meta-Analyse, bestehend aus 13 Studien, welche den Einfluss von Fußachsen auf Knieschmerzen untersuchte, kam zu ähnlichen Ergebnissen, dass die Studien teilweise konträre Aussagen treffen und es keine Beweise für einen Zusammenhang zwischen beispielsweise einem Fußvalgus oder Senkfuß und dem Risiko von Knieschmerzen gibt (Martinelli et al., 2022). Und sollte eine Studie den Einfluss einer einzigen Dimension, wie z. B. der Biomechanik, auf Schmerzen hervorheben, sollten diese Ergebnisse dennoch mit Vorsicht genossen werden, denn Schmerz bleibt ein Symptom multidimensionaler Prozesse (Biomechanik, Kognition, Psyche, Sozialität und Umwelt), welches nicht durch einen Faktor zu erklären, beeinflussen oder verhindern ist. Und falls eine Studie ein biomechanisches Defizit als signifikanten Prädiktor herausstellte, sollte das Ergebnis immer genauer analysiert werden, da sie möglicherweise keine praktische Relevanz haben, s. folgendes Beispiel:

Auch wenn es einige Anzeichen dafür gibt, dass es Zusammenhänge zwischen biomechanischen Faktoren (wie z. B. Senk- und Plattfüßen) und Schmerzentstehungs- und Verletzungsrisiko gibt, wie in einer Meta-Analyse aus 29 Studien, sind die Zusammenhänge jedoch schwach. Zudem unterliegen diese aufgrund ihrer qualitativen Durchführung und visuellen Beurteilung Messfehlern (Tong & Kong, 2013). Die klinische Relevanz dieser vermeintlichen Defizite ist somit fragwürdig. Eine weitere Studie, die prospektiv durchgeführt wurde, postuliert einen Zusammenhang zwischen Auffälligkeiten biomechanischer Parameter beim Laufen und der Verletzungswahrscheinlichkeit von Läufern (Dillon et al., 2023). Dazu gehört z. B. ein geringerer Abstand zwischen Boden und Os Naviculare, sogenannter navicular drop (ND), klinisch also ein Senkfuß (Abb. 4.5).

Es zeigte dich, dass der Unterschied des NDs zwischen verletzten und nichtverletzten Teilnehmern statistisch signifikant vorhanden, aber gering ist (7,9 mm gegenüber 9 mm), wobei die Standardabweichung über 3 mm beträgt. Der Mittelwertunterschied liegt bei 1,1 mm und ist hier deutlich kleiner ist als die Standardabweichung und lässt die praktische Relevanz solcher Messungen für präventive Maßnahmen fraglich erscheinen.

Bei der Untersuchung von Schulterschmerzpatienten gibt es Bewegungsdefizite, nach denen speziell untersucht wird. Dazu gehört die Scapulakinematik bei Schulterbewegungen, wie bei der Elevation oder Abduktion. In einer interessanten Studie wurden 67 Patienten mit und 68 Patienten ohne Schulterschmerzen hinsichtlich der Haltung und Kinematik der Scapula untersucht (Plummer et al., 2017). Die häufig als schmerzverursachend postulierte Scapuladyskinesie (Abb. 4.6) oder Schulterprotaktion war in der Gruppe der symptomatischen Teilnehmer ähnlich prävalent wie in der Gruppe der asymptomatischen. Es konnte kein Unterschied zwischen den Gruppen festgestellt werden. Anscheinend sind also die Bewegungen von Schulterschmerzpatienten nicht unterschiedlich wie derer von asymptomatischen Menschen. Aufgrund der fehlenden Korrelation konnte ein Zusammenhang zwischen der Schulterhaltung und -kinematik und Schmerz ausgeschlossen werden, und somit auch eine Kausalität.

In einer prospektiven Studie untersuchte man 140 Elitesoldaten auf ihre Schulterkraft und Scapulakinematik. Diese beobachtete man über 12 Monate und dokumentierte Schmerzen und Verletzungen. Es konnte kein Zusammenhang zwischen Kraftdefiziten oder kinematischen Auffälligkeiten in der Baseline-Untersuchung und den später eingetretenen Beschwerden festgestellt werden. Biomechanische Asymmetrien stellten keine Prädiktoren für zukünftige Verletzungen

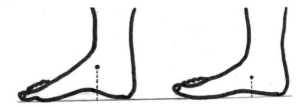

**Abb. 4.5** Navicular Drop. Abstand zwischen Boden und Tuberositas ossis navicularis, eigene Anfertigung

**Abb. 4.6** Scapuladyskinesie
rechts, eigene Anfertigung

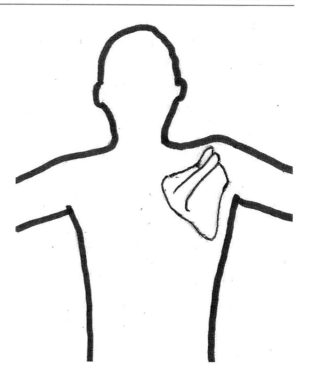

dar (Johnson et al., 2019). Scapulakinematikauffälligkeiten sind somit kein Risikofaktor für Schmerz. Könnten sie aber ein wichtiger Ansatzpunkt in der Therapie
von Schulterschmerzen sein? Eine interessante Studie untersuchte 25 Teilnehmer
mit subacromialem Schulterschmerz auf Schmerz, Funktion und Schulter-
kinematik und den Einfluss eines Kinematiktrainings auf diese Parameter. Nach
8 Wochen untersuchte man diese Parameter erneut. Die Schmerzen konnten gelindert werden, jedoch gab es keine Veränderungen in der Scapulakinematik (Jafarian Tangrood et al., 2022). Auffälligkeiten in der Scapulakinematik scheinen
somit kein Risikofaktor für Schmerz und ihre tatsächliche Korrektur kein wichtiges Therapieziel zu sein.

Gleichzeitig gibt es Studien, die einen Zusammenhang zwischen der Scapulakinematik und Schmerzen zeigen. Bei Schulterschmerzpatienten wurde eine vermehrte Scapuladyskinesie beobachtet (Sanchez et al., 2016). In 6 verschiedenen
Schulterabduktionswinkeln (0°, 30°, 60°, 90°, 120°, 180°) wurden Scapulakinematikauffälligkeiten untersucht. Es konnte eine Korrelation der Auffälligkeiten zu
Schmerzen und somit eine Häufung in der Schmerzgruppe festgestellt werden, jedoch bei nur 2 von 6 Winkeln. Das Gewicht dieser Studie ist damit eher gering. In
einer Meta-Analyse schlussfolgerte man aus 7 Studien, dass eine Scapuladyskinesie keinen signifikanten Zusammenhang mit Schulterbeschwerden auswies (Hogan
et al., 2021). Scapuladyskinesie ist somit kein Risikofaktor für Schmerz, sondern
eine normale und häufig zu beobachtende Bewegungsvariabilität (Salamh et al.,

2023). Möglicherweise ist eine einseitige Scapuladyskinese, bzw. besser formuliert eine Scapulakinematikdifferenz im Seitenvergleich, eine Anpassung an die jeweiligen Bewegungen und Belastungen, die die Schulter in der Realität erfährt. Diese sind nie symmetrisch.

Es kann die berechtigte Frage aufkommen, ob nun alle Bewegungsauffälligkeiten egal und irrelevant seien und ob es überhaupt relevante kinematische und biomechanische Unterschiede zwischen Patienten und Nicht-Patienten gibt. Zwar wurden Unterschiede festgestellt, jedoch sind diese nicht so ausgeprägt wie oft angenommen. Eine Studie zeigte beispielsweise, dass Teilnehmer mit Schulterschmerzen eine geringere Beweglichkeit aufwiesen als Teilnehmer ohne Schulterschmerzen (Roldán-Jiménez et al., 2022). Dieses Ergebnis war statistisch signifikant und unterstreicht die Relevanz von Beweglichkeitsuntersuchungen. Allerdings ist es ein Trugschluss, daraus abzuleiten, dass die geringere Beweglichkeit die Ursache für Schmerzen sei. Studien, die einen Zusammenhang zwischen solchen Auffälligkeiten und Schmerzen nachweisen, zeigen lediglich einen statistischen Zusammenhang und keine Kausalität. Somit bleibt die Schlussfolgerung, dass eine verfrühte Elevation der Schulter die Ursache der Beschwerden sei, unzulässig.

Neben der Scapuladyskinesie wird das glenohumerale Innenrotationsdefizit (GIRD) als ein Risikofaktor für Schulterschmerzen angesehen. Wird die Beweglichkeit der Schulterrotation von Schwimmern, Tennisspielern oder Handballern, gemessen, so wird häufig im dominanten Arm im Vergleich zur anderen Seite eine vermehrte Außenrotation und eine verminderte Innenrotation festgestellt (Torres & Gomes, 2009; Schmalzl et al., 2022). Es wird empfohlen das GIRD zur Prävention von Schulterbeschwerden bei schulterdominanten Sportarten zu reduzieren (Cools et al., 2015). Nun stellt sich die Frage, ob diese Funktionsdifferenz ein Defizit ist oder womöglich als eine positive Anpassung an die sportartspezifischen Anforderungen interpretiert werden kann. Es sollte diskutiert werden, ob ein GIRD ein Risikofaktor für Schulterschmerzen oder lediglich ein zufälliger Nebenbefund bei schmerzhaften Schultern ist, dessen Ursache möglicherweise nicht im GIRD liegt, aber dennoch als solche interpretiert wird. Sollte ein Zusammenhang zwischen Schulterproblemen und GIRD bestehen, bleibt unklar, ob es sich um einen Kausalzusammenhang handelt. Die Literatur zum Thema GIRD, Schmerz und Funktion liefert einige interessante Erkenntnisse. Studien zeigen, dass Handballer häufig ein GIRD aufweisen (Fieseler et al., 2015). Gleichzeitig ist bekannt, dass Handballer eine erhöhte Inzidenz von Schulterverletzungen haben (Vila et al., 2022). Bemerkenswert ist jedoch, dass auch asymptomatische Sportler ohne Schmerzen ein GIRD aufweisen (Torres & Gomes, 2009). Trotz dieser Beobachtungen gibt es bisher keine wissenschaftlichen Nachweise dafür, dass ein GIRD direkt zu Schulterverletzungen führt. Die Koexistenz von GIRD und einer erhöhten Verletzungsrate bei Handballern impliziert nicht notwendigerweise einen kausalen Zusammenhang. Weitere Forschung ist erforderlich, um die komplexen Wechselwirkungen zwischen GIRD, Schulterfunktion und Verletzungsrisiko bei Handballern vollständig zu verstehen.

Eine Studie, die zwar nur Biomechanik adressierte, aber neben der Beweglichkeit auch die Kraft untersuchte, zeigte, dass junge Leistungshandballer mit einem Kraftdefizit der Außenrotatoren eine höhere Wahrscheinlichkeit für Schulterverletzungen aufweisen (Achenbach et al., 2020). Dies wurde über 12 Monate prospektiv beobachtet. Somit wäre die Aussage, dass ein Kraftdefizit ein möglicher Risikofaktor für Schulterverletzungen darstellt zulässig. Aber wenn eine Studie Handballer mit und ohne Schulterschmerzen untersucht und feststellt, dass Handballer mit Schulterschmerzen ein größeres GIRD haben als Handballer ohne Schulterschmerzen (Almeida et al., 2013), kann GIRD nicht als Risikofaktor deklariert werden, da erstens auch asymptomatische Athleten ein GIRD haben und zweitens die beobachtete größere Beweglichkeitseinschränkung bei symptomatischen Athleten auch eine Folge der Schmerzen sein kann. Sie kann nicht als Ursache der Schmerzen dargestellt werden. Und sollten retrospektive oder Querschnittsstudien ohne prospektive Beobachtung zur Argumentation herangezogen werden, so sollten Meta-Analysen favorisiert werden. Eine Meta-Analyse von 2195 Athleten mit der Fragestellung, ob Beweglichkeitseinschränkungen der Schulter ein Risikofaktor für Schulterverletzungen darstellen, erreichte keine Signifikanz (Keller et al., 2018). Womöglich ist das GIRD kein Defizit, sondern eine biopositive Anpassung an die Anforderungen der Sportart. Für diese These spricht, dass Athleten mit einem GIRD eine höhere Kraft der Schulteraußenrotatoren vorweisen; sprich höhere GIRDs korrelieren mit höheren Kraftwerten (Vigolvino et al., 2020). Das GIRD ist natürlich nicht die Ursache für mehr Kraft, aber beide Parameter hängen miteinander zusammen und diese Beobachtungen sind womöglich Anpassungen an die Belastungen, die der dominante Arm erfährt. Zudem sind schmerzlindernde Therapiemethoden, bestehend aus speziellen Schulterübungen, kein Nachweis für die vorher angenommene Schmerzursache. Denn durch das Training wird weder der Humeruskopf aus der Ventralisierung zentralisiert, noch wird der der Platz zwischen dem Acromion und der Supraspinatussehne größer (Lin & Karduna, 2016). Eher werden schmerzhafte Strukturen und Bewegungen desensibilisiert und dessen Belastbarkeit erhöht.

Zudem gibt es Indizien dafür, dass Bewegungen als auffällig und defizitär eingestuft werden, wenn der Therapeut weiß, dass der Patient Schmerzen hat. In derselben Studie hat man Therapeuten die Haltung und Kinematik der Teilnehmer visuell analysieren lassen und hat ihnen vorher aber gesagt, ob der Patient Schmerzen hat oder nicht (Plummer et al., 2017). Scapulahaltung und -kinematik waren in beiden Gruppen zwar objektiv gleich, jedoch ergab die subjektive Inspektion durch die Therapeuten interessanterweise in der symptomatischen Gruppe mehr vermeintliche Haltungs- und Bewegungsdefizite und -auffälligkeiten, als in der asymptomatischen Gruppe. Dies unterstreicht den Einfluss der Voreingenommenheit und Erwartungshaltung des Therapeuten auf die Untersuchungsergebnisse.

Ein weiterer Mythos in der medizinischen Praxis ist das der vermeintlich ungesunden Wirbelsäulenkrümmung bei schlechter Hebetechnik. Eine flektierte Haltung beim Heben (Abb. 4.7) wird als Risikofaktor für Schmerzen oder sogar Bandscheibenvorfälle gesehen (Rialet-Micoulau et al., 2022), denn sie wird mit einer höheren Belastung assoziiert.

**Abb. 4.7** Heben mit rundem
Rücken, eigene Anfertigung

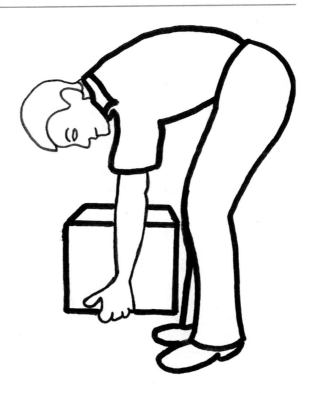

Die Druckdifferenz zwischen Heben mit geradem und rundem Rücken beträgt nur 4 % (Dreischarf et al., 2016). Und selbst wenn sie bei 40 % läge, ist mehr Belastung denn schlecht? Schwere Belastungen werden mit dem Risiko von mehr Schäden assoziiert. Beispielsweise zeigen Studien, dass Trainingsbelastungen den Druck auf die Bandscheiben erhöhen (Schäfer et al., 2023). Ob eine Druckerhöhung jedoch ein Risikofaktor für Schmerzen ist, kann dadurch nicht beantwortet werden, zumal sich Bandscheiben hochgradig an die Belastungen, die auf sie einwirken, anpassen können (Ruffilli et al., 2023). Zum Beispiel werden Bandscheiben sogar robuster und stärker je mehr Belastung sie erfahren, wie z. B. durch viel Laufen oder Fahrradfahren (Belavy et al., 2020), Fußballspielen oder Basketballspielen (Owen et al., 2021) und Krafttraining und Heben von schweren Gewichten (Granhed et al., 1987). Nicht die hohe Belastungsintensität, sondern viel mehr die hohe Belastungsintensität gepaart mit hohem Volumen und hoher Frequenz und mangelnder Regeneration ist ein Risikofaktor für Degeneration und Schäden, aber nicht hohe Belastungen per se (Steele et al., 2015). Passend dazu gibt es Anzeichen, dass das Degenerationsrisiko der Bandscheibe bei plötzlichen Steigerungen von Aktivitätsgewohnheiten erhöht ist (Adams & Dolan, 1997). Die Ableitung für die Praxis ist somit Belastungssteuerung, nicht Belastungseliminierung oder -vermeidung. Denn auch zu wenig Belastung ist ein Risikofaktor für Degeneration (Belavy et al., 2016). Neben der Belastungsdosis spielt besonders die Hebetechnik eine große präventive und therapeutische Rolle in der Medizin und Patientenaufklärung. Einig sind sich jedoch die wissenschaftlichen Daten, dass Heben mit flektierter LWS weder das Schmerz-, noch das Verletzungsrisiko erhöht (Saraceni et al., 2020; Washmuth et al., 2022); trotz höherer Scherkräfte beim Heben aus dem Rücken mit gestreckten, als beim Heben aus den Beinen aus der Hocke (von Arx et al., 2021). Zumal eine rückengerechte Technikkorrektur beim Heben weder Schmerzen senkt noch diese präventiv verringert (Clemes et al., 2010).

In einer Studie gaben ca. drei Viertel der angehenden Physiotherapeuten an, dass das Heben mit rundem Rücken vermieden werden sollte (Bassimtabar & Alfuth, 2024). Dies überträgt sich auf die Patienten und kann zu Angst vor dem Heben mit rundem Rücken führen, sodass die Flexion komplett vermieden und nur noch mit neutraler LWS gehoben wird. Tatsächlich haben asymptomatische Menschen, die mit geradem Rücken heben, ein größeres Angst-Vermeidungsverhalten als Menschen, die mit runderem Rücken heben (Knechtle et al., 2021). Hierzu passen auch andere Studienergebnisse, die zeigen konnten, dass Menschen, die sich für den geraden Rücken als bessere Hebetechnik aussprechen, negativere Überzeugungen über ihren Rücken (Nolan et al., 2018) und eine größere Kinesiophobie haben (Brox, 2018). Zudem ist das Gefühl von Fragilität ein starker Indikator für eine schlechte Prognose bei Rückenschmerzen (Darlow et al., 2014), weshalb Vermeidungsstrategien nicht empfohlen werden sollten. Angst ist keine günstige psychologische Voraussetzung für ein schmerzfreies und bewegungsreiches Leben. Hinzu kommt, dass selbst ein augenscheinlich neutraler und mit extendierter LWS vorgebeugter Oberkörper, immer noch ca. 30° in vivo in der LWS flektiert ist (Arjmand & Shirazi-Adl, 2005; Holder, 2013). Somit sollten Bemühungen um etwas wenig Relevantes, was nicht einmal vermieden werden kann, reduziert werden. Zusammengefasst ist eine flektierte LWS beim Heben kein Risikofaktor für Schmerzentstehung. Aus sportwissenschaftlicher Sicht gibt es bei der Suche nach der nicht-schmerzbezogenen, optimalen Bewegungstechnik beim Heben, Daten, dass eine runde und flektierte Hebetechnik sogar effizienter zu sein scheint als das Heben mit geradem Rücken (Mawston et al., 2021).

In Bezug auf das Risiko von Schmerzentstehung scheint es nicht besonders relevant zu sein, wie man sich bewegt. Wichtiger ist, ob und wie viel man sich bewegt. Symmetrie ist zwar für das Auge schön und bewundernswert (s. architektonische Wunderwerke), sie ist jedoch menschengemacht und in der Natur nicht vorzufinden. Die Realität ist asymmetrisch.

Bewegungsdefizit? Bewegungsauffälligkeit? Bewegungsvielfalt!

## 4.3    Strukturdefizite

Vermeintlich suboptimale Haltungs- und Bewegungsformen scheinen kein Risikofaktor für die Entstehung von Schmerzen zu sein. Woher stammen dann die Mythen, dass beispielsweise Knievalgen oder -varen schädlich sind? Möglicherweise weil Studien zeigen, dass Achsabweichungen in bestimmten Arealen des Kniegelenks zu höheren Belastungen führen können (Werner et al., 2005) und dessen externe Korrektur, beispielsweise durch Orthesen, Belastungen in bestimmten Arealen reduzieren kann (Shelburne et al., 2008). Schlüsselfrage: Wieso wird eine hohe Belastung mit erhöhtem Degenerations- und Strukturschädigungsrisiko gleichgesetzt und deshalb vermieden? Sind höhere Belastungen schlecht für den Körper? Höhere Belastungen werden im Fitnesstraining zielgerichtet eingesetzt, um Muskelmasse zu stärken. Dort werden hohe Belastungen nicht gescheut, in Bezug auf die Gelenke jedoch schon. Möglicherweise wird davon ausgegangen, dass passive Gewebestrukturen nicht so adaptationsfähig sind wie Muskeln und Sehnen. Passive bzw. nicht bewusst ansteuerbare Strukturen wie Knochen, Knorpel und Bänder können sich jedoch genauso wie Muskeln an Belastungen anpassen und stärker werden. So sind beispielsweise die Knorpelflächen im Kniegelenk bei professionellen Gewichthebern oder die Oberarmknochen des Wurfarms bei Baseballern dicker und kräftiger als bei Untrainierten (Grzelak et al., 2014; Warden et al., 2014). Eine erhöhte mechanische Belastung durch spezifische Bewegungsmuster impliziert nicht zwangsläufig ein gesteigertes Verletzungsrisiko. Vielmehr können solche Belastungen biopositive Adaptationsprozesse im muskuloskelettalen System induzieren. Diese Anpassungen können potenziell zu einer verbesserten Belastbarkeit und Leistungsfähigkeit der betroffenen Strukturen führen. Es gibt Hinweise, dass Sport und die damit einhergehenden höhere Belastungen nicht die Ursache für Schmerzen sind. Beispielsweise kommen Rückenschmerzen bei professionellen Überkopfsportlern (Handball, Volleyball, Tennis), trotz stärkerer biomechanischer Belastung der Lendenwirbelsäule, ähnlich häufig vor wie bei Freizeitsportlern (Fett et al., 2019). Zusätzlich sind Sportler im Vergleich zu Nicht-Sportlern resistenter und empfinden bei identischen Reizen weniger Schmerzen (Tesarz et al., 2012).

Angenommen eine Struktur verändert sich aufgrund mangelnder Belastbarkeit bionegativ und es entsteht eine Degeneration, eine Verletzung oder ein Strukturdefizit: Ist dies die Ursache für eine Schmerzentstehung? Bei über 60-Jährigen können mehr Strukturdegenrationen festgestellt werden, diese sind jedoch schmerzärmer als unter 60-Jährige. Das sind erste Hinweise darauf, dass Schmerzen nicht unbedingt mit dem Degenerationsgrad korrelieren (Andersson et al., 1993). Die häufigste orthopädische Ursache für das Konsultieren eines Mediziners sind Rückenschmerzen (Finley et al., 2018), genauso wie die häufigste Diagnose von deutschen Hausärzten und Orthopäden (Müller-Schwefe, 2011). Hierfür werden häufig Veränderungen an den Bandscheiben verantwortlich gemacht. Nakashima und Kollegen untersuchten per MRT 1211 Menschen in Japan und beobachteten bei 87,6 % einen deutlichen Bandscheibenvorfall (2015). Alle waren jedoch gesund und schmerzfrei. In anderen Untersuchungen wurden bei 30–50 % der asymptomatischen Teilnehmer ebenso Bandscheibenvorfälle beobachtet (Jensen et al., 1994; Maurer et al., 2011; Brinjikji et al., 2015). Die Prävalenz steigt zwar mit zunehmendem Alter, dennoch wiesen selbst schmerzfreie 20–30 Jährige zu 30 % einen Bandscheibenvorfall auf. Jeder Vierte hat eine asymptomatische zervikale Rückenmarksquetschung (Smith et al., 2021).

Auch in der oberen Extremität wurden asymptomatische Strukturdefizite beobachtet. In einer Studie wiesen 72 % der 53 schmerz- und verletzungsfreien Teilnehmer im Alter von 45–60 Jahren eine SLAP-Läsion auf (Schwartzberg et al., 2016). In einer größeren Studie zeigten 23 % der 411 asymptomatischen Schultern eine vollständige Rotatorenmanschetten-Ruptur (Tempelhof et al., 1999). Bei 53 % von 64 schmerzfreien Baseballern wurde im MRT eine Verletzung des medialen Innenbands am Ellenbogen festgestellt (Tanaka et al., 2017). Die Autoren werben für den Begriff der sportartbedingten Adaptation, statt des Strukturdefizits.

Auch für die untere Extremität gibt es viele wissenschaftliche Belege, dass Risse oder Verletzungen nicht immer Schmerzen verursachen. 43 von 44 asymptomatischen Teilnehmern zeigten einen Meniskusschaden, 27 % hatten sogar 3–4 Meniskusschäden (Beattie et al., 2005). In einer weiteren Studie mit 115 schmerzfreien Teilnehmern, zeigte 97 % der Knie eine radiologische Auffälligkeit. Bei 30 % der Knie wurden Meniskusrisse festgestellt, bei ca. 25 % Knorpelschäden und bei 2 % sogar Risse im vorderen Kreuzband (Horga et al., 2020). Bei Hüften beispielsweise zeigten 69 % von 45 asymptomatischen Teilnehmern Labrumrisse (Register et al., 2012).

Die Prävalenz struktureller Veränderungen in der asymptomatischen Population wirft die Frage nach der klinischen Relevanz solcher Befunde auf. Diese Beobachtungen dienen primär dazu, die oft postulierte direkte Kausalität zwischen strukturellen Abnormitäten und Schmerzerleben kritisch zu hinterfragen. Eine häufig angeführte Gegenthese lautet, dass strukturelle Auffälligkeiten, die zum Untersuchungszeitpunkt asymptomatisch sind, möglicherweise in der Zukunft zu Beschwerden führen könnten. Diese Argumentation basiert auf der Annahme eines linearen Zusammenhangs von strukturellen Veränderungen zu symptomatischen Zuständen. Es ist unbestritten, dass Schmerz ein integraler Bestandteil der menschlichen Erfahrung ist. Jedoch ist die Ätiologie von Schmerzzuständen komplex und multifaktoriell. Die Annahme, dass strukturelle Defizite zwangsläufig die Ursache für zukünftige Beschwerden darstellen, vernachlässigt die Vielschichtigkeit der Schmerzgenese und -wahrnehmung. Eine Analogie veranschaulicht dies: Die Behauptung, finanzielle Bedürftigkeit sei die primäre Ursache für Unglück, ließe sich durch empirische Befunde widerlegen, die eine ähnliche Inzidenz von Traurigkeit bei finanziell unterschiedlich gestellten Individuen zeigen. Die Schlussfolgerung, dass ökonomische Faktoren in Zukunft unweigerlich zu Unglück führen, wäre ebenso spekulativ wie die Annahme, dass strukturelle Veränderungen zwangsläufig in Schmerzzuständen resultieren. Diese Überlegungen unterstreichen die Notwendigkeit einer differenzierten Betrachtung der Zusammenhänge zwischen strukturellen Befunden, Schmerzerleben und funktionellen Einschränkungen in der klinischen Praxis und Forschung. Ob Strukturauffälligkeiten zukünftigen Schmerz vorhersagen können, wurde beispielsweise in einer Studie aus dem Jahr 2004 an 21 schmerzfreien Läufern untersucht (Bergman et al., 2004). 43 % (n = 9) zeigten eine knöcherne Stressreaktion der Tibia. Keiner der Teilnehmer entwickelte in den darauffolgenden 12 und 48 Monaten Schmerzen oder andere Beschwerden. Dies zeigt: Auffälligkeiten führen nicht zwangsläufig zu Schmerzen. Asymptomatische Auffälligkeiten sind kein Risikofaktor für zukünftigen Schmerz.

Dass Strukturdefizite im MRT und Schmerzen in den meisten Fällen keinen Zusammenhang aufweisen, ist in der Wissenschaft schon abschließend beschrieben. MRTs haben dennoch ihre Daseinsberechtigung, besonders bei akuten Verletzungen oder Traumata mit Funktionsverlust, zur ärztlichen Überprüfung der Integrität von Strukturen. Zu empfehlen ist ein MRT immer bei Red Flags oder bei schweren akuten Verletzungen. Dennoch birgt die Bildgebung die Gefahr, dass Auffälligkeiten (beispielsweise eine Signalerhöhung der Facetten L3–5), nicht als ein Puzzlestück des Schmerzerlebnisses, sondern als biomechanische Hauptursache des Schmerzes unter Ignoranz neurobiologischer Prozesse und individueller Kontextfaktoren postuliert werden, obwohl viele bildgebende Befunde, die oft als pathologisch interpretiert werden, tatsächlich häufig bei Menschen ohne Schmerzen vorkommen (Brinjikji et al., 2015). Dies soll jedoch nicht implizieren, dass MRTs und Bildgebungsverfahren nicht hilfreich sein können. Dennoch sollten bestimmte Voraussetzungen für eine Indikation gegeben sein, wie Sensibilitätsstörungen, ausstrahlende Schmerzen, Muskelschwächen, der Verdacht auf Frakturen, progressive neurologische Pathologien, oder Beschwerden, die über 6 Wochen persistieren. Gibt es diese Red Flags nicht, ist ein MRT laut deutscher Versorgungsleitlinie nicht indiziert (BÄK et al., 2017). Hinzu kommt, dass selbst MRT-Ergebnisse, die als weit aus reliabler eingestuft werden als beispielsweise die klinische und manuelle Gewebediagnostik, auch sehr variabel ausfallen können, je nachdem wer sie auswertet und wonach geschaut wird (Herzog et al., 2017). Auch MRTs scheinen nicht objektiv zu sein. Und selbst wenn, ist klar, dass Strukturdefizite keinen direkten Zusammenhang zu nicht-traumatischen Schmerzen aufweisen.

Strukturdefizit? Strukturauffälligkeit? Strukturvielfalt!

## 4.4 PSB-Therapie

Therapien, die auf dem PSB-Modell basieren, gehen davon aus, dass Schmerzen entstehen, wenn PSB-Faktoren beeinträchtigt sind. Beispiele hierfür sind Haltungsschwächen, Bewegungsdefizite oder unbewegliche Muskel- und Gelenkstrukturen. Die Therapie dieser Systeme (Haltungstraining, Muskeldetonisierung, Beweglichkeitsverbesserung und Manuelle Therapie von Faszien und Gelenken) soll Beeinträchtigungen des PSB-Systems rückgängig machen und Schmerzen reduzieren. Im Folgenden soll wissenschaftlich beleuchtet werden, inwieweit PSB-Therapien wirksam und ob die propagierten zugrundliegenden Behandlungsmechanismen nachweisbar sind.

Woher kommt die Annahme, dass eine Theorie oder eine Vermutung bezüglich eines Behandlungsmechanismus stimmen könnte? Eine Abfolge aus 6 möglichen Gedankengängen könnte zu dieser Vermutung beitragen.

1. Eine Fasziendistorsion wird als mögliche Ursache für Schmerzen angenommen.
2. Bei dem Patienten wird eine Fasziendistorsion festgestellt.
3. Es wird angenommen, dass die Beseitigung der Distorsion die Schmerzen lindern wird.
4. Es werden intensive Druck- und Zugtechniken angewendet.
5. Nach der Behandlung hat der Patient weniger Schmerzen.
6. Es wird vermutet, dass die Faszie nun geschmeidiger ist und daher die Schmerzlinderung eintrat.

Punkt 6 ist nur dann korrekt, wenn Punkt 1, 2, 3 und 4 nachgewiesen werden können. Es stellt sich die Frage, ob Punkt 1 tatsächlich eine mögliche Ursache ist. Falls dies der Fall ist, muss Punkt 2 nachweislich festgestellt werden können. Häufig kann Punkt 2 jedoch nicht objektiv und verlässlich nachgewiesen werden. Weiterhin bleibt zu klären, ob durch die Therapie (Punkt 4) die Distorsion beseitigt worden ist (Punkt 3). Häufig wird sich zum Nachweis des Behandlungsmechanismus auf den Behandlungserfolg berufen. Hier ist jedoch Vorsicht geboten: Ein Behandlungserfolg (Punkt 5) stellt keinen Nachweis für die Richtigkeit des vermuteten Behandlungsmechanismus (Punkt 6) dar. Die Wirksamkeit einer Therapie sagt nichts über die Validität der zugrunde liegenden Theorie aus. Andererseits ist eine schmerzlindernde Therapie, nur weil ihr vermuteter Behandlungsmechanismus nicht nachgewiesen werden kann, nicht nutzlos. Bei der Edukation sollten jedoch keine Mechanismen als Grund für die Schmerzlinderung vermittelt werden, die nicht nachweisbar sind.

Die Manuelle Therapie (MT) ist das traditionelle Herzstück der Physiotherapie. Klar ist, dass die Manuelle Therapie sich aktuell in einer Identitätskrise befindet, aus der sie sich gerade neu zu formen und positionieren versucht (Oostendorp, 2018). Altgeglaubte Wirkmechanismen scheinen zunehmend nicht nur wissenschaftlich unbelegt, sondern auch widerlegt zu sein. Geschichtlich ist die MT eine sehr alte Disziplin, die in vielen antiken Kulturen ihren Platz hatte (Pettman, 2007). Möglicherweise, gewann die MT durch religiöse Ereignisse wie die heilende Hand Jesus an Bedeutung. Es ist möglich, dass die heutige Relevanz der Manuellen Therapie einen religiösen und spirituellen Hintergrund hat. Heutzutage gibt es innerhalb der MT eine große Vielfalt an Denkrichtungen, die von vielen verschiedenen Berufen praktiziert werden, darunter nicht nur Masseure, Physiotherapeuten, Chiropraktiker oder Osteopathen. Was jedoch alle Formen der Manuellen Therapie gemeinsam haben, ist die Berührung des Menschen. Berührung ist ein wichtiger Teil der menschlichen Interaktion und wird außerhalb der Medizin benutzt um Kommunikation oder Botschaften zu unterstreichen. Es ist nicht verwunderlich, dass die Berührung bei der Therapie von Menschen, die Schmerzen haben, eingesetzt wurde. Die Kraft des Berührens und dessen Einfluss auf den Menschen haben viele erkannt und neue Therapien entwickelt. Das Berühren von Menschen mit Schmerzen hat sich mittlerweile zu speziellen Formen der Physiotherapie entwickelt, von der einfachen Massage bis hin zur spezifischen Manuellen Therapie oder Manipulation und allem was dazwischen liegt. Schmerzlinderung tritt hier nicht aufgrund einer göttlichen Verbindung oder heilenden spirituellen Kraft ein, sondern laut Manualtherapeuten traditionell durch die Korrektur von subluxierten Wirbeln, Gelenksteifigkeiten, Adhäsionen oder Triggerpunkten (Maitland, 1986; Henderson, 2012; Shah et al., 2015).

Es folgt ein kleiner Einblick in die möglichen Variablen der Berührung bzw. Manuellen Therapie: Wie kann gedrückt oder gezogen werden?

Nachfolgend werden die unterschiedlichen Variablen der Druckapplikation anhand eigener Anfertigungen (Abb. 4.8, 4.9, 4.10, 4.11, 4.12, 4.13 und 4.14) visualisiert. Der Einfachheit halber wird nur Druck dargestellt, entgegengesetzte Pfeilrichtung würde Zug bedeuten.

Nun können anhand dieser Variablen unterschiedliche Techniken zusammengestellt und am Patienten appliziert werden. Jedoch hat die Ausübung von passiver externer Kraft, wie Druck oder Zug, keinen nachhaltigen Einfluss auf die biologische Struktur (Vardiman et al., 2015; Konrad & Tilp, 2014). Gewebestrukturen adaptieren also nicht biopositiv (wie z. B. bei trainingsinduzierten Adaptationen) an manuelle Techniken. Weder werden sie länger, noch können Adhäsionen oder Faszien morphologisch verändert werden.

**Abb. 4.8**  Winkel des Drucks

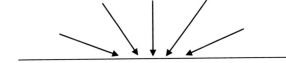

**Abb. 4.9**  Verlauf des Drucks

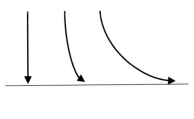

**Abb. 4.10**  Stärke des Drucks

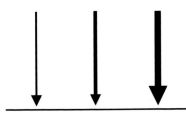

**Abb. 4.11** Amplitude des Drucks

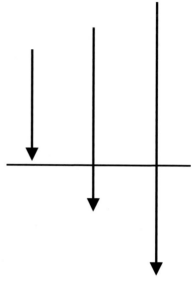

**Abb. 4.12** Geschwindigkeit des Drucks

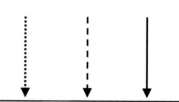

**Abb. 4.13** Frequenz des Drucks

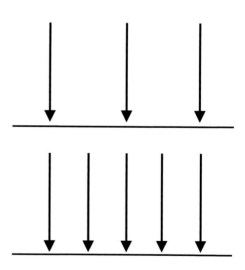

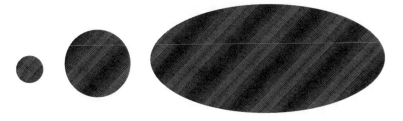

**Abb. 4.14** Fläche des Drucks

**Exkurs**
**Faszientherapie**
Dass Patienten nach einer passiven Faszientherapie beweglicher sind, hat nicht damit zu tun, dass die Faszie länger wurde, sondern damit, dass die Toleranzschwelle des Gewebes neurophysiologisch kurzzeitig moduliert und erhöht wurde (Langevin et al., 2018; Behm & Wilke, 2019). Zwar kann durch intensiver Dehn-, Druck- oder Zugapplikation der Tonus von Weichgewebe (welche übrigens nicht weich, sondern ziemlich stabil sind) reduziert werden, jedoch sind hierfür keine biologischen oder morphologischen Veränderungen des Weichgewebes verantwortlich, sondern eine vegetative sympathische Dämpfung und zentrale neurophysiologische Tonusreflexreduktion (Yoshimura et al., 2021). Faszien sind mechanisch dafür da, um Organen und Muskulatur Halt zu geben. Es wäre nicht förderlich, wenn man Sie durch manualtherapeutische Kraftapplikation verlängern oder lockern könnte. Zudem könnten die Kräfte, die nötig wären, um Faszien kurzzeitig verlängern zu können, womöglich durch den Therapeuten gar nicht aufgebracht werden: Um die Fascia Lata des Tractus Ilitiobialis um 1 % verlängern zu können, werden 9000 N Kraft benötigt. Ungefähr 900 kg (Chaudhry et al., 2008). Für die Plantarfaszie wären 4500 N notwendig. Also ca. 450 kg, für 1 %. Der Term *Myofascial Release* erscheint zunehmend implausibel (Thalhamer, 2018).

Einige Fakten zur Manuellen Therapie:

1. Manualtherapeutische Testverfahren (passive ROM, Endgefühl, Schmerzprovokation, Statiksymmetrien) sind die Basis für die Entscheidungsfindung, welche therapeutischen Techniken angewendet werden sollen (Jull et al., 1994; Bialosky et al., 2012). Diese Testverfahren sind jedoch nicht valide und nicht reliabel (van Trijffel et al., 2005; van de Pol et al., 2010; van Trijffel et al., 2010).

2. MT kann das Gewebe in seiner Morphologie und Struktur nicht verändern (Bialosky et al., 2009; Zusman, 2011).
3. MT verändert die Position von Gelenken nicht, und wenn, nur kurzfristig und nicht nachhaltig (Tullberg et al., 1998; Colloca et al., 2003; Sato et al., 2014; Kardouni et al., 2015).
4. MT kann jedoch Schmerzen lindern (Voogt et al., 2015). Der Behandlungseffekt ist somit nachgewiesen. Daher ist es für Therapeuten sinnvoll, diesen Effekt zu nutzen, um das Ziel der Schmerzlinderung bei ihren Patienten zu erreichen. Auch für Patienten, die eine Schmerzlinderung anstreben, ist es logisch, eine Therapie zu bevorzugen, die diesen Effekt verspricht. Es bleibt jedoch die Frage, ob das einzige Ziel die kurzfristige Schmerzlinderung sein sollte und ob die MT bei diesem spezifischen Patienten mit seinen spezifischen Problemen und durch spezifische Techniken angewendet werden muss, um die gewünschte Schmerzlinderung zu erzielen.
5. MT ist in Bezug auf Schmerzlinderung bei Rücken- und Nackenschmerzen nicht effektiver als andere Standardtherapien, wie Übungstherapie oder orale Analgetika (Rubinstein et al., 2011, 2012; Gross et al., 2015; Groeneweg et al., 2017). MT scheint auch nicht effektiver als *Wait and See* zu sein, bei der keine Therapie stattfindet und nur abgewartet wird (Artus et al., 2014). Dies kann durch den natürlichen Heilungsverlauf der jeweiligen Symptome, der unabhängig der Therapie stattfindet, erklärt werden.
6. Zudem ist MT nicht effektiver als Placebo- oder Scheintherapien (Ernst & Harkness, 2001; Bialosky et al., 2011, 2014; Guimarães et al., 2016; Aspinall et al., 2019). Heißt: Wird der Patient angefasst und es wird impliziert, dass effektive spezifische Techniken durchgeführt werden, obwohl nur eine Untersuchung stattgefunden hat oder Techniken ausgeführt wurden, die in ihrer Richtung, Intensität, Lokalisation nicht lehrbuchmäßig sinnmäßig sind, wird dieselbe Schmerzlinderung erzielt, wie bei der Durchführung spezifischer Techniken. Allein der taktile Kontakt, das Berühren per se, lindert Schmerzen durch die Ausschüttung inhibitorischer Neurotransmitter und der Aktivierung des endogenen Schmerzkontrollsystems durch das Gehirn (Dunbar, 2010; Geri et al., 2019). Dabei spielt die Technikspezifität keine Rolle. Spezifische Techniken in spezifische Richtungen haben keinen größeren Effekt als unspezifische Techniken an unspezifischen Stellen in unspezifische Richtungen (Chiradejnant et al., 2003; Aquino et al., 2009; Kanlayanaphotporn et al., 2009; McCarthy et al., 2019).
7. MT hat durch die kurzfristige Modulation des Nervensystems (Inhibierung nozizeptiver Afferenzen, Reduktion zentraler neurophysiologischer Sensitivität und Toleranzschwellen, vegetative Inhibierung des Sympathikus, Aktivierung des endogenen Schmerzkontrollsystems, Reduktion kortikaler Aktivitäten wie die der Amygdala oder Insula) und damit einhergehende Schmerzlinderung seine Berechtigung in der Verwendung physiotherapeutischer Maßnahmen, sollte aber im richtigen Kontext verwendet werden. Die Mechanismen beruhen weniger auf biomechanischer Korrektur, sondern auf neurophysiologischer Modulation (Oostendorp, 2007; Coronado et al., 2012; Sparks et al., 2013; Bialosky et al., 2017, 2018).

Die MT ist aufgrund der oben genannten Fakten nicht unbrauchbar, nur weil die jahrhundertelang vermuteten und propagierten Mechanismen nicht evident sind. MT hat aufgrund des kurzfristig schmerzlindernden Effekts seine Daseinsberechtigung in der Medizin, und sollte sogar unter Umständen Teil der Therapie sein. Ein schönes Zitat hierzu lautet: „Manuelle Therapie ist immer optional, manchmal aber optimal." Sollte die Manuelle Therapie jedoch die berechtigte Bewegungsvariabilität infrage stellen, bewegungsentmutigen und das Gefühl von Fragilität und Vorsicht transportieren, so kann dies den Patienten verunsichern und zu Kinesiophobie führen. Daten zeigen zunehmend, dass psycho-soziale Faktoren mit Chronifizierung und dem Behandlungsmisserfolg zusammenhängen. Outcomes sind schlechter, wenn Patienten Kinesiophobie, Angstvermeidung, geringe Selbstwirksamkeitserwartung und Katastrophisierung vorweisen (Alhowimel et al., 2018). Die Forderung neurophysiologische Wirkmechanismen der MT in den Lehrplan der Physiotherapieausbildung einzubauen und sich von überholten biomechanischen Erklärungen zu distanzieren wird immer größer (Nijs et al., 2010; Bassimtabar & Alfuth, 2024).

Zusammenfassend wird zunehmend Wert darauf gelegt, nicht ausschließlich reduktionistisch oder rein biomechanisch orientiert vorzugehen. Stattdessen sollte ein breiterer Kontext berücksichtigt werden, der psycho-soziale Faktoren einbezieht. Die evidenzbasierte Praxis gewinnt an Bedeutung gegenüber rein erfahrungsbasierten oder technikspezifischen Ansätzen. Dies ermöglicht eine flexiblere und individuellere Therapie. Zudem wird die aktive Beteiligung des Patienten am Therapieprozess als wesentlicher Faktor für den Behandlungserfolg anerkannt (Ferreira et al., 2013; Fuentes et al., 2014). Ein weiterer wichtiger Aspekt ist die Berücksichtigung der Patientenwahrnehmung. Ziel ist es, übermäßige Ängste vor Bewegung (Kinesiophobie) oder ein Gefühl der Fragilität zu vermeiden. Stattdessen sollte die Stärkung des Vertrauens der Patienten in ihre eigenen Fähigkeiten angestrebt werden.

Diese Entwicklungen tragen dazu bei, die MT als eine moderne, wissenschaftlich fundierte und patientenorientierte Therapiemethode weiterzuentwickeln. Unter Berücksichtigung der aktuellen Evidenz kann MT als ein wirksames schmerzlinderndes Mittel in der Therapie von Schmerzen eingesetzt werden. Es ist nach der Widerlegung strukturverändernder Behandlungsmechanismen jedoch wichtig zu betonen, dass die Wirksamkeit einer Behandlung nicht ausschließlich von nachweisbaren strukturellen Veränderungen abhängt. Funktionelle Verbesserungen, Schmerzreduktion und gesteigerte Lebensqualität sind ebenso wichtige Outcomes, die in vielen Studien zur MT positive Ergebnisse zeigen (Falsiroli Maistrello et al., 2019; Zhu et al., 2024). Die Kenntnis über ihre neurophysiologischen und psycho-sozialen Wirkmechanismen ist wichtig, um die Effektivität der MT nicht ausschließlich auf die vermeintliche Veränderung von Strukturen zu beziehen.

## Literatur

Achenbach, L., Laver, L., Walter, S. S., Zeman, F., Kuhr, M., & Krutsch, W. (2020). Decreased external rotation strength is a risk factor for overuse shoulder injury in youth elite handball athletes. *Knee surgery, sports traumatology, arthroscopy : Official journal of the ESSKA, 28*(4), 1202–1211. https://doi.org/10.1007/s00167-019-05493-4

Adams, M. A., & Dolan, P. (1997). Could sudden increases in physical activity cause degeneration of intervertebral discs? *Lancet (London, England), 350*(9079), 734–735. https://doi.org/10.1016/S0140-6736(97)03021-3

Alhowimel, A., AlOtaibi, M., Radford, K., & Coulson, N. (2018). Psychosocial factors associated with change in pain and disability outcomes in chronic low back pain patients treated by physiotherapist: A systematic review. *SAGE open medicine, 6,* 2050312118757387. https://doi.org/10.1177/2050312118757387

Almeida, G. P., Silveira, P. F., Rosseto, N. P., Barbosa, G., Ejnisman, B., & Cohen, M. (2013). Glenohumeral range of motion in handball players with and without throwing-related shoulder pain. *Journal of shoulder and elbow surgery, 22*(5), 602–607. https://doi.org/10.1016/j.jse.2012.08.027

Almeida, G. P., Silva, A. P., França, F. J., Magalhães, M. O., Burke, T. N., & Marques, A. P. (2016). Q-angle in patellofemoral pain: relationship with dynamic knee valgus, hip abductor torque, pain and function. *Revista brasileira de ortopedia, 51*(2), 181–186. https://doi.org/10.1016/j.rboe.2016.01.010

Andersson, H. I., Ejlertsson, G., Leden, I., & Rosenberg, C. (1993). Chronic pain in a geographically defined general population: Studies of differences in age, gender, social class, and pain localization. *The Clinical journal of pain, 9*(3), 174–182. https://doi.org/10.1097/00002508-199309000-00004

Aquino, R. L., Caires, P. M., Furtado, F. C., Loureiro, A. V., Ferreira, P. H., & Ferreira, M. L. (2009). Applying Joint Mobilization at Different Cervical Vertebral Levels does not Influence Immediate Pain Reduction in Patients with Chronic Neck Pain: A Randomized Clinical Trial. *The Journal of manual & manipulative therapy, 17*(2), 95–100. https://doi.org/10.1179/106698109790824686

Arjmand, N., & Shirazi-Adl, A. (2005). Biomechanics of changes in lumbar posture in static lifting. *Spine, 30*(23), 2637–2648. https://doi.org/10.1097/01.brs.0000187907.02910.4f

Artus, M., van der Windt, D., Jordan, K. P., & Croft, P. R. (2014). The clinical course of low back pain: A meta-analysis comparing outcomes in randomised clinical trials (RCTs) and observational studies. *BMC musculoskeletal disorders, 15,* 68. https://doi.org/10.1186/1471-2474-15-68

Aspinall, S. L., Jacques, A., Leboeuf-Yde, C., Etherington, S. J., & Walker, B. F. (2019). No difference in pressure pain threshold and temporal summation after lumbar spinal manipulation compared to sham: A randomised controlled trial in adults with low back pain. *Musculoskeletal science & practice, 43,* 18–25. https://doi.org/10.1016/j.msksp.2019.05.011

Bassimtabar, A., & Alfuth, M. (2024). Aktueller Wissensstand deutscher Physiotherapieschüler und -studenten über Schmerz und der Einfluss einer Lehrintervention [Current knowledge of German physiotherapy trainees and students on pain and the influence of a teaching intervention]. *Schmerz (Berlin, Germany),* https://doi.org/10.1007/s00482-024-00832-y. Advance online publication. https://doi.org/10.1007/s00482-024-00832-y

Beattie, K. A., Boulos, P., Pui, M., O'Neill, J., Inglis, D., Webber, C. E., & Adachi, J. D. (2005). Abnormalities identified in the knees of asymptomatic volunteers using peripheral magnetic resonance imaging. *Osteoarthritis and cartilage, 13*(3), 181–186. https://doi.org/10.1016/j.joca.2004.11.001

Behm, D. G., & Wilke, J. (2019). Do Self-Myofascial Release Devices Release Myofascia? Rolling Mechanisms: A Narrative Review. *Sports medicine (Auckland, N.Z.), 49*(8), 1173–1181. https://doi.org/10.1007/s40279-019-01149-y

Belavy, D. L., Albracht, K., Bruggemann, G. P., Vergroesen, P. P., & van Dieën, J. H. (2016). Can Exercise Positively Influence the Intervertebral Disc?. *Sports medicine (Auckland, N.Z.), 46*(4), 473–485. https://doi.org/10.1007/s40279-015-0444-2

Belavy, D. L., Brisby, H., Douglas, B., Hebelka, H., Quittner, M. J., Owen, P. J., Rantalainen, T., Trudel, G., & Lagerstrand, K. M. (2020). Characterization of intervertebral disc changes in asymptomatic individuals with distinct physical activity histories using three different quantitative MRI techniques. *Journal of clinical medicine, 9*(6), 1841. https://doi.org/10.3390/jcm9061841

Bergman, A. G., Fredericson, M., Ho, C., & Matheson, G. O. (2004). Asymptomatic tibial stress reactions: MRI detection and clinical follow-up in distance runners. *AJR. American journal of roentgenology, 183*(3), 635–638. https://doi.org/10.2214/ajr.183.3.1830635

Bialosky, J. E., Bishop, M. D., Price, D. D., Robinson, M. E., & George, S. Z. (2009). The mechanisms of manual therapy in the treatment of musculoskeletal pain: A comprehensive model. *Manual therapy, 14*(5), 531–538. https://doi.org/10.1016/j.math.2008.09.001

Bialosky, J. E., Bishop, M. D., George, S. Z., & Robinson, M. E. (2011). Placebo response to manual therapy: Something out of nothing? *The Journal of manual & manipulative therapy, 19*(1), 11–19. https://doi.org/10.1179/2042618610Y.0000000001

Bialosky, J. E., Simon, C. B., Bishop, M. D., & George, S. Z. (2012). Basis for spinal manipulative therapy: A physical therapist perspective. *Journal of electromyography and kinesiology: Official journal of the International Society of Electrophysiological Kinesiology, 22*(5), 643–647. https://doi.org/10.1016/j.jelekin.2011.11.014

Bialosky, J. E., George, S. Z., Horn, M. E., Price, D. D., Staud, R., & Robinson, M. E. (2014). Spinal manipulative therapy-specific changes in pain sensitivity in individuals with low back pain (NCT01168999). *The journal of pain, 15*(2), 136–148. https://doi.org/10.1016/j.jpain.2013.10.005

Bialosky, J. E., Bishop, M. D., & Penza, C. W. (2017). Placebo mechanisms of manual therapy: A sheep in wolf's clothing? *The Journal of orthopaedic and sports physical therapy, 47*(5), 301–304. https://doi.org/10.2519/jospt.2017.0604

Bialosky, J. E., Beneciuk, J. M., Bishop, M. D., Coronado, R. A., Penza, C. W., Simon, C. B., & George, S. Z. (2018). Unraveling the mechanisms of manual therapy: Modeling an approach. *The Journal of orthopaedic and sports physical therapy, 48*(1), 8–18. https://doi.org/10.2519/jospt.2018.7476

Bontrup, C., Taylor, W. R., Fliesser, M., Visscher, R., Green, T., Wippert, P. M., & Zemp, R. (2019). Low back pain and its relationship with sitting behaviour among sedentary office workers. *Applied ergonomics, 81,* 102894. https://doi.org/10.1016/j.apergo.2019.102894

Booth, F. W., Roberts, C. K., & Laye, M. J. (2012). Lack of exercise is a major cause of chronic diseases. *Comprehensive Physiology, 2*(2), 1143–1211. https://doi.org/10.1002/cphy.c110025

Brinjikji, W., Luetmer, P. H., Comstock, B., Bresnahan, B. W., Chen, L. E., Deyo, R. A., Halabi, S., Turner, J. A., Avins, A. L., James, K., Wald, J. T., Kallmes, D. F., & Jarvik, J. G. (2015). Systematic literature review of imaging features of spinal degeneration in asymptomatic populations. *AJNR. American journal of neuroradiology, 36*(4), 811–816. https://doi.org/10.3174/ajnr.A4173Brox J. I. (2018). Lifting with straight legs and bent spine is not bad for your back. *Scandinavian journal of pain, 18*(4), 563–564. https://doi.org/10.1515/sjpain-2018-0302

Bundesärztekammer (BÄK), Kassenärztliche Bundesvereinigung (KBV), Arbeitsgemeinschaft der Wissenschaftlichen Medizinischen Fachgesellschaften (AWMF). (2017) Nationale Versorgungsleitlinie nicht-spezifischer Kreuzschmerz – Kurzfassung, 2. Auflage. Version 1. https://doi.org/10.6101/AZQ/000377. www.kreuzschmerz.versorgungsleitlinien.de. Zugegriffen: 9. Juni 2024

Bunn, P. D. S., Lopes, T. J. A., Terra, B. S., Costa, H. F., Souza, M. P., Braga, R. M., Inoue, A., Ribeiro, F. M., Alves, D. S., & Bezerra da Silva, E. (2021). Association between movement patterns and risk of musculoskeletal injuries in navy cadets: A cohort study. *Physical therapy in sport: Official journal of the Association of Chartered Physiotherapists in Sports Medicine, 52,* 81–89. https://doi.org/10.1016/j.ptsp.2021.08.003

Brox, J. I. (2018). Lifting with straight legs and bent spine is not bad for your back. *Scandinavian journal of pain, 18*(4), 563–564. https://doi.org/10.1515/sjpain-2018-0302

Ceyssens, L., Vanelderen, R., Barton, C., Malliaras, P., & Dingenen, B. (2019). Biomechanical Risk Factors Associated with Running-Related Injuries: A Systematic Review. *Sports medicine (Auckland, N.Z.), 49*(7), 1095–1115. https://doi.org/10.1007/s40279-019-01110-z

Chaudhry, H., Schleip, R., Ji, Z., Bukiet, B., Maney, M., & Findley, T. (2008). Three-dimensional mathematical model for deformation of human fasciae in manual therapy. *The Journal of the American Osteopathic Association, 108*(8), 379–390. https://doi.org/10.7556/jaoa.2008.108.8.379

Chiradejnant, A., Maher, C. G., Latimer, J., & Stepkovitch, N. (2003). Efficacy of „therapist-selected" versus „randomly selected" mobilisation techniques for the treatment of low back pain: A randomised controlled trial. *The Australian journal of physiotherapy, 49*(4), 233–241. https://doi.org/10.1016/s0004-9514(14)60139-2

Christensen, S. T., & Hartvigsen, J. (2008). Spinal curves and health: A systematic critical review of the epidemiological literature dealing with associations between sagittal spinal curves and health. *Journal of manipulative and physiological therapeutics, 31*(9), 690–714. https://doi.org/10.1016/j.jmpt.2008.10.004

Chung, S. S., Lee, C. S., Kim, S. H., Chung, M. W., & Ahn, J. M. (2000). Effect of low back posture on the morphology of the spinal canal. *Skeletal radiology, 29*(4), 217–223. https://doi.org/10.1007/s002560050596

Clemes, S. A., Haslam, C. O., & Haslam, R. A. (2010). What constitutes effective manual handling training? A systematic review. *Occupational medicine (Oxford, England), 60*(2), 101–107. https://doi.org/10.1093/occmed/kqp127

Coenen, P., Gilson, N., Healy, G. N., Dunstan, D. W., & Straker, L. M. (2017). A qualitative review of existing national and international occupational safety and health policies relating to occupational sedentary behaviour. *Applied ergonomics, 60,* 320–333. https://doi.org/10.1016/j.apergo.2016.12.010

Cools, A. M., Johansson, F. R., Borms, D., & Maenhout, A. (2015). Prevention of shoulder injuries in overhead athletes: A science-based approach. *Brazilian journal of physical therapy, 19*(5), 331–339. https://doi.org/10.1590/bjpt-rbf.2014.0109

Colloca, C. J., Keller, T. S., & Gunzburg, R. (2003). Neuromechanical characterization of in vivo lumbar spinal manipulation. Part II. Neurophysiological response. *Journal of manipulative and physiological therapeutics, 26*(9), 579–591. https://doi.org/10.1016/j.jmpt.2003.08.004

Coronado, R. A., Gay, C. W., Bialosky, J. E., Carnaby, G. D., Bishop, M. D., & George, S. Z. (2012). Changes in pain sensitivity following spinal manipulation: A systematic review and meta-analysis. *Journal of electromyography and kinesiology: Official journal of the International Society of Electrophysiological Kinesiology, 22*(5), 752–767. https://doi.org/10.1016/j.jelekin.2011.12.013

Cronström, A., Creaby, M. W., & Ageberg, E. (2020). Do knee abduction kinematics and kinetics predict future anterior cruciate ligament injury risk? A systematic review and meta-analysis of prospective studies. *BMC musculoskeletal disorders, 21*(1), 563. https://doi.org/10.1186/s12891-020-03552-3

Darlow, B., Perry, M., Stanley, J., Mathieson, F., Melloh, M., Baxter, G. D., & Dowell, A. (2014). Cross-sectional survey of attitudes and beliefs about back pain in New Zealand. *British Medical Journal Open, 4*(5), e004725. https://doi.org/10.1136/bmjopen-2013-004725

Dillon, S., Burke, A., Whyte, E. F., O'Connor, S., Gore, S., & Moran, K. A. (2023). Running towards injury? A prospective investigation of factors associated with running injuries. *PLoS ONE, 18*(8), e0288814. https://doi.org/10.1371/journal.pone.0288814

Dreischarf, M., Pries, E., Bashkuev, M., Putzier, M., & Schmidt, H. (2016). Differences between clinical „snap-shot" and „real-life" assessments of lumbar spine alignment and motion – What is the „real" lumbar lordosis of a human being? *Journal of biomechanics, 49*(5), 638–644. https://doi.org/10.1016/j.jbiomech.2016.01.032

Driessen, M. T., Proper, K. I., van Tulder, M. W., Anema, J. R., Bongers, P. M., & van der Beek, A. J. (2010). The effectiveness of physical and organisational ergonomic interventions on low back pain and neck pain: A systematic review. *Occupational and environmental medicine, 67*(4), 277–285. https://doi.org/10.1136/oem.2009.047548

Dunbar, R. I. (2010). The social role of touch in humans and primates: Behavioural function and neurobiological mechanisms. *Neuroscience and biobehavioral reviews, 34*(2), 260–268. https://doi.org/10.1016/j.neubiorev.2008.07.001

Ernst, E., & Harkness, E. (2001). Spinal manipulation: A systematic review of sham-controlled, double-blind, randomized clinical trials. *Journal of pain and symptom management, 22*(4), 879–889. https://doi.org/10.1016/s0885-3924(01)00337-2

Falsiroli Maistrello, L., Rafanelli, M., & Turolla, A. (2019). Manual therapy and quality of life in people with headache: Systematic review and meta-analysis of randomized controlled trials. *Current pain and headache reports, 23*(10), 78. https://doi.org/10.1007/s11916-019-0815-8

Felson, D. T., Niu, J., Gross, K. D., Englund, M., Sharma, L., Cooke, T. D., Guermazi, A., Roemer, F. W., Segal, N., Goggins, J. M., Lewis, C. E., Eaton, C., & Nevitt, M. C. (2013). Valgus malalignment is a risk factor for lateral knee osteoarthritis incidence and progression: Findings from the Multicenter Osteoarthritis Study and the Osteoarthritis Initiative. *Arthritis and rheumatism, 65*(2), 355–362. https://doi.org/10.1002/art.37726

Ferreira, P. H., Ferreira, M. L., Maher, C. G., Refshauge, K. M., Latimer, J., & Adams, R. D. (2013). The therapeutic alliance between clinicians and patients predicts outcome in chronic low back pain. *Physical therapy, 93*(4), 470–478. https://doi.org/10.2522/ptj.20120137

Fett, D., Trompeter, K., & Platen, P. (2019). Prevalence of back pain in a group of elite athletes exposed to repetitive overhead activity. *PLoS ONE, 14*(1), e0210429. https://doi.org/10.1371/journal.pone.0210429

Fieseler, G., Jungermann, P., Koke, A., Irlenbusch, L., Delank, K. S., & Schwesig, R. (2015). Glenohumeral range of motion (ROM) and isometric strength of professional team handball athletes, part III: Changes over the playing season. *Archives of orthopaedic and trauma surgery, 135*(12), 1691–1700. https://doi.org/10.1007/s00402-015-2308-5

Finley, C. R., Chan, D. S., Garrison, S., Korownyk, C., Kolber, M. R., Campbell, S., Eurich, D. T., Lindblad, A. J., Vandermeer, B., & Allan, G. M. (2018). What are the most common conditions in primary care? Systematic review. *Canadian family physician Medecin de famille canadien, 64*(11), 832–840

Foley, B., Engelen, L., Gale, J., Bauman, A., & Mackey, M. (2016). Sedentary behavior and musculoskeletal discomfort are reduced when office workers trial an activity-based work environment. *Journal of occupational and environmental medicine, 58*(9), 924–931. https://doi.org/10.1097/JOM.0000000000000828

Fuentes, J., Armijo-Olivo, S., Funabashi, M., Miciak, M., Dick, B., Warren, S., Rashiq, S., Magee, D. J., & Gross, D. P. (2014). Enhanced therapeutic alliance modulates pain intensity and muscle pain sensitivity in patients with chronic low back pain: An experimental controlled study. *Physical therapy, 94*(4), 477–489. https://doi.org/10.2522/ptj.20130118

Geri, T., Viceconti, A., Minacci, M., Testa, M., & Rossettini, G. (2019). Manual therapy: Exploiting the role of human touch. Musculoskeletal science & practice, 44, 102044. https://doi.org/10.1016/j.msksp.2019.07.008

Ghamkhar, L., & Kahlaee, A. H. (2019). Is forward head posture relevant to cervical muscles performance and neck pain? A case-control study. *Brazilian journal of physical therapy, 23*(4), 346–354. https://doi.org/10.1016/j.bjpt.2018.08.007

Goode, A., Hegedus, E. J., Sizer, P., Brismee, J. M., Linberg, A., & Cook, C. E. (2008). Three-dimensional movements of the sacroiliac joint: A systematic review of the literature and assessment of clinical utility. *The Journal of manual & manipulative therapy, 16*(1), 25–38. https://doi.org/10.1179/106698108790818639

Gordon, R., & Bloxham, S. (2016). A Systematic Review of the Effects of Exercise and Physical Activity on Non-Specific Chronic Low Back Pain. *Healthcare (Basel, Switzerland), 4*(2), 22. https://doi.org/10.3390/healthcare4020022

Granhed, H., Jonson, R., & Hansson, T. (1987). The loads on the lumbar spine during extreme weight lifting. *Spine, 12*(2), 146–149. https://doi.org/10.1097/00007632-198703000-00010

Gregorić, P. (2005). Plato's and Aristotle's Explanation of Human Posture. *A Journal for Ancient Philosophy and Science, 2,* 183–196

Groeneweg, R., van Assen, L., Kropman, H., Leopold, H., Mulder, J., Smits-Engelsman, B. C. M., Ostelo, R. W. J. G., Oostendorp, R. A. B., & van Tulder, M. W. (2017). Manual therapy compared with physical therapy in patients with non-specific neck pain: A randomized controlled trial. *Chiropractic & manual therapies, 25,* 12. https://doi.org/10.1186/s12998-017-0141-3

Gross, A., Langevin, P., Burnie, S. J., Bédard-Brochu, M. S., Empey, B., Dugas, E., Faber-Dobrescu, M., Andres, C., Graham, N., Goldsmith, C. H., Brønfort, G., Hoving, J. L., & LeBlanc, F. (2015). Manipulation and mobilisation for neck pain contrasted against an inactive control or another active treatment. *The Cochrane database of systematic reviews, 2015*(9), CD004249. https://doi.org/10.1002/14651858.CD004249.pub4

Grundy, P. F., & Roberts, C. J. (1984). Does unequal leg length cause back pain? A case-control study. *Lancet (London, England), 2*(8397), 256–258. https://doi.org/10.1016/s0140-6736(84)90300-3

Grzelak, P., Domzalski, M., Majos, A., Podgórski, M., Stefanczyk, L., Krochmalski, M., & Polguj, M. (2014). Thickening of the knee joint cartilage in elite weightlifters as a potential adaptation mechanism. *Clinical anatomy (New York, N.Y.), 27*(6), 920–928. https://doi.org/10.1002/ca.22393

Guimarães, J. F., Salvini, T. F., Siqueira, A. L., Jr., Ribeiro, I. L., Camargo, P. R., & Alburquerque- Sendín, F. (2016). Immediate Effects of Mobilization With Movement vs Sham Technique on Range of Motion, Strength, and Function in Patients With Shoulder Impingement Syndrome: Randomized Clinical Trial. *Journal of manipulative and physiological therapeutics, 39*(9), 605–615. https://doi.org/10.1016/j.jmpt.2016.08.001

Hanna, F., Daas, R. N., El-Shareif, T. J., Al-Marridi, H. H., Al-Rojoub, Z. M., & Adegboye, O. A. (2019). The relationship between sedentary behavior, back pain, and psychosocial correlates among university employees. *Frontiers in public health, 7,* 80. https://doi.org/10.3389/fpubh.2019.00080

Heino, J. G., Godges, J. J., & Carter, C. L. (1990). Relationship between Hip Extension Range of Motion and Postural Alignment. *The Journal of orthopaedic and sports physical therapy, 12*(6), 243–247. https://doi.org/10.2519/jospt.1990.12.6.243

Henderson, C. N. (2012). The basis for spinal manipulation: Chiropractic perspective of indications and theory. *Journal of electromyography and kinesiology : Official journal of the International Society of Electrophysiological Kinesiology, 22*(5), 632–642. https://doi.org/10.1016/j.jelekin.2012.03.008

Herrington, L. (2011). Assessment of the degree of pelvic tilt within a normal asymptomatic population. *Manual therapy, 16*(6), 646–648. https://doi.org/10.1016/j.math.2011.04.006

Herzog, R., Elgort, D. R., Flanders, A. E., & Moley, P. J. (2017). Variability in diagnostic error rates of 10 MRI centers performing lumbar spine MRI examinations on the same patient within a 3-week period. *The spine journal : Official journal of the North American Spine Society, 17*(4), 554–561. https://doi.org/10.1016/j.spinee.2016.11.009

Hodges, P. W. (2011). Pain and motor control: From the laboratory to rehabilitation. *Journal of electromyography and kinesiology: Official journal of the International Society of Electrophysiological Kinesiology, 21*(2), 220–228. https://doi.org/10.1016/j.jelekin.2011.01.002

Hogan, C., Corbett, J. A., Ashton, S., Perraton, L., Frame, R., & Dakic, J. (2021). Scapular dyskinesis is not an isolated risk factor for shoulder injury in athletes: A systematic review and meta-analysis. *The American journal of sports medicine, 49*(10), 2843–2853. https://doi.org/10.1177/0363546520968508

Holder, L. (2013). The effect of lumbar posture and pelvis fixation on back extensor torque and paravertebral muscle activation. https://openrepository.aut.ac.nz/server/api/core/bitstreams/d9496b7e-8373-4bee-90f1-8e4ed7a97efc/content. Zugegriffen: 25. Apr. 2024

Holmgren, U., & Waling, K. (2008). Inter-examiner reliability of four static palpation tests used for assessing pelvic dysfunction. *Manual therapy, 13*(1), 50–56. https://doi.org/10.1016/j. math.2006.09.009

Horga, L. M., Hirschmann, A. C., Henckel, J., Fotiadou, A., Di Laura, A., Torlasco, C., D'Silva, A., Sharma, S., Moon, J. C., & Hart, A. J. (2020). Prevalence of abnormal findings in 230 knees of asymptomatic adults using 3.0 T MRI. *Skeletal radiology, 49*(7), 1099–1107. https://doi.org/10.1007/s00256-020-03394-z

Jafarian Tangrood, Z., Sole, G., & Cury Ribeiro, D. (2022). Association between changes in pain or function scores and changes in scapular rotations in patients with subacromial shoulder pain: A prospective cohort study. *Archives of physiotherapy, 12*(1), 18. https://doi.org/10.1186/s40945-022-00143-4

Jensen, M. C., Brant-Zawadzki, M. N., Obuchowski, N., Modic, M. T., Malkasian, D., & Ross, J. S. (1994). Magnetic resonance imaging of the lumbar spine in people without back pain. *The New England journal of medicine, 331*(2), 69–73. https://doi.org/10.1056/NEJM199407143310201

Johnson, C. D., Nijst, B. K. J. F., Eagle, S. R., Kessels, M. W. M., Lovalekar, M. T., Krajewski, K. T., Flanagan, S. D., Nindl, B. C., & Connaboy, C. (2019). Evaluation of shoulder strength and kinematics as risk factors for shoulder injury in United States special forces personnel. *Orthopaedic journal of sports medicine, 7*(3), 2325967119831272. https://doi.org/10.1177/2325967119831272

Jull, G., Treleaven, J., & Versace, G. (1994). Manual examination: Is pain provocation a major cue for spinal dysfunction? *The Australian journal of physiotherapy, 40*(3), 159–165. https://doi.org/10.1016/S0004-9514(14)60574-2

Kanlayanaphotporn, R., Chiradejnant, A., & Vachalathiti, R. (2009). The immediate effects of mobilization technique on pain and range of motion in patients presenting with unilateral neck pain: A randomized controlled trial. *Archives of physical medicine and rehabilitation, 90*(2), 187–192. https://doi.org/10.1016/j.apmr.2008.07.017

Kantak, S. S., Johnson, T., & Zarzycki, R. (2022). Linking pain and motor control: Conceptualization of Movement Deficits in Patients with Painful Conditions. *Physical therapy, 102*(4), pzab289. https://doi.org/10.1093/ptj/pzab289

Kardouni, J. R., Pidcoe, P. E., Shaffer, S. W., Finucane, S. D., Cheatham, S. A., Sousa, C. O., & Michener, L. A. (2015). Thoracic spine manipulation in individuals with subacromial impingement syndrome does not immediately alter thoracic spine kinematics, thoracic excursion, or scapular kinematics: A randomized controlled trial. *The Journal of orthopaedic and sports physical therapy, 45*(7), 527–538. https://doi.org/10.2519/jospt.2015.5647

Keeve, J. P. (1967). „Fitness," „posture" and other selected school health myths. *The Journal of school health, 37*(1), 8–15. https://doi.org/10.1111/j.1746-1561.1967.tb07013.x

Keller, R. A., De Giacomo, A. F., Neumann, J. A., Limpisvasti, O., & Tibone, J. E. (2018). Glenohumeral internal rotation deficit and risk of upper extremity injury in overhead athletes: A meta-analysis and systematic review. *Sports health, 10*(2), 125–132. https://doi.org/10.1177/1941738118756577

Knechtle, D., Schmid, S., Suter, M., Riner, F., Moschini, G., Senteler, M., Schweinhardt, P., & Meier, M. L. (2021). Fear-avoidance beliefs are associated with reduced lumbar spine flexion during object lifting in pain-free adults. *Pain, 162*(6), 1621–1631. https://doi.org/10.1097/j.pain.0000000000002170

Knutson G. A. (2005). Anatomic and functional leg-length inequality: A review and recommendation for clinical decision-making. Part I, anatomic leg-length inequality: Prevalence, magnitude, effects and clinical significance. *Chiropractic & osteopathy, 13*, 11. https://doi.org/10.1186/1746-1340-13-11

Konrad, A., & Tilp, M. (2014). Increased range of motion after static stretching is not due to changes in muscle and tendon structures. *Clinical biomechanics (Bristol, Avon), 29*(6), 636–642. https://doi.org/10.1016/j.clinbiomech.2014.04.013

Korakakis, V., O'Sullivan, K., O'Sullivan, P. B., Evagelinou, V., Sotiralis, Y., Sideris, A., Sa-
kellariou, K., Karanasios, S., & Giakas, G. (2019). Physiotherapist perceptions of optimal
sitting and standing posture. *Musculoskeletal science & practice, 39,* 24–31. https://doi.
org/10.1016/j.msksp.2018.11.004

Kudo, K., Nagura, T., Harato, K., Kobayashi, S., Niki, Y., Matsumoto, M., & Nakamura, M.
(2020). Correlation between static limb alignment and peak knee adduction angle during gait
is affected by subject pain in medial knee osteoarthritis. The Knee, 27(2), 348–355. https://
doi.org/10.1016/j.knee.2019.11.008

Laird, R. A., Gilbert, J., Kent, P., & Keating, J. L. (2014). Comparing lumbo-pelvic kinematics in
people with and without back pain: A systematic review and meta-analysis. *BMC musculoskeletal disorders, 15,* 229. https://doi.org/10.1186/1471-2474-15-229

Laird, R. A., Kent, P., & Keating, J. L. (2016). How consistent are lordosis, range of movement
and lumbo-pelvic rhythm in people with and without back pain?. BMC musculoskeletal disorders, 17(1), 403. https://doi.org/10.1186/s12891-016-1250-1

Langevin, H. M., Bishop, J., Maple, R., Badger, G. J., & Fox, J. R. (2018). Effect of stretching on thoracolumbar fascia injury and movement restriction in a porcine model. *American journal of physical medicine & rehabilitation, 97*(3), 187–191. https://doi.org/10.1097/
PHM.0000000000000824

Lederman, E. (2011). The fall of the postural-structural-biomechanical model in manual and physical therapies: Exemplified by lower back pain. *Journal of bodywork and movement therapies, 15*(2), 131–138. https://doi.org/10.1016/j.jbmt.2011.01.011

Lin, Y. L., & Karduna, A. (2016). Exercises focusing on rotator cuff and scapular muscles do
not improve shoulder joint position sense in healthy subjects. *Human movement science, 49,*
248–257. https://doi.org/10.1016/j.humov.2016.06.016

Lund, J. P., Donga, R., Widmer, C. G., & Stohler, C. S. (1991). The pain-adaptation model: A
discussion of the relationship between chronic musculoskeletal pain and motor activity. *Canadian journal of physiology and pharmacology, 69*(5), 683–694. https://doi.org/10.1139/
y91-102

Mahmoud, N. F., Hassan, K. A., Abdelmajeed, S. F., Moustafa, I. M., & Silva, A. G. (2019). The
relationship between forward head posture and neck pain: A systematic review and meta-analysis. *Current reviews in musculoskeletal medicine, 12*(4), 562–577. https://doi.org/10.1007/
s12178-019-09594-y

Maitland G.D. (1986). *Vertebral Manipulation. Fifth Edition.* Butterworth-Heinemann. https://
books.google.de/books?hl=de&lr=&id=HMM5EAAAQBAJ&oi=fnd&pg=PP&dq=ma-
tiland+1986+vertebral+manipulation&ots=M3hxvkXgVr&sig=1-WH11tRnh-
EhLxqdkjhCkTb1s0U&redir_esc=y#v=onepage&q=matiland%201986%20vertebral%20ma-
nipulation&f=false. Zugegriffen: 22. März 2024

Martinelli, N., Bergamini, A. N., Burssens, A., Toschi, F., Kerkhoffs, G. M. M. J., Victor, J., &
Sansone, V. (2022). Does the foot and ankle alignment impact the patellofemoral pain syndrome? A systematic review and meta-analysis. *Journal of clinical medicine, 11*(8), 2245.
https://doi.org/10.3390/jcm11082245

Maurer, M., Soder, R. B., & Baldisserotto, M. (2011). Spine abnormalities depicted by magnetic resonance imaging in adolescent rowers. *The American journal of sports medicine, 39*(2),
392–397. https://doi.org/10.1177/0363546510381365

Mawston, G., Holder, L., O'Sullivan, P., & Boocock, M. (2021). Flexed lumbar spine postures
are associated with greater strength and efficiency than lordotic postures during a maximal
lift in pain-free individuals. *Gait & posture, 86,* 245–250. https://doi.org/10.1016/j.gait-
post.2021.02.029

McCarthy, C. J., Potter, L., & Oldham, J. A. (2019). Comparing targeted thrust manipulation with
general thrust manipulation in patients with low back pain. A general approach is as effective
as a specific one. A randomised controlled trial. *BMJ open sport & exercise medicine, 5*(1),
e000514. https://doi.org/10.1136/bmjsem-2019-000514

McGrath, M. C. (2006). Palpation of the sacroiliac joint: An anatomical and sensory challenge. *International Journal of Osteopathic Medicine, 9*(3), 103–107. https://doi.org/10.1016/j.ijosm.2006.03.001

Müller-Schwefe, G. H. (2011). European survey of chronic pain patients: Results for Germany. *Current medical research and opinion, 27*(11), 2099–2106. https://doi.org/10.1185/0300799 5.2011.621935

Nakashima, H., Yukawa, Y., Suda, K., Yamagata, M., Ueta, T., & Kato, F. (2015). Abnormal findings on magnetic resonance images of the cervical spines in 1211 asymptomatic subjects. *Spine, 40*(6), 392–398. https://doi.org/10.1097/BRS.0000000000000775

Nolan, D., O'Sullivan, K., Stephenson, J., O'Sullivan, P., & Lucock, M. (2018). What do physiotherapists and manual handling advisors consider the safest lifting posture, and do back beliefs influence their choice? *Musculoskeletal science & practice, 33,* 35–40. https://doi.org/10.1016/j.msksp.2017.10.010

Nourbakhsh, M. R., & Arab, A. M. (2002). Relationship between mechanical factors and incidence of low back pain. *The Journal of orthopaedic and sports physical therapy, 32*(9), 447–460. https://doi.org/10.2519/jospt.2002.32.9.447

Nilstad, A., Petushek, E., Mok, K. M., Bahr, R., & Krosshaug, T. (2021). Kiss goodbye to the ‚kissing knees': No association between frontal plane inward knee motion and risk of future non-contact ACL injury in elite female athletes. *Sports biomechanics, 1–15.* Advance online publication. https://doi.org/10.1080/14763141.2021.1903541

Nijs, J., Van Houdenhove, B., & Oostendorp, R. A. (2010). Recognition of central sensitization in patients with musculoskeletal pain: Application of pain neurophysiology in manual therapy practice. *Manual therapy, 15*(2), 135–141. https://doi.org/10.1016/j.math.2009.12.001

Oostendorp, R. A. (2007). Manual physical therapy in the Netherlands: Reflecting on the past and planning for the future in an international perspective. *The Journal of manual & manipulative therapy, 15*(3), 133–141. https://doi.org/10.1179/106698107790819819

Oostendorp, R. A. B. (2018). Credibility of manual therapy is at stake ‚Where do we go from here?' *The Journal of manual & manipulative therapy, 26*(4), 189–192. https://doi.org/10.108 0/10669817.2018.1472948

Owen, P. J., Hangai, M., Kaneoka, K., Rantalainen, T., & Belavy, D. L. (2021). Mechanical loading influences the lumbar intervertebral disc. A cross-sectional study in 308 athletes and 71 controls. *Journal of orthopaedic research : Official publication of the Orthopaedic Research Society, 39*(5), 989–997. https://doi.org/10.1002/jor.24809

Palsson, T. S., Gibson, W., Darlow, B., Bunzli, S., Lehman, G., Rabey, M., Moloney, N., Vaegter, H. B., Bagg, M. K., & Travers, M. (2019). Changing the narrative in diagnosis and management of pain in the sacroiliac joint area. *Physical therapy, 99*(11), 1511–1519. https://doi.org/10.1093/ptj/pzz108

Pettman, E. (2007). A history of manipulative therapy. *The Journal of manual & manipulative therapy, 15*(3), 165–174. https://doi.org/10.1179/106698107790819873

Picavet, H. S., Vlaeyen, J. W., & Schouten, J. S. (2002). Pain catastrophizing and kinesiophobia: Predictors of chronic low back pain. *American journal of epidemiology, 156*(11), 1028–1034. https://doi.org/10.1093/aje/kwf136

Plummer, H. A., Sum, J. C., Pozzi, F., Varghese, R., & Michener, L. A. (2017). Observational Scapular Dyskinesis: Known-groups validity in patients with and without shoulder pain. *The Journal of orthopaedic and sports physical therapy, 47*(8), 530–537. https://doi.org/10.2519/jospt.2017.7268

Pope, M. H., Bevins, T., Wilder, D. G., & Frymoyer, J. W. (1985). The relationship between anthropometric, postural, muscular, and mobility characteristics of males ages 18–55. *Spine, 10*(7), 644–648. https://doi.org/10.1097/00007632-198509000-00009

Preece, S. J., Willan, P., Nester, C. J., Graham-Smith, P., Herrington, L., & Bowker, P. (2008). Variation in pelvic morphology may prevent the identification of anterior pelvic tilt. *The Journal of manual & manipulative therapy, 16*(2), 113–117. https://doi.org/10.1179/106698108790818459

Rabelo, N. D. D. A., & Lucareli, P. R. G. (2018). Do hip muscle weakness and dynamic knee valgus matter for the clinical evaluation and decision-making process in patients with patellofemoral pain? *Brazilian journal of physical therapy, 22*(2), 105–109. https://doi.org/10.1016/j.bjpt.2017.10.002

Rees, D., Younis, A., & MacRae, S. (2019). Is there a correlation in frontal plane knee kinematics between running and performing a single leg squat in runners with patellofemoral pain syndrome and asymptomatic runners? *Clinical biomechanics (Bristol, Avon), 61*, 227–232. https://doi.org/10.1016/j.clinbiomech.2018.12.008

Register, B., Pennock, A. T., Ho, C. P., Strickland, C. D., Lawand, A., & Philippon, M. J. (2012). Prevalence of abnormal hip findings in asymptomatic participants: A prospective, blinded study. *The American journal of sports medicine, 40*(12), 2720–2724. https://doi.org/10.1177/0363546512462124

Rialet-Micoulau, J., Lucas, V., Demoulin, C., & Pitance, L. (2022). Misconceptions of physical therapists and medical doctors regarding the impact of lifting a light load on low back pain. *Brazilian journal of physical therapy, 26*(1), 100385. https://doi.org/10.1016/j.bjpt.2021.100385

Richards, K. V., Beales, D. J., Smith, A. J., O'Sullivan, P. B., & Straker, L. M. (2016). Neck posture clusters and their association with biopsychosocial factors and neck pain in australian adolescents. *Physical therapy, 96*(10), 1576–1587. https://doi.org/10.2522/ptj.20150660

Roffey, D. M., Wai, E. K., Bishop, P., Kwon, B. K., & Dagenais, S. (2010). Causal assessment of awkward occupational postures and low back pain: Results of a systematic review. *The spine journal : Official journal of the North American Spine Society, 10*(1), 89–99. https://doi.org/10.1016/j.spinee.2009.09.003

Roldán-Jiménez, C., Cuesta-Vargas, A. I., & Martín-Martín, J. (2022). Three-dimensional kinematics during shoulder scaption in asymptomatic and symptomatic subjects by inertial sensors: A cross-sectional study. *Sensors (Basel, Switzerland), 22*(8), 3081. https://doi.org/10.3390/s22083081

Rubinstein, S. M., van Middelkoop, M., Assendelft, W. J., de Boer, M. R., & van Tulder, M. W. (2011). Spinal manipulative therapy for chronic low-back pain. *The Cochrane database of systematic reviews, (2)*, CD008112. https://doi.org/10.1002/14651858.CD008112.pub2

Rubinstein, S. M., Terwee, C. B., Assendelft, W. J., de Boer, M. R., & van Tulder, M. W. (2012). Spinal manipulative therapy for acute low-back pain. *The Cochrane database of systematic reviews, 2012*(9), CD008880. https://doi.org/10.1002/14651858.CD008880.pub2

Ruchholtz, S. & Wirtz, D. C. (2013). Orthopädie und Unfallchirurgie essentials. *Georg Thieme Verlag* (S. 537). https://doi.org/10.1055/b-002-35715

Ruffilli, A., Viroli, G., Neri, S., Traversari, M., Barile, F., Manzetti, M., Assirelli, E., Ialuna, M., Vita, F., & Faldini, C. (2023). Mechanobiology of the human intervertebral disc: Systematic review of the literature and future perspectives. *International journal of molecular sciences, 24*(3), 2728. https://doi.org/10.3390/ijms24032728

Sainz de Baranda, P., Andújar, P., Collazo-Diéguez, M., Pastor, A., Santonja-Renedo, F., Martínez-Romero, M. T., Aparicio-Sarmiento, A., Cejudo, A., Rodríguez-Ferrán, O., & Santonja-Medina, F. (2020). Sagittal standing alignment and back pain in 8 to 12-year-old children from the region of Murcia, Spain: The ISQUIOS Program. *Journal of back and musculoskeletal rehabilitation, 33*(6), 1003–1014. https://doi.org/10.3233/BMR-191727

Salamh, P. A., Hanney, W. J., Boles, T., Holmes, D., McMillan, A., Wagner, A., & Kolber, M. J. (2023). Is it time to normalize Scapular Dyskinesis? The incidence of Scapular Dyskinesis in those with and without Symptoms: A systematic review of the literature. *International journal of sports physical therapy, V18*(3), 558–576. https://doi.org/10.26603/001c.74388

Sanchez, H. M., Sanchez, E. G., & Tavares, L. I. (2016). Association between Scapular Dyskinesia and shoulder pain in young adults. *Acta ortopedica brasileira, 24*(5), 243–248. https://doi.org/10.1590/1413-785220162405142225

Saraceni, N., Kent, P., Ng, L., Campbell, A., Straker, L., & O'Sullivan, P. (2020). To flex or not to flex? Is there a relationship between Lumbar Spine Flexion during lifting and low back pain? A systematic review with meta-analysis. *The Journal of orthopaedic and sports physical therapy, 50*(3), 121–130. https://doi.org/10.2519/jospt.2020.9218

Sato, T., Sato, N., Masui, K., & Hirano, Y. (2014). Immediate effects of manual traction on radiographically determined joint space width in the hip joint. *Journal of manipulative and physiological therapeutics, 37*(8), 580–585. https://doi.org/10.1016/j.jmpt.2014.08.002

Schäfer, R., Trompeter, K., Fett, D., Heinrich, K., Funken, J., Willwacher, S., Brüggemann, G. P., & Platen, P. (2023). The mechanical loading of the spine in physical activities. *European spine journal: Official publication of the European Spine Society, the European Spinal Deformity Society, and the European Section of the Cervical Spine Research Society, 32*(9), 2991–3001. https://doi.org/10.1007/s00586-023-07733-1

Schmalzl, J., Walter, H., Rothfischer, W., Blaich, S., Gerhardt, C., & Lehmann, L. J. (2022). GIRD syndrome in male handball and volleyball players: Is the decrease of total range of motion the turning point to pathology? *Journal of back and musculoskeletal rehabilitation, 35*(4), 755–762. https://doi.org/10.3233/BMR-191767

Schmidt, H., Bashkuev, M., Weerts, J., Graichen, F., Altenscheidt, J., Maier, C., & Reitmaier, S. (2018). How do we stand? Variations during repeated standing phases of asymptomatic subjects and low back pain patients. *Journal of biomechanics, 70*, 67–76. https://doi.org/10.1016/j.jbiomech.2017.06.016

Schwartzberg, R., Reuss, B. L., Burkhart, B. G., Butterfield, M., Wu, J. Y., & McLean, K. W. (2016). High prevalence of superior labral tears diagnosed by MRI in middle-aged patients with asymptomatic shoulders. *Orthopaedic journal of sports medicine, 4*(1), 2325967115623212. https://doi.org/10.1177/2325967115623212

Shelburne, K. B., Torry, M. R., Steadman, J. R., & Pandy, M. G. (2008). Effects of foot orthoses and valgus bracing on the knee adduction moment and medial joint load during gait. *Clinical biomechanics (Bristol, Avon), 23*(6), 814–821. https://doi.org/10.1016/j.clinbiomech.2008.02.005

Shah, J. P., Thaker, N., Heimur, J., Aredo, J. V., Sikdar, S., & Gerber, L. (2015). Myofascial trigger points then and now: A historical and scientific perspective. *PM & R: The journal of injury, function, and rehabilitation, 7*(7), 746–761. https://doi.org/10.1016/j.pmrj.2015.01.024

Shumway-Cook, A., & Woollacott, M. (2006). Motor control: Translating research into clinical practice. *Osteoporos Int* (Vol. 18). https://doi.org/10.1007/s00198-007-0358-4

Silverwood, V., Blagojevic-Bucknall, M., Jinks, C., Jordan, J. L., Protheroe, J., & Jordan, K. P. (2015). Current evidence on risk factors for knee osteoarthritis in older adults: A systematic review and meta-analysis. *Osteoarthritis and cartilage, 23*(4), 507–515. https://doi.org/10.1016/j.joca.2014.11.019

Smith, S. S., Stewart, M. E., Davies, B. M., & Kotter, M. R. N. (2021). The prevalence of asymptomatic and symptomatic Spinal Cord compression on magnetic resonance imaging: A systematic review and meta-analysis. *Global spine journal, 11*(4), 597–607. https://doi.org/10.1177/2192568220934496

Sparks, C., Cleland, J. A., Elliott, J. M., Zagardo, M., & Liu, W. C. (2013). Using functional magnetic resonance imaging to determine if cerebral hemodynamic responses to pain change following thoracic spine thrust manipulation in healthy individuals. *The Journal of orthopaedic and sports physical therapy, 43*(5), 340–348. https://doi.org/10.2519/jospt.2013.4631

Steele, J., Bruce-Low, S., Smith, D., Osborne, N., & Thorkeldsen, A. (2015). Can specific loading through exercise impart healing or regeneration of the intervertebral disc? *The spine journal: Official journal of the North American Spine Society, 15*(10), 2117–2121. https://doi.org/10.1016/j.spinee.2014.08.446

Su, D., Ai, Y., Zhu, G., Yang, Y., & Ma, P. (2023). Genetically predicted circulating levels of cytokines and the risk of osteoarthritis: A mendelian randomization study. *Frontiers in genetics, 14*, 1131198. https://doi.org/10.3389/fgene.2023.1131198

Swain, C. T. V., Pan, F., Owen, P. J., Schmidt, H., & Belavy, D. L. (2020). No consensus on causality of spine postures or physical exposure and low back pain: A systematic review of systematic reviews. *Journal of biomechanics, 102,* 109312. https://doi.org/10.1016/j.jbiomech.2019.08.006

Tanaka, K., Okamoto, Y., Makihara, T., Maehara, K., Yoshizawa, T., Minami, M., & Yamazaki, M. (2017). Clinical interpretation of asymptomatic medial collateral ligament injury observed on magnetic resonance imaging in adolescent baseball players. *Japanese journal of radiology, 35*(6), 319–326. https://doi.org/10.1007/s11604-017-0636-9

Tanamas, S., Hanna, F. S., Cicuttini, F. M., Wluka, A. E., Berry, P., & Urquhart, D. M. (2009). Does knee malalignment increase the risk of development and progression of knee osteoarthritis? A systematic review. *Arthritis and rheumatism, 61*(4), 459–467. https://doi.org/10.1002/art.24336

Tempelhof, S., Rupp, S., & Seil, R. (1999). Age-related prevalence of rotator cuff tears in asymptomatic shoulders. *Journal of shoulder and elbow surgery, 8*(4), 296–299. https://doi.org/10.1016/s1058-2746(99)90148-9

Tesarz, J., Schuster, A. K., Hartmann, M., Gerhardt, A., & Eich, W. (2012). Pain perception in athletes compared to normally active controls: A systematic review with meta-analysis. *Pain, 153*(6), 1253–1262. https://doi.org/10.1016/j.pain.2012.03.005

Thalhamer, C. (2018). A fundamental critique of the fascial distortion model and its application in clinical practice. *Journal of Bodywork and Movement Therapies, 22*(1), 112–117. https://doi.org/10.1016/j.jbmt.2017.07.009

Tong, J. W., & Kong, P. W. (2013). Association between foot type and lower extremity injuries: Systematic literature review with meta-analysis. *The Journal of orthopaedic and sports physical therapy, 43*(10), 700–714. https://doi.org/10.2519/jospt.2013.4225

Torres, R. R., & Gomes, J. L. (2009). Measurement of glenohumeral internal rotation in asymptomatic tennis players and swimmers. *The American journal of sports medicine, 37*(5), 1017–1023. https://doi.org/10.1177/0363546508329544

Tullberg, T., Blomberg, S., Branth, B., & Johnsson, R. (1998). Manipulation does not alter the position of the sacroiliac joint. A roentgen stereophotogrammetric analysis. *Spine, 23*(10), 1124–1129. https://doi.org/10.1097/00007632-199805150-00010

van de Pol, R. J., van Trijffel, E., & Lucas, C. (2010). Inter-rater reliability for measurement of passive physiological range of motion of upper extremity joints is better if instruments are used: A systematic review. *Journal of physiotherapy, 56*(1), 7–17. https://doi.org/10.1016/s1836-9553(10)70049-7

Van Nieuwenhuyse, A., Crombez, G., Burdorf, A., Verbeke, G., Masschelein, R., Moens, G., Mairiaux, P., & BelCoBack Study Group. (2009). Physical characteristics of the back are not predictive of low back pain in healthy workers: A prospective study. *BMC musculoskeletal disorders, 10,* 2. https://doi.org/10.1186/1471-2474-10-2

van Trijffel, E., Anderegg, Q., Bossuyt, P. M., & Lucas, C. (2005). Inter-examiner reliability of passive assessment of intervertebral motion in the cervical and lumbar spine: A systematic review. *Manual therapy, 10*(4), 256–269. https://doi.org/10.1016/j.math.2005.04.008

van Trijffel, E., van de Pol, R. J., Oostendorp, R. A., & Lucas, C. (2010). Inter-rater reliability for measurement of passive physiological movements in lower extremity joints is generally low: A systematic review. *Journal of physiotherapy, 56*(4), 223–235. https://doi.org/10.1016/s1836-9553(10)70005-9

Vardiman, J. P., Siedlik, J., Herda, T., Hawkins, W., Cooper, M., Graham, Z. A., Deckert, J., & Gallagher, P. (2015). Instrument-assisted soft tissue mobilization: Effects on the properties of human plantar flexors. *International journal of sports medicine, 36*(3), 197–203. https://doi.org/10.1055/s-0034-1384543

Vigolvino, L. P., Barros, B. R. S., Medeiros, C. E. B., Pinheiro, S. M., & Sousa, C. O. (2020). Analysis of the presence and influence of Glenohumeral internal rotation deficit on posterior stiffness and isometric shoulder rotators strength ratio in recreational and amateur handball players. *Physical therapy in sport: Official journal of the Association of Chartered Physiotherapists in Sports Medicine, 42,* 1–8. https://doi.org/10.1016/j.ptsp.2019.12.004

Vila, H., Barreiro, A., Ayán, C., Antúnez, A., & Ferragut, C. (2022). The most common hand-ball injuries: A systematic review. *International journal of environmental research and public health, 19*(17), 10688. https://doi.org/10.3390/ijerph191710688

von Arx, M., Liechti, M., Connolly, L., Bangerter, C., Meier, M. L., & Schmid, S. (2021). From stoop to squat: A comprehensive analysis of Lumbar loading among different lifting styles. *Frontiers in bioengineering and biotechnology, 9,* 769117. https://doi.org/10.3389/fbioe.2021.769117

Voogt, L., de Vries, J., Meeus, M., Struyf, F., Meuffels, D., & Nijs, J. (2015). Analgesic effects of manual therapy in patients with musculoskeletal pain: A systematic review. *Manual therapy, 20*(2), 250–256. https://doi.org/10.1016/j.math.2014.09.001

Walker, M. L., Rothstein, J. M., Finucane, S. D., & Lamb, R. L. (1987). Relationships between lumbar lordosis, pelvic tilt, and abdominal muscle performance. *Physical therapy, 67*(4), 512–516. https://doi.org/10.1093/ptj/67.4.512

Warden, S. J., Mantila Roosa, S. M., Kersh, M. E., Hurd, A. L., Fleisig, G. S., Pandy, M. G., & Fuchs, R. K. (2014). Physical activity when young provides lifelong benefits to cortical bone size and strength in men. *Proceedings of the National Academy of Sciences of the United States of America, 111*(14), 5337–5342. https://doi.org/10.1073/pnas.1321605111

Washmuth, N. B., McAfee, A. D., & Bickel, C. S. (2022). Lifting Techniques: Why are we not using evidence to optimize movement? *International journal of sports physical therapy, 17*(1), 104–110. https://doi.org/10.26603/001c.30023

Werner, F. W., Ayers, D. C., Maletsky, L. P., & Rullkoetter, P. J. (2005). The effect of valgus/varus malalignment on load distribution in total knee replacements. *Journal of biomechanics, 38*(2), 349–355. https://doi.org/10.1016/j.jbiomech.2004.02.024

Wilczyński, B., Zorena, K., & Ślęzak, D. (2020). Dynamic knee valgus in single-leg movement tasks. Potentially modifiable factors and exercise training options. A literature review. *International journal of environmental research and public health, 17*(21), 8208. https://doi.org/10.3390/ijerph17218208

Wyndow, N., Collins, N. J., Vicenzino, B., Tucker, K., & Crossley, K. M. (2018). Foot and ankle characteristics and dynamic knee valgus in individuals with patellofemoral osteoarthritis. Journal of foot and ankle research, 11, 65. https://doi.org/10.1186/s13047-018-0310-1

Xu, C., Wang, S., Ti, W., Yang, J., Yasen, Y., Memetsidiq, M., & Shi, S. Q. (2022). Role of dietary patterns and factors in determining the risk of knee osteoarthritis: A meta-analysis. *Modern rheumatology, 32*(4), 815–821. https://doi.org/10.1093/mr/roab059

Yoshimura, A., Inami, T., Schleip, R., Mineta, S., Shudo, K., & Hirose, N. (2021). Effects of self-myofascial release using a foam roller on range of motion and morphological changes in muscle: A crossover study. *Journal of strength and conditioning research, 35*(9), 2444–2450. https://doi.org/10.1519/JSC.0000000000003196

Zhu, B., Ba, H., Kong, L., Fu, Y., Ren, J., Zhu, Q., & Fang, M. (2024). The effects of manual therapy in pain and safety of patients with knee osteoarthritis: A systematic review and meta-analysis. *Systematic reviews, 13*(1), 91. https://doi.org/10.1186/s13643-024-02467-7

Zusman, M. (2011). The modernisation of manipulative therapy. *International Journal of Clinical Medicine, 2*(5), 644–649. https://doi.org/10.4236/ijcm.2011.25110

# Untersuchung und Therapie von Schmerzen

**5**

**Zusammenfassung**

Die Schmerzmedizin und Therapiewissenschaften haben in den vergangenen Jahrzehnten bedeutende Erkenntnisse über die Mechanismen der Schmerzentstehung und -linderung gewonnen. Diese Fortschritte führen zu konkreten Empfehlungen für die klinische Praxis bei der Untersuchung und Therapie von Schmerzpatienten. Dabei ist es von hoher Relevanz, sowohl die externe Evidenz als auch die individuelle Patientensituation bei der Anamnese, klinischen Untersuchung und Therapie zu berücksichtigen. Ziel sollte es sein, die betroffene Person und ihre Beschwerden ganzheitlich zu erfassen, unter Einbeziehung relevanter bio-psycho-sozialer Faktoren und Treiber. Anstatt sich ausschließlich auf die Suche nach spezifischen Schmerzursachen zu konzentrieren, ist es möglicherweise ratsamer, den aktuellen Zustand genau zu analysieren, die Kontextfaktoren einzubeziehen und darauf basierend einen Therapieansatz zu entwickeln, der sich nicht zwangsläufig von der Identifikation einer spezifischen Ursache ableiten muss.

Wenn es um die ganzheitliche Untersuchung eines Patienten geht, stoßen viele auf ein großes Problem: die Diskrepanz zwischen der Sichtweise des Patienten und der des Untersuchers bezüglich der Schmerzursachen, -treiber oder der Kontextfaktoren. Diese Diskrepanz sollte vermieden werden, da sie ein Hindernis für eine gute Patienten-Therapeuten-Allianz darstellt, welche aber zwingend notwendig für einen Behandlungserfolg ist (Hall et al., 2010; Allen et al., 2017). Bei der Untersuchung von Schmerzen oder schmerzhaften Einschränkungen sollte sich jeder Untersucher zunächst die Frage stellen: Was ist Schmerz? Und was bezwecke ich durch die Untersuchung? Eine alte Definition von Schmerz aus dem Jahr 1968 von Margo McCaffery unterstreicht, dass der Patient im Vordergrund der Untersuchung stehen sollte, und nicht der Untersucher und das was er denkt:

„Schmerz ist das, was immer ein Mensch darunter versteht und Schmerz ist vorhanden, wann immer ein Mensch ihn wahrnimmt."

Schmerz ist zunächst immer eine subjektive und sehr persönliche Erfahrung. Die Art, wie Schmerzen beschrieben werden, lässt unterschiedliche Formen der Bewertung, der gefühlsmäßigen Betroffenheit und des Umgangs mit dem Schmerz erkennen. Also ist die Meinung des Therapeuten, warum etwas wie weh tut, in erster Linie zweitrangig; zwar nicht unwichtig, aber der Patient und seine Version ist die komplette Wahrheit, auf der der Rest aufgebaut werden sollte. Im nächsten Schritt darf und sollte eine Operationalisierung stattfinden, also der Versuch diese Wahrheit durch Fragen und Tests zu erfassen und numerische Parameter zu notieren. Wie können aber Tests und numerische Parameter diese subjektive und persönliche Wahrheit erfassen? Durch klinische Tests oder Fragebögen lassen sich persönliche Erfahrungen, Gefühle und Überzeugungen des Patienten nur schwer abbilden, erst recht nicht definieren. Dennoch sollten sie darauf ausgerichtet sein die Version des Patienten mit all seinen Facetten und Kontextfaktoren zu erheben (s. Abschn. 5.2). Diese Erhebung sollte ohne Beeinflussung und ohne manipulative Gesprächsführung stattfinden. Hier ist die Kommunikation von elementarer Bedeutung. Eine adäquate Kommunikation lässt sich durch ein hohes Maß an Wissen über Schmerzen vereinfachen. Das Wissen des Therapeuten zum Thema Schmerz ist maßgeblich dafür, wie er die Themen Schmerzmechanismen, Patientenäußerung, Untersuchung und Therapie bestmöglich miteinander verbindet. Schmerzedukation spielt daher nicht nur bei der Aufklärung der Patienten eine Rolle, sondern auch bei der Ausbildung von Therapeuten und ihren Narrativen.

## 5.1    Schmerzedukation

Therapeuten und Ärzte behandeln tagtäglich Schmerzen. Wie hoch ist ihr Wissen zum Thema Schmerz? Angefangen mit einer Studie im Jahr 2003 wurde erstmals bekannt, dass das Gesundheitspersonal zu wenig über Schmerzen weiß (Moseley, 2003). Dabei haben Physiotherapeuten, Ärzte, Ergotherapeuten und Psychologen nur 55 % der Fragen richtig beantwortet. Hierbei wurde der NPQ (Neurophysiology of Pain Questionnaire) als Messinstrument genutzt. Eine mögliche Erklärung für das mangelnde Wissen könnte sein, dass die im Rahmen der Ausbildung vermittelten Kompetenzen immer noch primär auf biomechanischen und weniger auf neurobiologischen und psycho-sozialen Modellen basieren (Louw et al., 2016).

Physiotherapeuten verwenden häufig das postural-strukturell-biomechanische (PSB) Modell, um das Symptom Schmerz mit biomechanischen Defiziten zu erklären und sind überzeugt, dass Asymmetrien und Dysbalancen zu Schmerzen führen (Lederman, 2011), und vernachlässigen somit das bio-psycho-soziale Modell. Ein biomechanisches Defizit ist beispielsweise eine schlechte Haltung, die mit einer Hyperkyphose der Brustwirbelsäule (BWS) und einer starken Anteroposition der Halswirbelsäule (HWS) assoziiert ist, jedoch besteht – entgegen der landläufigen Meinung – kein Kausalzusammenhang zwischen vermeintlich schlechter Haltung und Schmerz (Slater et al., 2019) (s. Kap. 4). Entgegen der Erkenntnisse aus der Neurobiologie und Schmerzwissenschaft, konzentrieren sich Physiotherapeuten jedoch weiterhin bei der Untersuchung und Therapie von Rückenschmerzpatienten auf biomechanische Aspekte und physische Defizite und vernachlässigen häufig psycho-soziale Treiber und Kontextfaktoren, womöglich weil sie darin nicht gut genug aufgeklärt oder ausgebildet sind (Synnott et al., 2015). Dies unterstreicht die Notwendigkeit, das Gesundheitspersonal besser und ganzheitlicher auszubilden.

Das Wissen von Physiotherapeuten über das Symptom Schmerz scheint defizitär zu sein. Es wird immer mehr bekannt, dass Physiotherapeuten zu wenig über Schmerzen und dessen adäquater Therapie wissen und die Schulen zu wenig wissenschaftlich fundierte Inhalte vermitteln (Scudds et al., 2009; Clenzos et al., 2013). Eine kürzlich veröffentlichte bundesweite Studie an ca. 300 angehenden Physiotherapeuten zeigt, dass das Wissen von Physiotherapeuten kurz vor ihrem Berufseinstieg über Schmerzen defizitär und zu PSB-orientiert ist (Bassimtabar & Alfuth, 2024). Die Wissenschaft fordert bessere Lehre und Schmerzaufklärung für medizinisches Fachpersonal (Vadivelu et al., 2012) und eine inhaltliche Aufwertung und wissenschaftliche Anpassung der Curricula (Hush et al., 2018). In der Therapie wächst die Relevanz von Edukation für Schmerzpatienten über die Multifaktorialität und Neurobiologie des Schmerzes mittels PNE (Pain Neuroscience Education). PNE führt sowohl bei Patienten (Moseley, 2003; Pate et al., 2019), als auch bei Therapeuten (Moseley, 2003; Colleary et al., 2017; Cox et al., 2017) zu Verbesserungen bezüglich ihres Schmerzwissens. Um die Wissenslücke zwischen Wissenschaft und Praxis zu schließen empfiehlt die IASP (International Association of the study of pain) nicht nur die Patienten in der klinischen Praxis aufzuklären, sondern auch die Ausbildungsinhalte von Medizinern und Therapeuten aufzubessern (IASP, 2018).

Untersuchungen zeigen, dass PNE das Wissen von Therapeuten über Schmerzphysiologie bedeutend steigern kann (Fitzgerald et al., 2018; Maguire et al., 2019). Als Messinstrument für das Wissen über Schmerzen wird häufig der rNPQ (revised Neurophysiology of Pain Questionnaire) eingesetzt (Catley et al., 2013). So wurde beispielsweise bei britischen Physiotherapiestudenten des ersten und zweiten Ausbildungsjahres durch eine 70-minütige PNE-Lehre der Score des rNPQ von 48 % auf 75 % verbessert (Colleary et al., 2017). Marques und Kollegen konnten bei brasilianischen Physiotherapiestudenten im letzten Ausbildungsjahr durch zwölf Unterrichtseinheiten interaktiver PNE eine Verbesserung des NPQ-Scores von 62,5 % auf 90 % verzeichnen (2016). Japanische Physiotherapiestudenten im letzten Jahr steigerten durch eine 80-minütige PNE Lehre den NPQ-Score von 54 % auf 67,5 %. Die Verbesserung hatte weiterhin nach einem einmonatigen Follow-up Bestand (Mine et al., 2017). In den USA verbesserten sich Doktoranden der Physiotherapie im 3. Jahr durch einen 2,5 wöchigen PNE-Unterrichtsblock von 76,9 % auf 86 % (Bareiss et al., 2019). Im Bundesstaat Missouri schnitten Doktoranden der Physiotherapie im Pre-Score des NPQ mit 41 % deutlich schlechter ab, erreichten aber nach einer dreistündigen Lehre im NPQ mit 87 % richtigen Antworten ein ähnliches Level (Cox et al., 2017). In Deutschland führte eine einmalige 4-stündige Online-Lehre zu einer Steigerung des rNPQ-Scores um 30 % und in einem neu konzipierten Fragebogen zur Erfassung der PSB Orientierung, den EKPQ (Essential Knowledge of Pain Questionnaire), sogar um 71 %; den niedrigen Pre-Test Scores geschuldet (Bassimtabar & Alfuth, 2023; Bassimtabar & Alfuth, 2024). Schmerzedukation führt nicht nur zu einem größeren Wissen, sondern auch zu mehr Vertrauen im Umgang mit chronischen Schmerzpatienten und zur Verbesserung ihrer klinischen Outcomes (Harris et al., 2008; Chelimsky et al., 2013).

Die Verwendung unterschiedlicher Termini durch das Gesundheitspersonal wie Ärzte, Physiotherapeuten, Osteopathen und Chiropraktikern und der Mangel einer einheitlichen Sprache führt bei viele Patienten dazu, dass sie den Sachverhalt und die Erklärungen nicht verstehen (Barker et al., 2009). Das wäre bei der Schmerzedukation fatal. Wie erklärt man dem Patienten, wieso etwas schmerzt, wenn der Schaden im Gelenk nicht der Grund dafür sein soll? Wann tut es weh? Bei Vorhandensein noxischer Gefahr? Bei dem Risiko von noxischer Gefahr? Oder wenn der Körper ein Schutzbedürfnis hat? Ein Schutzbedürfnis setzt beim nozizeptiven Schmerz eine äußere noxische Gefahr voraus und impliziert diese. Beim noziplastischen Schmerz besteht jedoch keine äußere Gefahr. Dennoch nimmt der Patient Schmerzen wahr. Die Gefahrenmelder des Nervensystems haben sich verselbständigt. Allein die Erkenntnis, dass keine Gefahr vorliegt, sondern die Gefahrenmelder sich verselbständigt haben, kann eine Sicherheitsinformation sein und die Schmerzwahrnehmung dämpfen; ähnlich wie ein Alarm, bei dessen Ertönen Fachleute die Situation erkunden, einschätzen und möglicherweise Entwarnung geben. Entwarnung beruhigt und sollte auch als therapeutisches Mittel eingesetzt werden. Andersherum empfindet der Mensch manchmal trotz externer Gefahren keinen Schmerz, weil kein Schutzbedürfnis vorliegt. Moseley und Butler, zwei führende Schmerzforscher, empfehlen den Schmerz als Schutzbedürfnis zu sehen, welches entsteht, wenn die die Gefahreninformationen größer sind als die Sicherheitsinformationen (Moseley & Butler, 2015). Ist jedoch das subjektive Gefühl in Sicherheit zu sein größer als das subjektive Gefühl in Gefahr zu sein bleiben Schmerzen aus. Die Metapher des *Protectometers* soll die Schmerzentstehung veranschaulichen (Abb. 5.1).

Schmerz entsteht, wenn der Körper sich mehr in der Gefahr sieht und somit ein Schutzbedürfnis hat. Aus der reduktionistischen biomedizinischen Perspektive könnte nun veranschaulicht werden, wieso manche noxischen Reize oder Pathologien nicht in einer Schmerzwahrnehmung resultieren (durch kontextuelle und psycho-soziale Dämpfung) oder anders herum bei Abwesenheit von biologischen Noxen oder Patholgien oder vermeintlich nicht schmerzverursachende Reize dennoch Schmerzen bestehen (durch kontextuelle und psycho-soziale Treiber). Es sollte dennoch betont werden, dass psycho-soziale Treiber kein seelisches Meta-Phänomen, sondern biologisch objektivierbar sind (s. Kap. 3). Es erschient nur logisch und folgerichtig, dass zusätzliche Gefahreninformationen für Patienten, dessen Nervensystem ohnehin schon auf Gefahrenvermeidung gepolt ist, kontraproduktiv sind. Gefahreninformationen können beispielsweise durch Therapeuten

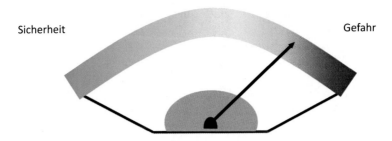

Sicherheit                                                                          Gefahr

**Abb. 5.1** Protectometer, eigene Anfertigung

getätigte verbale Suggestionen „Die Schlafposition ist nicht gut für sie, das kann Schaden anrichten." oder „Lassen Sie das sein, es ist nicht gut für die Gelenke." sein. In der Medizin nennt man solche Aussagen *Nocebos*.

**Nocebos und seine Folgen**
Ein Nocebo ist das Gegenteil von Placebo und beschreibt eine schädliche Wirkung einer Handlung oder Aussage. Zu den zugrunde liegenden Mechanismen gehören die Aktivierung von Stress- und Angstzentren im Gehirn, wie dem Hippocampus und der Amygdala, sowie die Ausschüttung von Stresshormonen wie Kortisol. Der Nocebo-Effekt kann durch frühere negative Erfahrungen oder durch negative Informationen verstärkt werden, so z. B. auch durch negative verbale Hinweise des Therapeuten (Cormack & Rossettini, 2023). So können allein Worte einen nocebischen Effekt haben (Richter et al., 2010), sodass das Gesundheitspersonal besonders in der Kommunikation mit Patienten ihre Worte behutsam wählen sollte. Die Verwendung negativer Sprache durch Physiotherapeuten erhöht bei Patienten Angstzustände und verstärkt negative Überzeugungen bezogen auf ihre Beschwerden (Fieke Linskens et al., 2023). Patienten haben oft biomedizinische Überzeugungen über ihre Schmerzen. Es gibt Hinweise darauf, dass diese durch die Therapeuten verursacht und ihre Überzeugungen durch defizitorientierte Haltungen und Sichtweisen des Therapeuten geprägt wurden (Setchell et al., 2017). Dies unterstreicht die Beeinflussbarkeit der Patienten durch ihre Therapeuten und zeigt, dass das Lernen und Übernehmen von Überzeugungen sowohl positive (wie bei der Schmerzedukation) als auch negative (wie bei Nocebos) Auswirkungen haben kann.

*Words create worlds:* Nocebos führen sowohl zu stärkerem Schmerzerleben (Blasini et al., 2017; Benedetti et al., 2020), als auch vermehrter Angst und Katastrophisierung (Darnall & Colloca, 2018). Angst und Katastrophisierung wiederum sind Risikofaktoren für Schmerzchronifizierung (Velly et al., 2011; Burns et al., 2015; Tan et al., 2020), höherem Opioidkonsum (Martel et al., 2013) und anderen Gesundheitsproblemen, wie Herz-Kreislaufstörungen (Leonard et al., 2013). Falschaussagen und Nocebos beeinflussen die Psyche negativ und können chronische Schmerzen begünstigen (Chen et al., 2018).

Beispiele für Falschaussagen könnten sein:

- „Heben mit rundem Rücken ist gefährlich."
- „Sie haben Schmerzen wegen Ihres Beckenschiefstands."
- „Ihre schlechte Haltung ist ihr Problem."
- „Sport hat Ihre Bandscheiben kaputt gemacht."
- „Bei Ihrer Beinachse sind Schmerzen vorprogrammiert."

Dies sind Gefahreninformationen, welche wieder metaphorisch betrachtet, den Protectometer auf Rot ausschlagen lassen und das Schutzbedürfnis erhöhen und das Schmerzerleben verstärken können.

**Beispiel**

In Tab. 5.1 werden einige Beispiele behandelt, wie man Nocebos umschreiben und umgehen kann, ohne den Realitätsgehalt zu verändern. ◄

**Tab. 5.1** Paraphrasierung von Nocebos, eigene Anfertigung

| Nocebo | Umformulierung | Kommentar |
|---|---|---|
| „In Ihrem Knie drückt Knochen auf Knochen." | „Das Röntgen zeigt eine Gelenkspaltverschmälerung." | Knochen auf Knochen gibt es nicht, manchmal wird dieser Satz benutzt um Patienten etwas einfacher zu erklären. |
| „Laut MRT haben die Bandscheiben ja auch schon Degenerationen." | „Ihr MRT zeigt normale Anpassungen an Alter und Belastung." | Asymptomatische Nebenbefunde sind sehr häufig, das ist aber kein Grund das Bild in den Vordergrund zu stellen. |
| „Ihr Rumpf ist total instabil." | „Die Kraft ihrer Rumpfmuskeln ist ausbaufähig." | Grundsätzlich sollten Übertreibungen wie *total*, *sehr* oder *massiv* vermieden werden. Zudem lohnt es sich Zustände nicht abzustempeln, sondern den Satz so zu formulieren, als wäre der Zustand veränderbar. |
| „Ihr linker Gluteus arbeitet gar nicht." oder „Ihre linke Hüfte ist sehr steif." | „Die Ansteuerung ist vermindert" oder besser „Die Ansteuerung der linken Gesäßmuskeln sollte trainiert werden." Oder „Die Beweglichkeit der linken Hüfte ist ausbaufähig." | Ein Muskel kann nicht nicht arbeiten. Außer bei Plegien. Und wenn die Untersuchungsergebnisse, wie z. B. Kraft-, Ansteuerungs-, oder Beweglichkeitsauffälligkeiten, direkt mit lösungsorientierten Verben gekoppelt werden, bleibt nicht nur das Problem stehen, sondern eine Lösung. Es klingt banal, macht aber in der Gefühlswelt von (besonders chronischen) Schmerzpatienten viel aus. |
| „Ihr Becken ist komplett verdreht." | – | Dieser Satz kann durch eine Umschreibung nicht mehr gerettet werden. Einzig durch sein Weglassen. |

**Nocebische Untersuchung?**

Ist allein schon die Untersuchung, welche nach Problemen und Defiziten sucht, ein Nährboden für Nocebos? Womöglich sind Physiotherapeuten durch ihre Ausbildung darauf ausgerichtet Nocebos zu produzieren. Inspiriert von der im deutschen Raum bekannten Physiotherapeutin Antje Hüte-Becker erhärtet sich zunehmend die Kritik an der physiotherapeutischen Defizitorientierung in der Untersuchung und Therapie von Schmerzpatienten. Die Physiotherapie zeichnet sich stark durch eine defizitorientierte Sichtweise aus (Hüter-Becker, 2000; Synnott et al., 2015). Physiotherapeuten konzentrieren sich dabei primär auf funktionelle Defizite und versuchen, diese durch spezifische Techniken zu beheben. Diese defizitorientierte Herangehensweise führt dazu, dass sich Physiotherapeuten in einer Vielzahl von Techniken und Methoden verlieren, die fast ausschließlich auf die Behebung funktioneller Defizite ausgerichtet sind. Dabei wird die ganzheitliche Betrachtung des Patienten oft vernachlässigt. Das defizitorientierte Handeln der Physiotherapie wird der komplexen Lebenswirklichkeit von Patienten mit chronischen Schmerzen oder Behinderungen immer weniger gerecht. Defizitorientiertes Handeln in der Rückenschmerztherapie führt zu negativen Überzeugungen und Ängsten bei Patienten (Darlow et al., 2015) und erhöht darüber hinaus die Wahrscheinlichkeit, dass die Therapie nicht nur erfolglos wird, sondern sogar eher schaden und Probleme verstärken kann (O'Sullivan et al., 2016). Eine Neuausrichtung der Physiotherapie weg von der reinen Defizitorientierung hin zu einem ganzheitlicheren und patientenzentrierten Ansatz erscheint daher dringend notwendig, um den komplexen Anforderungen moderner Gesundheitsversorgung gerecht zu werden und die Effektivität physiotherapeutischer Interventionen zu verbessern. Die Verwendung von bio-psycho-sozialen Assessments gepaart mit neurobiologischen Erkenntnissen aus der Schmerzforschung könnten diesen Paradigmenwechsel beschleunigen, indem sie die Relevanz von postural-strukturell-biomechanischen Faktoren ermäßigen und die Relevanz von neurobiologischen Prozessen und psycho-sozio-ökonomischen und kontextuellen Treibern hervorheben.

Immer mehr Experten fordern insbesondere aufgrund des hohen Anteils an Manueller Therapie (MT) in der Physiotherapieausbildung, auch neurobiologische Wirkmechanismen der MT einzubauen und sich von überholten biomechanischen Erklärungen zu distanzieren (Nijs et al., 2010). Dabei sollte auch ein besonderer Fokus auf eine gute Kommunikation zwischen Therapeut und Patient gelegt werden, damit keine Nocebos entstehen. Nocebos können zu Ängsten führen, die die Rehabilitation muskuloskelettaler Beschwerden beeinträchtigen (Fischerauer et al., 2018). Ein Angst-Vermeidungsverhalten wiederum hängt stark mit der Entstehung und dem Verlauf von nicht-spezifischem und chronischem Rückenschmerz zusammen (Fujii et al., 2019; Wertli et al., 2019), sodass dem vorgebeugt werden sollte. PNE kann neben den besagten Effekten der Wissenssteigerung über Schmerz und Linderung von Schmerzzuständen auch Ängste und Vermeidungsverhalten reduzieren (Fletcher et al., 2016). Dies kann sowohl im Rahmen einer multimodalen Therapie des Patienten nützlich sein, als auch für die Ausbildung eines Physiotherapeuten. Denn Kinesiophobie und angstvermeidende

Einstellungen des Therapeuten haben einen negativen Effekt auf Patienten, sodass sogar ihre Kraft- und Trainingsfähigkeiten reduziert werden (Lakke et al., 2015). PNE kann zur Vermeidung falscher Überzeugungen und Angst-Vermeidungsverhalten bei Therapeuten eingesetzt werden kann.

## 5.2 Untersuchung

Die Untersuchung eines Schmerzpatienten kann in Anamnese, klinische Tests und weiterführende Assessments, wie Fragebögen, eingeteilt werden. Die Untersuchung sollte ganzheitlich ausgerichtet werden.

### 5.2.1 Anamnese

Die WHO empfiehlt für eine bio-psycho-soziale und ganzheitliche Erfassung der Beschwerden des Patienten das ICF Modell (englisch: International Classification of Functioning, Disability and Health). Während ICDs (englisch: International Statistical Classification of Diseases and Related Health Problems) Pathologien und Krankheiten definieren, steht ICF für die Folgen von Krankheiten in Bezug auf zwei Teilbereiche:

1. Funktionsfähigkeit/-behinderung
2. Kontextfaktoren

Zu ihnen gehören wieder jeweils zwei unterschiedliche Komponenten (Abb. 5.2):

1.1 Körperstruktur und -funktionen
1.2 Aktivität und Teilhabe
2.2 Umweltfaktoren
2.2 Personenbezogene Faktoren.

Möglicherweise können aber vermeintliche Folgen einer Diagnose auch Treiber oder begünstigende Faktoren für die Entstehung dieser Diagnose gewesen sein,

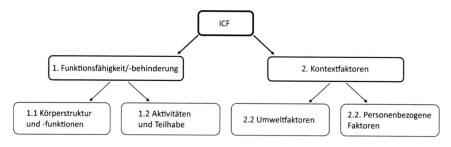

**Abb. 5.2**   ICF, eigene Anfertigung

sodass die reduktionistische Sicht auf psycho-soziale Faktoren als eine ausschließliche Folge nicht zu empfehlen ist. Bei der Benutzung des ICF-Modells wird bei der Anamnese umfassend auf die verschiedenen Lebensbereiche der Person eingegangen (Leonardi et al., 2022). Dabei betrachtet man nicht nur die medizinischen Aspekte, sondern auch die sozialen, psychischen und umweltbedingten Einflüsse. Hier kommen die Einträge zu auffälligen Flaggen, wie Arbeitsbedingungen, das familiäre Umfeld, individuelle mentale Zustände, Persönlichkeitsmerkmale, Erwartungen und Überzeugungen. Wichtig: nicht nur hinderliche, sondern auch förderliche Faktoren sollten berücksichtigt werden. Dies hilft bei einer adäquaten Therapieplanung.

Durch diese ganzheitliche Betrachtung kann man besser verstehen, wie das Gesundheitsproblem das tägliche Leben der Person beeinflusst und welche zusätzlichen Faktoren eine Rolle spielen. So kann eine umfassendere und individuellere Hypothese aufgestellt und eine Therapie geplant werden, die alle relevanten Bereiche des Lebens der Person berücksichtigt. Eine von der WHO erstellte und im Internet frei verfügbare Checkliste umfasst 8 Seiten. Dass die Bearbeitung dieser Checkliste gemeinsam mit dem Patienten nicht nur utopisch, sondern zeitlich unmöglich erscheint, steht außer Frage. Sie sollte jedoch zumindest als Anregung dienen, möglichst viele psycho-soziale und kontextuelle Faktoren neben den strukturellen und funktionellen Beschwerden zu erheben. Ein ausschließlich PSB-orientierter Ansatz in der Untersuchung von Schmerzpatienten könnte die Compliance senken und in schlechteren Therapieergebnissen resultieren (Nijs et al., 2013). Somit ist die Erfassung von Faktoren, die über die körperliche Struktur hinausgehen von elementarer Bedeutung. Und möglicherweise lenkt der Patient bereits zu seinen wichtigsten Treibern und Faktoren. Damit dies geschehen kann, sollte man Patienten aussprechen lassen und ihnen zuhören. So wünschen sich Patienten, dass sie in die Entscheidungsfindung mit eingebunden werden, man ihnen zuhört und Erklärungen über Interventionen liefert (Slade et al., 2009). Werden diese Wünsche und Erwartungen nicht erfüllt, so kann dies zu Frust führen, was bekanntlich ein Treiber für die Chronifizierung von Schmerzen ist. Neben der Notwendigkeit von multidimensionalen Eindrücken über den Patienten ist es wichtig, sich auf die wichtigsten Elemente (dominante Treiber) zu fokussieren und diese zuerst mittels Tests für die Hypothesen- und Lösungsfindung und im weiteren Verlauf durch ihre Messbarmachung für die Verlaufsevaluation zu erfassen.

### 5.2.2 Klinische Tests

**Inspektion**
Studien, in denen visuelle Testergebnisse mit genauen apparativen Methoden überprüft wurden, zeigen, dass visuelle Beurteilungen in der Physiotherapie häufig von einer erheblichen subjektiven Variabilität betroffen, ungenau und nicht reproduzierbar sind, was ihre Zuverlässigkeit und Konsistenz infrage stellt (Goode et al., 2008; Holmgren und Waling, 2008; Gadotti et al., 2013; Wassinger et al., 2015; Paraskevopoulos et al., 2020; Fedorak et al., 2003).

**Palpation**

Die Palpation bezweckt über die Fingerkuppen Informationen über mechanisch-thermische Eigenschaften des Gewebes zu erhalten. Hier werden, neben der Überprüfung von Entzündungszeichen wie Wärme, besonders Steifigkeit und Tonus geprüft. An dieser Stelle sollte kritisch erwähnt werden, dass sich wissenschaftliche Skepsis über die Beurteilungsfähigkeit dieser Parameter über die Palpation breit macht und dem Untersucher die Grenzen palpatorischer Fähigkeiten bewusst sein sollte. Die Überinterpretation taktiler Wahrnehmungen könnte sonst zu irrtümlichen Schlussfolgerungen und sogar zu Falschaussagen und Nocebos („Die Faszie ist verklebt.") führen. Einige Therapeuten unterliegen bei der palpatorischen Testung einer Selbsttäuschung, indem sie meinen, subtile Veränderungen oder Pathologien im Gewebe wahrnehmen zu können, die jenseits der Grenzen zuverlässiger taktiler Wahrnehmung liegen. Diese Tendenz kann möglicherweise durch verschiedene Faktoren, darunter ideologischer Eifer oder Wunschdenken, begünstigt werden. Es gibt einige Studien, welche die Unzuverlässigkeit solcher Palpationsbefunde belegen, wie etwa die Unfähigkeit erfahrener Untersucher, allein durch Palpation die schmerzhafte Seite bei Rücken- oder Nackenschmerzen korrekt zu identifizieren (Maigne et al., 2012) oder Triggerpunkte oder fasziale Restriktionen festzustellen (Myburgh et al., 2008; Lucas et al., 2009). Möglicherweise sind Palpationsbefunde nicht zuverlässig und beruhen nicht auf einem real existierenden Nachweis.

Bei dieser Kritik sollte dennoch betont werden, dass Palpation bzw. alleine die Berührung eine zwischenmenschliche Verbindung zum Patienten herstellt, für Vertrauen sorgt und Stress, negative Affektionen und sogar Schmerzen lindern kann (Mancini et al., 2014; Erk et al., 2015; Goldstein et al., 2017; Fusaro et al., 2022) und keineswegs illegitim ist. Ganz im Gegenteil: Anatomisches Wissen und palpatorische Fertigkeiten können durchaus wertvoll sein, wenn sie jedoch mit der nötigen Demut und dem Wissen um die Fehlbarkeit menschlicher Wahrnehmung eingesetzt werden. Möglicherweise ist die Palpation primär für die Untersuchung des Schmerzes und seiner Lokalisation entstanden und zog weitere Aspekte, wie die Beurteilung von Schwellungen, Temperatur und Gewebebeschaffenheit, nach sich (Walker et al., 1990; Verghese & Horwitz, 2009).

**Schmerzerhebung**

Traditionell sind Fragen nach der Schmerzintensität und -dauer sehr beliebt. 1951 wurde der erste Dolorimeter/Algometer erfunden, um Schmerzen zu quantifizieren. Das Gerät registriert den applizierten Druck ins Gewebe, bis der Patient Schmerzen angibt. So quantifiziert man zwar nicht die Schmerzwahrnehmung, aber die notwendige Reizintensität, die zu Schmerzen führt – die Schmerztoleranzschwelle (Haugen & Livingston, 1953). Dr. Beecher, ein weltweit berühmter Arzt mit großen Beiträgen zur modernen Schmerzwissenschaft, fand apparativ gestützte Schmerzassessments nicht sinnvoll; vielmehr versuchte er die Individualität und Subjektivität unter Einbezug von Emotionen zu erfassen. Er versuchte den Schmerz nicht zu objektivieren, sondern die subjektiven Antworten der Patienten zu quantifizieren, in dem er einfache numerische Skalen verwendete (McKeown & Warner, 2006). Aus der Erkenntnis heraus, dass klinische Symptome ein Zusammenspiel aus physischen, aber auch kognitiven und emotionalen Komponenten ergeben, stieß er unterschiedliche Studien an unter der Verwendung einfacher numerischer Skalen zur Quantifizierung der Schmerzintensität aus Patientensicht, den Vorgängern der heute unter VAS (Visuelle Analog Skala) und NRPS (Numeric Rating Pain Scale) bekannten Skalen. Später entwickelten Melzack und Warren fünfstufige wortbasierte Skalen und einigten sich auf Terminologien, um Schmerzintensitäten zu beschreiben, wie z. B. *moderat* oder *quälend*. Das Ziel war eine Sprache zu kreieren, an der sich alle Mediziner orientieren konnten (Melzack, 1971). 1975 entwickelte Melzack schließlich einen Fragebogen, den McGill Pain Questionnaire (an der McGill Universität in Kanada), welcher sich als ein wichtiges Tool und häufig benutztes Outcome in klinischen Studien bewährte (Melzack, 2005). Dieser Fragebogen erfasst aus der Patientensicht sowohl Schmerzqualität, als auch -intensität und darüber hinaus noch kognitive und emotionale Komponenten des Schmerzes. Interessanterweise sind die im MPQ benutzten Termini zur Beschreibung der Schmerzqualität nahezu komplett identisch zu den Termini von Avicenna, einem bedeutenden Universalgelehrten und Arzt des 10. Jahrhunderts (Tashani & Johnson, 2010). Mit dem MPQ wurde sicherlich der Grundstein für die Entwicklung der heute bekannten Fragebögen gelegt (s. Abschn. 5.2.3). Parallel dazu wurde aufbauend auf den Ansätzen von Hayes und Patterson 1921 (Delgado et al., 2018), von zwei britischen Psychiatern, Bond und Pilowsky, im Jahr 1966 die VAS entworfen. Eine weitere verwendete Methode zur Schmerzerfassung ist die NRPS, die auf einer 10-cm langen Horizontallinie basiert (Bond & Pilowsky, 1966). Diese Skala reicht von *kein Schmerz* (0) bis *schlimmster vorstellbarer Schmerz* (10) und wird aufgrund ihrer Einfachheit in der klinischen Praxis bevorzugt eingesetzt. Es stellt sich jedoch die Frage, ob ein derart vereinfachtes Instrument der Multidimensionalität des Schmerzerlebens gerecht werden kann. Die Reduktion der komplexen Schmerzwahrnehmung auf eine eindimensionale Skala birgt das Risiko, wichtige Aspekte des Schmerzphänomens zu übersehen. Die NRPS erfasst primär die Intensität des Schmerzes, lässt aber andere relevante Dimensionen wie die affektive Komponente, funktionelle Beeinträchtigung oder zeitliche Dynamik außer Acht. Für eine umfassendere Schmerzbeurteilung könnten mehrdimensionale Assessmentinstrumente in Betracht gezogen werden, die verschiedene Aspekte des Schmerzerlebens berücksichtigen. Dennoch bleibt die NRPS aufgrund ihrer Praktikabilität ein wichtiges Screening-Tool im klinischen Alltag, sollte jedoch im Kontext ihrer Limitationen interpretiert werden. Aktuelle Leitlinien empfehlen mehr Parameter als nur die numerische Schmerzintensität zu erheben, wie z. B. die Schmerzdauer, die Dauer, mit der eine Schmerzlinderung einherging und funktionelle Tests wie ADLs, Beweglichkeit und Kraft.

**Funktionstests**
In der Physiotherapie gibt es verschiedene aktive und passive Funktionstests, die traditionell dazu dienen, die Funktionsfähigkeit von Muskeln, Gelenken und anderen Strukturen zu bewerten. Allgemein kann man sagen, dass an dieser Stelle

grundmotorische Fähigkeiten (GMF) überprüft werden. Man unterteilt klassischerweise in 5 GMFen (Krug, 2022).

1. ROM/Beweglichkeit
2. Kraft
3. Ausdauer
4. Koordination
5. Schnelligkeit

In der muskuloskelettalen Medizin stehen besonders die Beweglichkeit und die Kraft
im Fokus. Diese Tests können entweder mit oder ohne Schmerzbezug erfolgen.

Die Untersuchung von GMFen **ohne direkten Schmerzbezug** zielt darauf ab,
die Leistungsfähigkeit bestimmter Strukturen, wie beispielsweise die Kraft eines
Muskels, zu evaluieren. Dabei steht nicht primär der Schmerz im Vordergrund.
Diese Testverfahren beschränken sich nicht nur auf das eigentliche Schmerzgebiet,
sondern beziehen auch angrenzende oder weiter entfernte Strukturen mit ein. So
lassen sich mögliche Einflüsse auf den Schmerzbereich identifizieren – etwa die
Beweglichkeit des Sprunggelenks bei Kniebeschwerden oder die Kraft der Schulteraußenrotatoren bei Schulterproblemen. Obwohl diese Tests mit dem Schmerz in
Verbindung stehen, liegt der Fokus bei der Durchführung nicht auf der Schmerzwahrnehmung selbst. Vielmehr dienen sie dazu, Hinweise zu sammeln und Hypothesen über die Schmerzursache sowie die Beteiligung nicht schmerzhafter Strukturen zu formulieren. Es ist jedoch anzumerken, dass es an fundierten Studien und
externer Evidenz mangelt, um diese Vorgehensweise vollständig zu untermauern.

Trotz des Mangels an wissenschaftlicher Bestätigung ist das beschriebene Vorgehen nicht als ungültig zu betrachten. Dennoch sollte man vorsichtig sein, vorschnell kausale Zusammenhänge herzustellen, um die Gefahr von Nocebo-Effek-
ten zu minimieren.

Im Gegensatz dazu zielt das Testen von **GMF mit Schmerzbezug** darauf ab,
das Ausmaß schmerzbedingter Einschränkungen zu erfassen. Hierbei ist die präzise Fragestellung von entscheidender Bedeutung. Es wäre ein Fehler, Bewegungen
lediglich als schmerzhaft oder nicht-schmerzhaft zu kategorisieren. Vermeintlich spezifische Tests basieren oft auf diesem Prinzip: Wenn ein Patient bei 3
von 5 Tests Schmerzen hat, wird eine hohe Wahrscheinlichkeit für eine Struktur-
schädigung (wie z. B. einen Labrumriss) angenommen. Diese vereinfachte Herangehensweise entspricht jedoch nicht dem eigentlichen Zweck von Funktionstests.
Statt der dichotomen Frage „Ist diese Bewegung schmerzhaft?", die ein Schwarz-
Weiß-Denken begünstigt und das Risiko einer Stigmatisierung erhöht, empfiehlt
sich eine differenziertere Betrachtung: „Ab wann und in welchem Ausmaß wird
eine Bewegung schmerzhaft?". Der Beginn des Schmerzes kann dabei in Relation
zur aufgewendeten Kraft (Last), zum Bewegungsumfang (ROM) oder zur Anzahl
der Wiederholungen gesetzt werden. Diese detailliertere Betrachtungsweise ermöglicht eine präzisere Zustandserfassung und vermeidet die Fallstricke dichotomer
Testergebnisse.

Die Erhebung und Einstufung problematischer oder schmerzhafter Bewegungen in Komfort und Diskomfort, bezogen auf spezifische motorische Eigenschaften (z. B.: Kniebeugung ab 70° ROM schmerzhaft, NRPS 5), ist aus mehreren Gründen von essenzieller Bedeutung:

1. Edukation: Dem Patienten kann genau aufgezeigt werden, ab welchem Punkt eine Bewegung problematisch wird. Viele Patienten nehmen oft nur wahr, *dass* eine Bewegung Probleme verursacht. Die präzise Aufklärung („Bis hierhin sind Sie schmerzfrei.") vermittelt Sicherheit und kann als Motivation dienen, bestimmte Aktivitäten aufrechtzuerhalten.

2. Trainingstherapeutische Planung: Das Wissen darüber, ab wann Bewegungen eingeschränkt sind, impliziert auch, bis zu welchem Punkt sie nicht eingeschränkt sind. Auf dieser Grundlage können Übungen und Bewegungsabläufe entwickelt werden, die sich behutsam an die Grenzbereiche der Diskomfort-Zone herantasten.

3. Verlaufsevaluation: Für eine effektive Überprüfung des Behandlungserfolgs ist die alleinige Erhebung dichotomer Merkmale (schmerzt/schmerzt nicht) hinderlich. Ein solch vereinfachendes Narrativ würde bei der Frage nach dem aktuellen Zustand des Patienten lediglich die Antwort „Es schmerzt immer noch." provozieren. Dabei bleiben wichtige Details unberücksichtigt: Hat sich die Schmerzintensität verändert (z. B. von NRPS 5 auf 3)? Hat sich der Schmerzauslösepunkt verschoben (z. B. von 70° auf 100° ROM)? Hat sich die Schmerzdauer verändert (z. B. von 20 auf 10 min)? Eine dichotome Betrachtungsweise würde diese Verbesserungen nicht als solche erfassen. Stattdessen sollte der Fokus auf positive Veränderungen und die jeweilige Ausprägung der Parameter gerichtet werden. Selbst bei anhaltenden Beschwerden können Verbesserungen in anderen Parametern wertvolle Sicherheitsinformationen liefern.

Die Schmerzerhebung und deren klinische Merkmale sollten sich weniger auf das Finden der Schmerzursache konzentrieren, sondern mehr auf die Erfassung des aktuellen Zustandes, dessen genauer Aufarbeitung, Edukation und Verlaufskontrolle.

### 5.2.3 Fragebögen

Die Messbarmachung von Eindrücken und von Patienten als relevant eingestuften Faktoren oder Treibern ist für die Verlaufsevaluation besonders wichtig. Genauso wie die Schwere der motorischen Einschränkungen mittels Funktionstests ermittelt wird, so können Fragebögen dazu dienen andere Faktoren, die nicht durch Funktionstests erfasst werden können, wie die Beeinträchtigung von Lebensqualität, ADLs oder die Schwere der psycho-sozialen Auffälligkeiten messbar zu machen. Es empfiehlt sich Fragebögen bereits vor den Funktionstests (oder sogar vor der Anamnese) ausfüllen (oder ausgefüllt mitbringen) zu lassen, damit Informationen aus diesen Fragebögen als Anhaltspunkte für die Anamnese oder der

Untersuchung dienen können. Schmerzfragebögen können einerseits eher auf motorisch-funktionelle Beeinträchtigungen in spezifischen ADLs oder auf psycho-soziale Faktoren und mentale Zustände ausgerichtet sein.

**Schmerzfragebögen zu motorisch-funktionellen Beeinträchtigungen**
Es gibt GMFen oder Bewegungen, die nicht im therapeutischen Setting getestet werden können. Hierzu gehören viele ADLs. Um diese dennoch erheben und ihre Einschränkung quantifizieren zu können, wurden von Experten und Forschern für jeden Körperbereich Fragebögen erstellt, die der Patient selbst ausfüllen kann. Auch hier werden keine dichotomen Merkmale, sondern die (kategoriale oder numerische) Schwere einer jeden Einschränkung erfasst.

1. **Allgemein – PDI** (Pain Disability Index)
   Domänen: Schmerzeinfluss aus familiärer/sozialer Interaktion und ADLs, wie Beruf oder häusliche Arbeit.
   Anzahl der Fragen: 7
   Bewertungsskala: Der Patient bewertet jede Frage mit 0–10 Punkten (von keine bis maximale Beeinträchtigung)
   Score/Richtwerte: Die Summe der Punkte ergibt einen Score zwischen 0–70 Punkten. Ab einem Score von über 33 Punkten kann von einer signifikanten schmerzbedingen Beeinträchtigung ausgegangen werden (Soer et al., 2015). Für ein klinisch relevantes Ergebnis sollte sich der Score um mindestens 8,5 Punkten verbessert haben.

2. **Kopf – HIT-6** (Headache Impact Test-6) (Bera et al., 2014; Houts, et al., 2021).
   Domänen: Schmerzintensität, Einschränkungen bei der Arbeit und im täglichen Leben, Beeinträchtigungen sozialer Aktivitäten, Erschöpfung, Reizbarkeit und Konzentrationsschwierigkeiten.
   Anzahl der Fragen: 6
   Bewertungsskala: Jede der sechs Fragen hat fünf Antwortmöglichkeiten, die wie folgt bewertet werden: nie (6 Punkte), selten (8 Punkte), manchmal (10 Punkte), sehr oft (11 Punkte), immer (13 Punkte).
   Score/Richtwerte: Das Endergebnis des HIT-6 wird durch das Summieren der Punkte der sechs Fragen berechnet. Der Gesamtscore reicht von 36 bis 78 Punkten. Basierend auf diesem Gesamtscore werden die Patienten in vier Kategorien eingeteilt: 36–49 Punkte = wenig oder keine Beeinträchtigung, 50-55 Punkte = mäßige Beeinträchtigung, 56–59 Punkte = erhebliche Beeinträchtigung, 60–78 Punkte = schwere Beeinträchtigung. Für ein klinisch relevantes Ergebnis sollte sich der Score um mindestens 5 Punkten verbessert haben.

3. **Nacken/HWS – NDI** (Neck Disability Index) (Jorritsma et al., 2012; Saltychev et al., 2024)
   Domänen: Schmerzintensität, ADLs, wie persönliche Pflege, Arbeiten, Autofahren, Schlafen, und Konzentration

Anzahl der Fragen: 10

Bewertungsskala: Jede der zehn Fragen hat sechs Antwortmöglichkeiten, die von keine Einschränkung (0 Punkte) bis vollständige Einschränkung (5 Punkte) reichen.

Score/Richtwerte: Das Endergebnis des NDI wird durch das Summieren der Punkte der zehn Fragen berechnet. Der Gesamtscore reicht von 0 bis 50 Punkten. Dieser Gesamtscore wird dann in einen Prozentwert umgerechnet, um die Schwere der Einschränkung zu bestimmen. Die Kategorisierung erfolgt wie folgt: 0–4 Punkte (0–8 %) = keine Behinderung, 5–14 Punkte (10–28 %) = geringe Behinderung, 15–24 Punkte (30–48 %) = mäßige Behinderung, 25–34 Punkte (50–68 %) = schwere Behinderung, 35–50 Punkte (70–100 %) = vollständige Behinderung. Für ein klinisch relevantes Ergebnis sollte sich der Score um mindestens 8,4 Punkten verbessert haben.

4.1. **LWS/BWS – ODI** (Oswestry Disability Index) (Mannion et al., 2006; Sheahan et al., 2015; Copay & Cher, 2016)

Domänen: Schmerz und ADLs wie persönliche Pflege, Gehen, Schlafen, und soziale Aktivitäten.

Anzahl der Fragen: 10

Bewertungsskala: Jede der zehn Fragen hat sechs Antwortmöglichkeiten, die von keine Einschränkung (0 Punkte) bis vollständige Einschränkung (5 Punkte) reichen.

Score/Richtwerte: Das Endergebnis des ODI wird durch das Summieren der Punkte der zehn Fragen berechnet. Der Gesamtscore reicht von 0 bis 50 Punkten. Dieser Gesamtscore wird dann in einen Prozentwert umgerechnet (mit 2 multiplizieren), um die Schwere der Behinderung zu bestimmen. Die Kategorisierung erfolgt wie folgt: 0-20 % = minimale Behinderung, 21–40 % = mäßige Behinderung, 41–60 % = erhebliche Behinderung, 61–80 % = schwere Behinderung, 81–100 % = vollständige Behinderung. Für ein klinisch relevantes Ergebnis sollte sich der Score um mindestens 13 % verbessert haben.

4.2. **LWS – RMDQ** (Roland Morris Disability Questionnaire) (Chiarotto et al., 2016)

Domänen: Schmerz, ADLs und auch emotionales Wohlbefinden.

Anzahl der Aussagen: 24

Bewertungsskala: Der Patient soll jede Aussage je nach seiner aktuellen Situation als *wahr* oder *nicht wahr* ankreuzen soll. Jede als *wahr* angekreuzte Aussage erhält einen Punkt.

Score/Richtwerte: Der Gesamtscore reicht von 0 bis 24 Punkten. Die Kategorisierung erfolgt wie folgt: 0–9 Punkte = geringe Behinderung, 10–15 Punkte = moderate Behinderung, >16 Punkten = große Behinderung. Für ein klinisch relevantes Ergebnis sollte sich der Score um 2–8 Punkten verbessert haben.

Weitere Fragebögen ne nach Körperregion:

5. **Hüfte – HOOS** (Hip disability and Osteoarthritis Outcome Score).
6. **Knie – KOOS** (Knee injury and Osteoarthritis Outcome Score).
7. **Fuß/Sprunggelenk – FAOS** (Foot and Ankle Outcome Score).
8. **Obere Extremität – DASH** (Disabilities of arm, shoulder, hand).
9. **Schulter – CMS** (Constant-Murley Score).
10. **Ellenbogen – ESAS** (Elbow Self-Assessment Score).
11. **Hand – MHQ** (Michigan Hand Outcomes Questionnaire).

**Schmerzfragebögen zu mentalen und psycho-sozialen Treibern**
Wie bereits in Abschn. 5.2.1 erläutert, spielt die ganzheitliche und multidimensionale Untersuchung des Patienten eine zentrale Rolle in der modernen Medizin. Hierzu gehören Umwelt- und personenbezogene Faktoren. Das klassische Flaggensystem findet hier Berücksichtigung. Der Verdacht auf das Vorhandensein von gelben, blauen oder schwarzen Flaggen kann durch gewisse Aussagen oder Verhaltensweisen des Patienten entstehen. Dieser Verdacht sollte aber geprüft werden. Um klassische Risikofaktoren der Chronifizierung oder niedrigem Behandlungserfolg, wie Angst, Kinesiophobie oder Katastrophisierung, frühzeitig zu erfassen, wurden unterschiedliche Fragebögen entwickelt.

1. **Kinesiophobie – TSK-11** (Tampa Scale of Kinesiophobia-11) (Hapidou et al., 2012; Dupuis et al., 2023)

Domänen: schmerzbezogene Bewegungsangst
Anzahl der Aussagen: 11
Bewertungsskala: Jede Aussage wird auf einer 4-Punkte-Likert-Skala bewertet von 1 (ich stimme gar nicht zu) bis 4 Punkten (ich stimme völlig zu).
Score/Richtwerte: Die Punkte für jede Frage werden addiert, um einen Gesamtscore zu erhalten. Der Gesamtscore reicht von 11 bis 44, wobei höhere Scores auf eine stärkere Kinesiophobie hinweisen.

2. **Katastrophisierung – PCS** (Pain Catastrophizing Scale) (Meyer et al., 2008)

Domänen: Schmerzbezogene Katastrophisierung (Hilflosigkeit, Verstärkung, Grübeln)
Anzahl der Aussagen: 13
Bewertungsskala: Jede Aussage wird auf einer 5-Punkte-Likert-Skala bewertet von 0 (überhaupt nicht) bis 4 Punkten (immer).
Score/Richtwerte: Die Punkte für jede Frage werden addiert, um einen Gesamtscore zu erhalten. Der Gesamtscore reicht von 0–52: niedrige Katastrophisierung = 0–20 Punkte, moderate Katastrophisierung = 21–30 Punkte, hohe Katastrophisierung = 31–52 Punkte. Für ein klinisch relevantes Ergebnis sollte sich der Score um mindestens 13 % verbessert haben.

3. **Angst-Vermeidung – FAB-Q** (Fear Avoidance Belief-Questionnaire) (George et al., 2010; Pagels et al., 2023)

Domänen: schmerzbezogenes Angst- und Vermeidungsverhalten; eine Skala für körperliche Aktivität (kA) und eine Skala für die Arbeit (Ar)

Anzahl der Aussagen: 16 (FAB-kA = 5 und FAB-Ar = 11)

Bewertungsskala: Jede Aussage wird auf einer 7-Punkte-Likert-Skala bewertet werden, von 0 Punkten (stimme überhaupt nicht zu) bis 6 Punkten (stimme vollkommen zu).

Score/Richtwerte: Die Punkte für jede Frage werden addiert, um einen Gesamtscore zu erhalten. Der Gesamtscore für den FAB-kA setzt sich für bessere psychometrische Eigenschaften nur aus den Aussagen 2,3,4,5 (ohne die 1) zusammen und reicht von 0–24 Punkten und für den FAB-Ar aus den Aussagen 6, 7, 9, 10, 11, 12, 15 (ohne 8, 13 und 14) und reicht von 0–42 Punkten. Ein erhöhtes Chronifizierungsrisiko besteht bei jeweils bei >15 Punkten (FAB-kA) und >34 Punkten (FAB-Ar). Für klinisch relevante Ergebnisse sollten sich die Scores um jeweils 5,4 (FAB-kA) und 6,8 (FAB-Ar) Punkten verbessert haben.

**Achtung:** Die Richtwerte dieser Fragebögen sollten weder zur Belehrung des Patienten („Es ist doch gar nicht so schlimm, sagt die folgende Studie."), noch zur nocebischen Beängstigung („Durch Ihre Punktzahl sind Sie in einem kritischen Bereich."), sondern zunächst zwecks Baselinetestung für die Verlaufsevaluation und die Erkundung potenzieller Treiber benutzt werden.

Zudem gibt es einige Fragebögen, die das Herausstellen eines bestimmten Schmerzmechanismus (neuropathisch, noziplastisch) vereinfachen können. Da die Messbarmachung von Sensibilisierungsprozessen in der klinischen Praxis nicht möglich ist, werden bestimmte Schlüsselsymptome mittels Fragebögen wie dem **Central Sensitisation Inventory (CSI)**, erfasst (Mayer et al., 2012). Zu ihren Domänen gehören neben muskuloskelettalen Schmerzen noch Schlafstörungen, kognitive Probleme, urogenitale und gastrointestinale Probleme, Stimmungsschwankungen und Erschöpfungszustände (Nebelt et al., 2013). Eine mit Sensibilisierungs- und noziplastischen Prozessen in Verbindung stehende Pathologie ist beispielsweise die Fibromyalgie. Hier kann die Verwendung des **FibroDetectÒ**-Fragebogens nützlich sein, um die Hypothese zu unterstützen (Baron et al., 2014). Fragebögen mit neuropathischem Fokus sind der **painDETECT** (Cappelleri et al., 2016; Foadi et al., 2024), der **S-LANSS** (selfreported Leeds Assessment of Neuropathic Symptoms and Signs) (Bennett et al., 2005) oder der **DN4** (Bouhassira et al., 2005), welche neuropathische Symptome, wie spezielle Schmerzqualitäten (elektrisierend, brennend,..) Lokalisationen (diffus, ausstrahlend,..) und neurologische Symptome (sensorische und motorisch), abfragen und quantifizieren und auf nervale und somatosensorische Schädigungen hinweisen können. Bei neuropathischen Komponenten sollte eine sorgfältige neurologische Untersuchung stattfinden. Für die Verlaufsevaluation ist das Einzeichnen von Schmerzgebieten oder sensorisch defizitären Hautareale sinnvoll, um über dessen Fotografieren eine Bilderverlaufskontrolle zu ermöglichen (Bonezzi et al., 2020).

Diese Fragebögen ersetzen keine sorgfältige Anamnese, sie dienen als Ergänzung. Die Bewertung, Lokalisation, Empfindlichkeit und Bewegungsabhängigkeit des Schmerzes und eine gründliche Untersuchung sind entscheidend, um Hinweise auf die Art des Schmerzes zu erhalten. Durch das systematische Erfassen von Informationen über die Schmerzsymptome sowie die zugrunde liegende medizinische Vorgeschichte können wichtige hypothetische Schlüsse gezogen werden.

### 5.2.4   Dokumentation und Veranschaulichung

Das subjektive Schmerzerlebnis eines Patienten ist zwar nicht objektivierbar, dennoch ist die Quantifizierung dieses Erlebnisses und dessen Umwandlung in numerische Parameter zur Veranschaulichung und insbesondere zur Verlaufskontrolle von großem Nutzen. Diese Umwandlung dient nicht dazu, das subjektive Schmerzerleben zu erklären, sondern vielmehr dazu, eine messbare Grundlage für die Dokumentation und Analyse von Veränderungen in der Schmerzwahrnehmung zu schaffen. Die Erhebung solcher Parameter ist daher sehr empfehlenswert. Erfahrungsgemäß erfolgt die die Dokumentation dieser Parameter, ob schriftlich oder digital, in zeilenförmiger Satzform. Eine präzise Datenverarbeitung ist hiermit nicht gewährleistet. Mögliche Parameter, die erhoben werden können, umfassen die Schmerzintensität auf der NRPS bei bestimmten Bewegungen oder ADLs, Fragebogen-Scores in Punkten und GMFen in Grad, Kilogramm, Zentimetern oder anderen Einheiten.

**Beispiel**
Patient Z.n. Weber C re. 12 Monate post OP, NRPS 2 in Ruhe, NRPS 4 beim Gehen, NRPS 7 beim Joggen, NRPS 6 Druckdolenz distales Drittel Fibula, ROM Knee to Wall re. 2 cm, li. 8 cm, Plantarflexion re. 10° li. 25°, Kraft Eversion re. 9 kg, li. 25 kg, FAOS 35 %.

**Tabellarische Dokumentation**
In die erste Zeile kommen die Messzeitpunkte (MZ), in Spalte 1 die jeweiligen Parameter und ab Spalte 2 die jeweiligen Werte je Parameter und Messzeitpunkt. Bei Eintrag von neuen Werten einige Wochen später sind die Daten übersichtlich geordnet (Tab. 5.2).

**Grafische Dokumentation:**
Einfache vorprogrammierte Exceldateien können diese Daten direkt in einen Grafen umwandeln. So können Verläufe und Tendenzen visualisiert werden (Abb. 5.3). So empfiehlt es sich jeweils einen Grafen für die Schmerzangaben, die Beweglichkeit, die Kraft und den Fragebogenscore zu erstellen. Ein beispielhafter Graf für die Schmerzangaben würde anhand der Daten aus dem obigen Beispiel wie folgt aussehen:

**Diskussion zur Schmerzerhebung**
Wird durch die Parametrisierung von Schmerz die Schmerzwahrnehmung gemessen? Wie valide sind subjektive Schmerzangaben? Geben Patienten wirklich das an, was sie wahrnehmen? Oder das, was sie preisgeben wollen? Gibt die Zahl 7 die Schmerzintensität an? Oder verkörpert die Zahl 7 den Umgang und das

**Tab. 5.2** Tabelle mit klinischen Untersuchungsergebnissen, eigene Anfertigung

| Parameter | Messzeitpunkt 1 | Messzeitpunkt 2 |
|---|---|---|
| Schmerz (Ruhe) | 2 | 1 |
| Schmerz (Gehen) | 4 | 2 |
| Schmerz (Joggen) | 7 | 5 |
| Druckschmerz | 6 | 3 |
| KTW | 25 % (re. 2, li. 8) | 63 % (re. 5, li. 8) |
| Kraft Eversion | 36 % (re. 9, li. 25) | 52 % (re. 14, li. 27) |
| FAOS | 45 % | 70 % |

**Abb. 5.3** Graf mit klinischen Schmerzangaben. (Eigene Anfertigung)

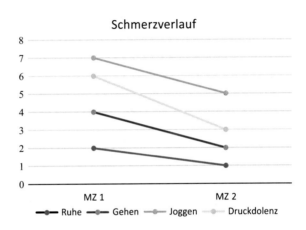

Coping des Patienten mit seinen Schmerzen? Schmerz signalisiert eine Art des Schutzbedürfnisses und der Hilfebedürftigkeit. Würde ein Rückgang von 7 auf 3 nicht signalisieren, dass man keine Hilfe/Therapie/Fürsorge mehr benötige? Könnten Patienten unter Schmerzen persistieren, weil die Notwendigkeit nach Schutz und Hilfe größer und greifbarer zu sein scheint als der Zustand der Schmerzfreiheit und Eigenständigkeit? Hilft es möglicherweise nicht den Schmerz als primären Parameter für den Behandlungserfolg bei chronischen Schmerzpatienten zu sehen, sondern andere Faktoren wie beispielsweise das Aktivitätslevel? So kann die Effektivität einer Therapie auch an der Erhöhung des Aktivitätslevels gemessen werden, wenn der Schmerz nicht gleichzeitig mit ansteigt. Gleiche Schmerzen trotz Erhöhung von Aktivität ist eine Verbesserung.

In der klinischen Praxis hat sich die numerische Bewertungsskala von 0 bis 10 als gängiges Instrument zur Schmerzerfassung etabliert. Diese scheinbar simple Methode suggeriert eine objektive Messbarkeit von Schmerz, die bei näherer Betrachtung jedoch trügerisch sein kann. Die Parametrisierung von Schmerz mittels einer Zahlenskala birgt sowohl Chancen als auch Risiken für die Patientenversorgung und die medizinische Forschung. Schmerz ist, wie bereits von der renommierten Pflegewissenschaftlerin Margo McCaffery postuliert, eine zutiefst subjektive Erfahrung. McCafferys berühmte Definition „Schmerz ist das, was immer ein Mensch darunter versteht und Schmerz ist vorhanden, wann immer ein Mensch ihn wahrnimmt." unterstreicht die Unantastbarkeit der individuellen Schmerzerfahrung. Diese Definition stellt die Patientenperspektive in den Vordergrund und entzieht den Schmerz gleichzeitig jeglicher externen Validierung oder Objektivierung. Im Gegensatz zu anderen körperlichen Empfindungen oder Symptomen lässt sich Schmerz nicht durch einfache Tests verifizieren oder falsifizieren. Während das Gefühl von Steifigkeit durch Beweglichkeitstests oder das Gefühl von Muskelschwäche durch Kraftmessungen objektiviert werden können, bleibt Schmerz eine nicht greifbare, innere Erfahrung des Individuums. Die numerische Schmerzskala versucht, diese subjektive Erfahrung in eine scheinbar objektive Form zu bringen, was zu verschiedenen Problemen und Missverständnissen führen kann.

Die Angabe einer Zahl auf der Schmerzskala ist weit komplexer, als es auf den ersten Blick erscheinen mag. Sie kann von verschiedenen Faktoren beeinflusst werden:

1. Individuelle Schmerztoleranz und -erfahrung: Jeder Mensch hat eine andere Schmerzgrenze und unterschiedliche Erfahrungen mit Schmerzen, die seine Bewertung beeinflussen.
2. Kultureller und sozialer Hintergrund: Die Art, wie Schmerz ausgedrückt und kommuniziert wird, kann stark von kulturellen Normen und sozialen Erwartungen geprägt sein.
3. Emotionaler Zustand: Angst, Depression oder Stress können die Schmerzwahrnehmung und -bewertung erheblich beeinflussen.
4. Kognitive Faktoren: Das Verständnis der Skala, die Fähigkeit zur Selbstreflexion und die momentane kognitive Leistungsfähigkeit spielen eine Rolle.
5. Kontextuelle Faktoren: Die Umgebung, in der die Schmerzbewertung stattfindet, sowie die Beziehung zum fragenden Therapeuten können die Antwort erheblich beeinflussen.

Die Frage nach der Validität subjektiver Schmerzangaben ist von zentraler Bedeutung für die klinische Praxis und die Schmerzforschung. Patienten könnten aus verschiedenen Gründen ihre Schmerzintensität über- oder untertreiben:

• Angst vor Stigmatisierung oder Nichtbeachtung ihrer Beschwerden
• Wunsch nach Aufrechterhaltung einer Krankenrolle oder Vermeidung von Verantwortung
• Unbewusste psychologische Prozesse, die die Schmerzwahrnehmung verzerren
• Schwierigkeiten bei der Differenzierung zwischen Schmerzintensität und emotionaler Belastung durch den Schmerz

Die Zahl auf der Schmerzskala kann somit mehr als nur die reine Schmerzintensität widerspiegeln. Sie kann Ausdruck des gesamten Leidens, der Bewältigungsstrategien oder des Bedürfnisses nach Unterstützung und Fürsorge sein. Die evolutionäre Funktion des Schmerzes als Warn- und Schutzsignal darf nicht außer Acht gelassen werden. Schmerz signalisiert nicht nur körperliche Gefahr, sondern auch das Bedürfnis nach sozialer Unterstützung und Fürsorge. In diesem Kontext kann die Persistenz von Schmerzen bei chronischen Schmerzpatienten auch als Ausdruck eines tief verwurzelten Bedürfnisses nach Schutz und Hilfe verstanden werden. Die Reduktion des Schmerzes von einer 7 auf eine 3 könnte unbewusst als Bedrohung wahrgenommen werden – als Signal, dass die benötigte Unterstützung und Aufmerksamkeit wegfallen könnten. Dies könnte möglicherweise in einigen Fällen erklären, warum manche Patienten trotz einer Therapie keine Verbesserung ihrer Schmerzen angeben oder sogar über eine Verschlechterung berichten. Gleichzeitig sollten diese Vermutungen in keiner Weise in einer Unterstellung für die vermeintliche Übertreibung oder zu einer Bagatellisierung der Schmerzäußerung des Patienten resultieren.

Angesichts der Komplexität und potenziellen Unzuverlässigkeit der numerischen Schmerzerfassung, insbesondere bei chronischen Schmerzpatienten, erscheint es sinnvoll, alternative oder ergänzende Parameter zur Bewertung des Behandlungserfolgs heranzuziehen. Einige mögliche Ansätze könnten sein:

1. Aktivitätsniveau: Die Fähigkeit des Patienten, alltägliche Aktivitäten auszuführen oder an sozialen Interaktionen teilzunehmen, kann ein aussagekräftiger Indikator für die Lebensqualität und den Behandlungserfolg sein.
2. Funktionelle Verbesserung: Die Wiedererlangung spezifischer körperlicher Funktionen oder die Erweiterung des Bewegungsradius können objektiv gemessen werden.
3. Lebensqualität: Standardisierte Fragebögen zur Erfassung der allgemeinen Lebensqualität können ein umfassenderes Bild der Patientensituation liefern.
4. Medikamentenverbrauch: Eine Reduktion der Schmerzmedikation bei verbesserter oder gleichbleibender Funktionalität kann als positives Zeichen gewertet werden.
5. Coping-Strategien: Die Entwicklung und Anwendung effektiver Schmerzbewältigungsstrategien kann ein wichtiger Indikator für den Behandlungserfolg sein.
6. Arbeitsfähigkeit: Die Rückkehr zur Arbeit oder die Erhöhung der Arbeitsfähigkeit kann ein bedeutsamer Marker für Verbesserung und Behandlungserfolg sein.

Die Parametrisierung von Schmerz durch eine einfache Zahlenskala ist zweifelsohne ein nützliches Werkzeug in der klinischen Praxis, birgt jedoch die Gefahr einer Übersimplifizierung eines hochkomplexen Phänomens und einer reduktionistischen Herangehensweise. Es ist wichtig, dass Therapeuten und Ärzte sich der Grenzen und potenziellen Fallstricke dieser Methode bewusst sind.

Ein multidimensionaler Ansatz, der neben der Schmerzintensität auch funktionelle, psychologische und soziale Aspekte berücksichtigt, verspricht ein umfassenderes und aussagekräftigeres Bild der Patientensituation, wie es auch im ICF Modell vorgeschlagen wird. Die numerische Datenerhebung ist als eine hilfreiche

Ergänzung zu betrachten, sollte aber nie als alleinige Basis für das Clinical Reasoning, der Edukation oder Therapie dienen. Insbesondere bei chronischen Schmerzpatienten sollte der Fokus auf der Verbesserung der Lebensqualität, Überzeugungen und der körperlichen Funktionen liegen, wobei die Schmerzreduktion zwar ein wichtiges, aber nicht das alleinige Ziel darstellt.

Die Herausforderung für die Zukunft wird darin bestehen, individualisierte Methoden zur Schmerzbewertung zu entwickeln, die der Komplexität des Schmerzerlebens gerecht werden und gleichzeitig praktikabel für den klinischen Alltag sind. Bis dahin bleibt die kritische Reflexion und der sensible Umgang mit Schmerzangaben eine zentrale Aufgabe für alle in der Schmerztherapie tätigen Fachkräfte.

## 5.3    Therapie

Die Schmerztherapie hat in den letzten Jahrhunderten einen besonderen Wandel durchlebt. Von spirituellen und religiösen Handlungen über Operationen bis hin zu medikamentösen, körperlichen oder psycho-sozialen Therapien, blieb in der Schmerztherapie fast nichts unversucht, um den Schmerz zu lindern. Und auch heute sind noch alle Möglichkeiten vorhanden und keine Art des Versuches Schmerzen zu lindern scheint ausgestorben zu sein. Möglicherweise variiert die Bekanntheit und Aufmerksamkeit für eine jede Therapie, existieren tun sie jedoch alle zugleich. Dennoch sollte bei der Therapie von (besonders chronischen) Schmerzen nicht nur die direkte Schmerzlinderung durch die Ausführung einer bestimmten Intervention angestrebt werden. Stattdessen sollte der Mechanismus des Schmerzes rückgängig gemacht werden. Und dies ist bei langjährigen Problemen, bei denen auch zentrale Sensibilisierungs-, Top-Down-Prozesse und weitere emotionale und kognitive Aspekte involviert sind, durch eine einzige Behandlung oder anderen *Quick-Fixes* nicht zu erreichen. Die mechanistische Umkehr kann nur dann stattfinden, wenn der dominante Mechanismus mit seinen Treibern mittels einer gründlichen Untersuchung ausgemacht werden konnte.

### 5.3.1    Allgemeine Empfehlungen für die Schmerztherapie

Aufgrund der hohen Prävalenz von Rücken- und Kreuzschmerzen, beziehen sich die meisten Studien und Leitlinien auf die Therapie dieser Körperbereiche. Die aktuellsten europäischen Leitlinien geben für den **akuten unspezifischen Rückenschmerz** (nach Ausschluss von Red-Flags) vier unterschiedliche Empfehlungen ab (van Tulder et al., 2006):

1. Dem Patienten soll durch Aufklärung Mut gemacht werden, um Unsicherheiten und Sorge zu minimieren.
2. Bettruhe sollte vermieden werden.

3. Der Patient soll soweit wie möglich an seiner höchstmöglichen Belastbarkeits-
   kapazität aktiv, sport- und arbeitsfähig bleiben.
4. Es werden keine spezifischen aktiven oder passiven Maßnahmen empfohlen.

Akute Rückenschmerzen heilen meist von selbst (Apkarian et al., 2009). Deshalb und durch die Effektivität von *Wait and See* sei eine spezifische Intervention,
wie z. B. eine Dehn-Übungsprogramm, möglicherweise effektiv, aber nicht effi-
zient. Eine gründliche Untersuchung, durch einen Ausschluss von Red Flags mit
anschließender Aufklärung, scheint laut Leitlinien die beste Therapie bei akuten
Rückenschmerzen zu sein.

Chronische Rückenschmerzen sind ein weit verbreitetes Gesundheitsproblem,
das erhebliche Auswirkungen auf die Lebensqualität der Betroffenen hat. Die
schwache Korrelation zwischen strukturellen Anomalien und Schmerz hat dazu
geführt, dass weitere Faktoren als nur strukturelle Pathologien als Prädiktoren
für klinische Ergebnisse vorgeschlagen wurden. Zu diesen Faktoren gehören die
psycho-sozialen Faktoren. Diese psycho-sozialen Faktoren umfassen unter anderem das Ausmaß an Depressionen, Angstzuständen, Schmerzkatastrophisierung,
Angst und/oder Hilflosigkeit, Arbeitszufriedenheit und Umwelteinflüsse, wie Ent-
schädigung und Rechtsstreitigkeiten. Angesichts dieser Erkenntnisse ist es entscheidend, dass Ansätze zur Therapie von chronischen Rückenschmerzen nicht
nur biomechanische Aspekte berücksichtigen, sondern auch die psycho-sozialen
Treiber adressieren. Ein ganzheitlicher Therapieansatz, der sowohl physische als
auch psychische Komponenten integriert, könnte daher effektiver sein, um die
Lebensqualität von Rückenschmerz-Patienten zu verbessern und die Schmerzbewältigung zu unterstützen. Konservative oder chirurgische Maßnahmen zur
Schmerzlinderung, die direkt auf den Rücken abzielen, zeigen oft keine Wirkung.
Obwohl diese Patienten verschiedene biomechanische Anomalien aufweisen,
führen Therapien zur Normalisierung dieser vermeintlichen Anomalien kaum zu
einer Verbesserung. Zudem besteht kein Zusammenhang zwischen den Therapieergebnissen und den Veränderungen der biomechanischen Parameter. Dies lässt
vermuten, dass selbst biomechanisch orientierte Therapien über andere Mechanismen zur Schmerzlinderung führen, als über die tatsächliche Veränderung der Biomechanik (Wand & O´Connell, 2008).

Die europäischen Leitlinien für den **chronischen unspezifischen Rückenschmerz** gibt unterschiedliche Empfehlungen ab (Airaksinen et al., 2006):

1. Supervisierte Bewegungstherapie mit modifizierbaren und an den Zustand des
   Patienten adaptierbare Übungen ohne großen Aufwand oder Maschinen. Eine
   spezifische Übungsform wird nicht empfohlen, da sie alle gleich effektiv zu
   sein scheinen (hier sollte die Patientenpräferenz berücksichtigt werden).
2. Kurze Edukationsstrategien
3. ein bio-psycho-sozialer Ansatz
4. Kognitions-basierte Therapien

Medikamentöse Therapien werden nur kurzfristig und bei Misserfolg anderer Therapien empfohlen. Klassische Quickfix-Interventionen, wie Wärme-/Laser-/ Stoßwellen-/Elektro- oder Massagetherapien, werden nicht empfohlen. Manualtherapeutische Maßnahmen werden zwar nicht als primäre Therapie empfohlen, können jedoch kurzzeitig zum Einsatz kommen (Airaksinen et al., 2006).

**Exkurs**

**Umgang mit Schmerzen**
Die Interpretation und Bewertung von Schmerzerfahrungen spielen eine zentrale Rolle bei der Schmerzwahrnehmung und -verarbeitung. Kognitive Bewertungsprozesse beeinflussen maßgeblich die emotionale und verhaltensbezogene Reaktion auf Schmerz. Negative Assoziationen, etwa die Zuschreibung von Schmerzen zu strukturellen Schäden und einem daraus resultierenden Fragilitätsgefühl, können zu maladaptiven Copingstrategien und einer Verstärkung der Schmerzwahrnehmung führen (Vlaeyen & Linton, 2000). Demgegenüber kann eine Umdeutung von Schmerzen als normale physiologische Anpassungsreaktion zu einer Reduktion der Schmerzintensität und einer verbesserten Funktionsfähigkeit beitragen (Moseley & Butler, 2015). Diese Neuinterpretation steht im Einklang mit dem bio-psycho-sozialen Schmerzmodell (Gatchel et al., 2007) und fördert adaptive Copingstrategien. Die Schmerzverarbeitung umfasst verschiedene Strategien, darunter Akzeptanz, Adaptation, Vermeidung und aktive Intervention. Forschungsergebnisse zeigen, dass insbesondere Akzeptanz-basierte Ansätze, wie die Akzeptanz-Kommitment-Therapie (englisch: Acceptance and Commitment Therapy, ACT), effektiv zur Verbesserung der Lebensqualität bei chronischen Schmerzen beitragen können (McCracken & Vowles, 2014). Es ist wichtig zu betonen, dass viele unspezifische Schmerzzustände selbstlimitierend sind (Artus et al., 2014). Übermäßige Interventionen oder ein Fokus auf das Schmerzproblem können paradoxerweise zu einer Chronifizierung beitragen (Hasenbring et al., 2001). Stattdessen kann eine angemessene Edukation über den gutartigen Verlauf vieler Schmerzzustände, kombiniert mit der Ermutigung zu normaler Aktivität, oft ausreichend sein, um adaptive Copingstrategien zu fördern und die Funktionsfähigkeit zu erhalten (O'Sullivan et al., 2016).

### 5.3.2  Spezifische Empfehlungen für die Schmerztherapie

Die Linderung von nozizeptiven Schmerzen ist, nach Ausschluss von Red-Flags und ernsthaften Pathologien, möglicherweise weniger komplex als die Linderung von noziplastischen Schmerzen. Die Effektivität vieler unterschiedlicher Therapien von nozizeptiven Schmerzen kann darauf zurückzuführen sein, dass der nozizeptive Input häufig alleine durch den natürlichen Heilungsverlauf abklingt und somit auch die Schmerzen nachlassen. Diesen Vorgang zu begleiten, aufklärend zu betreuen, einen Funktionsabbau zu reduzieren, Störfaktoren zu kontrollieren und bestmögliche Fitness wieder herzustellen, ist dennoch eine Herausforderung, für die es ausgebildete Gesundheitsexperten benötigt. Herausfordernder ist die Therapie von noziplastischen Schmerzen, denen keine Regression zur Mitte oder ein natürlicher Heilungsverlauf zugrunde liegt. Um zielgerichtete Therapien für noziplastische Schmerzen aufzustellen, bedarf es einer Analyse, welche Komponenten den noziplastischen Schmerz ausmachen und welche beitragenden Faktoren und Treiber Menschen mit noziplastischen Schmerzen aufweisen. Neben der in Abschn. 5.2 relevanten zu erhebenden klinischen Schmerz- und Bewegungsmustern, begleiten noziplastische Schmerzen anders als nozizeptive Schmerzen viele affektive und psycho-soziale Auffälligkeiten, welche mit neuroplastischen kortikalen Umstrukturierungen einhergehen. Zu ihnen gehören (Jackson et al., 2014; Manchikanti et al., 2014; Yang & Chang, 2019):

- Stress
- Depression
- Angst/Kinesiophobie
- niedrige Selbstwirksamkeitserwartung
- Katastrophisierung

Auf Basis dieser Erkenntnisse ist es folgerichtig, die für den Patienten wichtigsten Treiber herauszufinden und diese in die Zielformulierung, neben einer Schmerzlinderung, mit aufzunehmen. Die Therapie von noziplastischen Schmerzen, sollte anhand der mechanistischen Umkehr die Reversibilität von neuroplastischen Veränderungen und die Reduzierung von negativen Top-Down Prozessen zum Ziel haben. Und dies ist mit rein biomedizinischen und biomechanischen Ansätzen nicht möglich. Bio-psycho-soziale Therapien, die neuroplastische Veränderungen rückgängig machen können, Schmerzen lindern und Funktionen verbessern, werden nun zusammenfassend dargestellt.

**Schmerzedukation/PNE**
Schmerzedukation bzw. PNE (Pain Neuroscience Education) ist ein wesentlicher Bestandteil der multimodalen Schmerztherapie für Patienten mit chronischen Schmerzen. Sie zielt darauf ab das Verständnis der Patienten für ihre Schmerzen zu verbessern, über die Multifaktorialität und neurobiologischen Mechanismen aufzuklären und ihnen Werkzeuge zur besseren Bewältigung an die Hand zu geben (Moseley & Butler, 2015).

Die Schmerzedukation umfasst typischerweise folgende Themen:

1. Neurobiologie des Schmerzes
2. Bio-psycho-soziales Modell chronischer Schmerzen
3. Zentrale Sensibilisierung und Schmerzchronifizierung
4. Einfluss von Gedanken, Emotionen und Verhaltensweisen auf Schmerzen
5. Schmerzbewältigungsstrategien und Selbstmanagement-Techniken

PNE kann in verschiedenen Settings stattfinden, die sich an die individuellen Bedürfnisse und Umstände der Patienten anpassen lassen. Einzelsitzungen bieten die Möglichkeit einer personalisierten Betreuung, während Gruppenprogramme den Austausch zwischen Betroffenen fördern. Stationäre Rehabilitationsprogramme ermöglichen eine intensive, ganzheitliche Betreuung und Online-Kurse sowie telemedizinische Angebote gewährleisten Flexibilität und Zugänglichkeit, besonders für Patienten mit eingeschränkter Mobilität oder in abgelegenen Gebieten.

Edukation und PNE können neben der Steigerung des Wissens auch zur Linderung von Schmerzen beitragen. So erzielte eine multimodale Therapie, welche PNE beinhaltete, gegenüber einer Standardtherapie bessere Ergebnisse bezüglich Schmerzlinderung (Wälti et al., 2015). PNE lindert Schmerzen, Ängste, falsche Überzeugungen, Katastrophisierung und Kinesiophobie und verbessert motorische Funktionen (Moseley, 2002; Moseley et al., 2004; Meeus et al., 2010; van Oosterwijck et al., 2013; Bodes Pardo et al., 2018; Watson et al., 2019; Wood & Hendrick, 2019). Zudem kann PNE die Inanspruchnahme des Gesundheitssystems reduzieren und somit kosteneffizient sein (Louw et al., 2014). Wood und Hendrick fassen 2019 in einer Meta-Analyse zusammen, dass der Zusatz von PNE zur üblichen Physiotherapie bei chronischen Rückenschmerzpatienten kurzfristig effektiver zu sein scheint als alleinstehende Physiotherapie ohne Edukation. Diese Aussage konnte aber aufgrund von noch fehlenden Untersuchungen noch nicht über die Langzeiteffekte bestätigt werden. Edukation für Schmerzpatienten wurde auch in europäische und deutsche Leitlinien aufgenommen (Airaksinen et al., 2006; Arnold et al., 2014), jedoch fehlt es noch an genügend umfangreichen und aussagekräftigen Studien, um PNE als alleinstehende Therapie empfehlen zu können (Geneen et al., 2015).

Ob durch Schmerzedukation neuroplastische Veränderungen auf kortikaler Ebene rückgängig gemacht werden können, kann nicht eindeutig nachgewiesen werden, da die Forschung in diesem Bereich noch relativ jung ist und die Evidenz begrenzt. Viele Studien haben kleine Stichprobengrößen und es fehlen Langzeituntersuchungen. Es gibt dennoch einige Hinweise, dass Schmerzedukation tatsächlich neuroplastische Veränderungen beeinflussen kann: Moseley (2005) zeigte in einer Studie mit fMRT, dass eine einzelne Sitzung der Schmerzedukation zu einer Veränderung der Gehirnaktivität führte, die mit einer Reduktion der Schmerzwahrnehmung einherging. Weitere theoretische kortikale Überlappungsmechanismen zwischen chronischem Schmerz und Edukation deuten darauf hin, dass Schmerzedukation die Aktivität in schmerzverarbeitenden Hirnregionen modulieren kann (Zimney et al., 2023). Die genauen Mechanismen, durch die Schmerzedukation neuroplastische Veränderungen beeinflusst, sind noch nicht vollständig geklärt. Es wird vermutet, dass die Veränderung von Überzeugungen und Verhaltensweisen in Bezug auf Schmerz zu einer Neuorganisation neuronaler Netzwerke führt (Nijs et al., 2014).

Schmerzedukation sollte als ein partnerschaftlicher, empathischer Prozess verstanden werden, der die individuellen Erfahrungen und Wahrnehmungen des Patienten respektiert und einbezieht. Anstatt rein sachlich und möglicherweise von oben herab dem Patienten seine Symptome zu erklären, sollte der Ansatz beruhigend, aufklärend und motivierend sein.

Ein effektiver Edukationsansatz erklärt dem Patienten nicht, was er wahrnimmt, sondern hilft ihm zu verstehen, welche Faktoren seine Wahrnehmung beeinflussen können – sowohl positiv als auch negativ. Dies fördert ein tieferes Verständnis für die Komplexität des Schmerzerlebens und ermöglicht es dem Patienten, aktiv an seiner Genesung mitzuwirken.

Therapeuten sollten ein feines Gespür dafür entwickeln, wann und in welchem Umfang Edukation angebracht ist. Es geht darum, eine Balance zu finden zwischen Information und Interaktion, damit die Sitzungen nicht zu einseitigen Vorträgen werden. Die Verknüpfung von theoretischem Wissen mit praktischen Erfahrungen ist dabei entscheidend.

Ein konstruktiver Ansatz könnte beispielsweise lauten: „Lassen Sie uns gemeinsam betrachten, warum diese Bewegung aus verschiedenen Blickwinkeln keine unmittelbare Bedrohung darstellt. Wir werden behutsam vorgehen und mit gezielten Maßnahmen daran arbeiten positive Veränderungen zu bewirken und neue Verhaltensmuster zu etablieren."

Im Gegensatz dazu sollten Aussagen wie „Studien zeigen, dass diese Bewegungen absolut unbedenklich sind. Was Ihnen gesagt wurde, ist Unsinn. Machen Sie einfach weiter." vermieden werden. Solche Formulierungen können als abwertend empfunden werden und die Patienten-Therapeuten-Allianz belasten. Eine patientenzentrierte Schmerzedukation sollte darauf abzielen, eine vertrauensvolle Atmosphäre zu schaffen, in der der Patient sich verstanden und ernst genommen fühlt. Sie sollte Raum für Fragen und Bedenken lassen und den Patienten ermutigen, aktiv am Therapieprozess teilzunehmen. Durch diesen respektvollen und kooperativen Ansatz kann die therapeutische Allianz gestärkt und die Effektivität der Schmerzedukation erhöht werden. Letztendlich geht es darum, den Patienten zu befähigen, seine Schmerzerfahrung besser zu verstehen und zu managen, ohne dabei seine individuelle Perspektive zu negieren oder zu entwerten. Eine einfühlsame und individualisierte Schmerzedukation kann so zu einem wichtigen Bestandteil einer erfolgreichen Therapie werden.

## Krafttraining

Aktives Training ist für die Schmerzlinderung von chronischen Schmerzpatienten effektiver als passive Hands-On Therapien, wie Manuelle Therapie, Osteopathie oder Chiropraktik (Owen et al., 2020). Die aktuellen europäischen Leitlinien empfehlen den Einsatz von körperlichen Übungen und Krafttraining bei der Therapie chronischer unspezifischer Rückenschmerzen (Airaksinen et al., 2006). Krafttraining kann bei verschiedenen chronischen Schmerzzuständen die Schmerzintensität senken und gleichzeitig Funktionen, wie ADLs und logischerweise Kraft, verbessern (Jackson et al., 2011; Geneen et al., 2017; Cortell-Tormo et al., 2018). Häufig ist die Frage bzw. Ungewissheit nach der sicheren Intensität und Belastung eine Hürde für die Progression von Kraftübungen, weshalb Übungen, die zunächst beim Patienten gut ankommen, nicht oder nur marginal gesteigert werden. Jedoch zeigt progressives Krafttraining mit sukzessiv steigenden Intensitäten positive Effekte auf die Schmerzlinderung (Calatayud et al., 2020; Syroyid Syroyid et al., 2022). Dabei scheint die Intensität des Trainings bei der Schmerzlinderung eine Rolle zu spielen. Intensives Krafttraining ist risikoarm und hat im Vergleich zu moderatem Krafttraining eine größere schmerzlindernde Wirkung (Verbrugghe et al., 2019). In einer Meta-Analyse wird der Einsatz von Kraft- und Stabilitätstraining gegenüber kardio-pulmonalen/aeroben Übungen favorisiert (Searle et al., 2015). Andere Studien wiederum zeigen, dass aerobe Übungen mit geringer mechanischer Belastung einen ähnlichen schmerzlindernden Effekt zeigen wie intensives Krafttraining (Wewege et al., 2018). In einer weiteren Meta-Analyse wurde gezeigt, dass Pilates im Vergleich zu anderen Trainingsform leicht überlegen war, jedoch alle Trainingsformen unter anderem Rumpfstabilitäts-, Kraft-, Aqua-, Dehn- oder Yogatraining schmerzlindernde Effekte zeigen (Owen et al., 2020). Die Art des Trainings scheint nicht zwangsläufig einen spezifischen Effekt auf die Schmerzlinderung zu haben und keine Trainingsform ist anderen klar überlegen (Oesch et al., 2010; de Zoete et al., 2020). Dies kann zum Anlass genommen werden, um die Präferenzen der Patienten mit einzubeziehen und den aktiven Plan an ihre Wünsche anzupassen. Wenn es aber um Krafttraining geht, zeigen wie oben beschrieben höhere Intensitäten größere schmerzlindernde Effekte. Krafttraining könnte jedoch durch die weitreichenden positiven Effekte auf Komorbiditäten, die über die Linderung chronischer Schmerzen hinaus gehen, wie die Risikominimierung für Diabetes, Herzinfarkten, Bluthochdruck, Adipositas, Osteoporose und Depressionen, als eine der besten Trainingsformen in Betracht gezogen werden (Westcott, 2012; Callow et al., 2020; Maestroni et al., 2020).

Die schmerzlindernden Effekte des Krafttraining scheinen jedoch nicht nur auf die in der Praxis vorrangig propagierten Mechanismen der physischen Belastbarkeitssteigerung, welche das schmerzhafte Gewebe nun besser schützt und stabilisiert, zurückzuführen sein, sondern auch auf die absteigende Schmerzhemmung des Hirnstammes, welche durch das Krafttraining neurobiologisch aktiviert wird (Sluka et al., 2018; Song et al., 2022). Das absteigende schmerzhemmende System und die Ausschüttungsaktivität von endogenen Opioiden ist bei körperlich aktiven Menschen höher als bei weniger aktiven Menschen (Naugle et al., 2017). Eine andere Studie zeigte die Beteiligung nicht-opioider Systeme, in der Krafttraining zur Aktivierung des Endocannabiod-Systems, und somit zu Freisetzung von Endocannabioden führte, welche mit dem Grad der Erhöhung der Schmerztoleranzschwelle korrelierte (Koltyn et al., 2014). Weitere Studien heben weitere nicht-physische bzw. gewebeunspezifische Mechanismen des Krafttrainings hervor. Durch Krafttraining werden pro-inflammatorische Zytokine, wie Interleukin 6, TNF-α und das C-reaktive Protein, gesenkt und dessen Neubildung minimiert (Calle & Fernandez, 2010; Macêdo Santiago et al., 2018; Zheng et al., 2024). Diese Marker sind Treiber für eine zentrale Sensibilisierung und Schmerzchronifizierung (Fang et al., 2023).

Zusammenfassend werden drei unterschiedliche Mechanismen der trainingsinduzierten Linderung chronischer Schmerzen zugeschrieben (Jiang et al., 2023):

1. Aktivierung des absteigenden schmerzhemmenden Systems durch Ausschüttung endogener Opioide, wie Beta-Endorphinen
2. Aktivierung des Endkokannabioid-Systems durch Ausschüttung endogener cannabisähnlicher Endocannabioide
3. Ausschüttung anti-inflammatorischer Myokine zur Reduktion pro-inflammatorischer Zytokine

Weiterhin beeinflusst Krafttraining, obwohl es nicht primär auf Kognition abzielt, auch kognitive und psycho-soziale Faktoren bei chronischen Schmerzpatienten in positiver Weise. So zeigen Studien, dass Krafttraining nicht nur die physische Leistungsfähigkeit steigert, sondern auch zu einer Reduktion von Katastrophisierungsgedanken und einer Erhöhung der Selbstwirksamkeitserwartung bei chronischen Schmerzpatienten führt (Smeets et al., 2006; Vincent et al., 2014; Shinohara et al., 2022; Gilanyi et al., 2023). Diese Verbesserungen von psychologischen Yellow-Flags – also den ungünstigen Überzeugungen und Einstellungen gegenüber den Schmerzen – werden dabei als wichtiger zusätzlicher Faktor diskutiert, der zur langfristigen Schmerzlinderung und Verbesserung des Schmerzcopings beiträgt. Diese schmerzlindernden Mechanismen, die nicht spezifisch auf die Steigerung der morphologischen Belastbarkeit des schmerzhaften Körperareals zurückzuführen sind, werden durch Studienergebnisse unterstützt. Diese zeigen, dass das Training von peripheren, nicht-schmerzhaften Körperregionen die Schmerzen in den primär betroffenen, schmerzhaften Arealen ebenso, wenn nicht sogar stärker, lindern kann, als das direkte Training und die Belastung der schmerzhaften Areale selbst (Vincent et al., 2014; Atalay et al., 2017).

Dieses Phänomen legt nahe, dass Krafttraining seine schmerzlindernde Wirkung zumindest teilweise über zentrale und systemische Mechanismen entfaltet, die über eine reine Steigerung der Gewebebelastbarkeit hinausgehen. Zudem zeigen Studien die trainingsinduzierte Beeinflussung von Hirnaktivitäten, welche mit einer Schmerzlinderung einhergehen. Zum einen wird die Aktivität des bei chronischen Schmerzpatienten gestörten Belohnungszentrums über die Freisetzung von Dopamin normalisiert, andererseits wird die Aktivität glutamaterger Neurone im Hippocampus, welche zur Amygdala projizieren und für die Kodierung von Angst und Vermeidung zuständig sind, reduziert (Kami et al., 2022).

Einige wenige Studien untersuchten den Effekt von Krafttraining auf neuroplastische Veränderungen bei chronischen Schmerzpatienten. Diese deuten auf eine kortikale Reorganisation hin, welche als ein möglicher Mechanismus der Schmerzlinderung diskutiert wird (de Zoete et al., 2023; Zou & Hao, 2024).

**Graded Activity und Graded Exposure**
Der Ansatz des Graded Activity (GA), auch Graded Exercise Therapy genannt, bedeutet übersetzt: graduelle bzw. stufenweise Aktivität. In der Therapie chronischer Schmerzen basiert dieses Konzept auf den Prinzipien der operanten Konditionierung und der kognitiven Verhaltenstherapie (englisch: cognitive-behavioral therapy, CBT), welche erstmals von Fordyce und Kollegen in den 1970er Jahren

vorgestellt wurde. Der Grundgedanke ist, dass chronische Schmerzen oftmals mit Vermeidungsverhalten und einer Abnahme der körperlichen Aktivität einhergehen. Dies kann zu einem Teufelskreis aus Schmerzen, Schonung, Dekonditionierung und weiterer Verstärkung der Schmerzen führen (Vlaeyen & Linton, 2000). Durch GA soll der Patient schrittweise zu einer erhöhten körperlichen Aktivität und Belastbarkeit angeleitet werden, unabhängig von den Schmerzen (Vlaeyen et al., 1995; Macedo et al., 2010). Die Förderung eines gesunden Verhaltens steht hier im Vordergrund, weniger die direkte Auseinandersetzung mit bzw. Reduktion von Angst, welche beim Graded Exposure vorrangig behandelt wird. Beim GA wird eine problematische Handlung ausgesucht, beispielsweise längeres Joggen. Dann wird eine Baseline ermittelt, also wann welche Symptome wie stark auftreten. Anschließend setzt man einen komfortablen bzw. durchführbaren tolerablen Trainingsbereich fest, der dann stufenweise gesteigert wird.

Zentral sind hierbei:

1. Festlegung realistischer, patientenspezifischer Aktivitätsziele, wie z. B. eine bestimmte Laufstrecke wieder gehen zu können.
2. Langsames, schrittweises Heranführen an diese Ziele, zunächst unabhängig von den Schmerzen.
3. Rückschläge werden als normal akzeptiert und eventuell mit einer Trainingsanpassung, aber nicht mit übermäßiger Ruhe oder Schonung bedacht.
4. Positive Verstärkung und Förderung des Selbstmanagements.

Studien konnten zeigen, dass dieser Ansatz zu Verbesserungen in Bezug auf Schmerzen, Funktionalität, Angst und Depressivität bei Patienten mit chronischen Schmerzen führen kann (Macedo et al., 2010; Kuss et al., 2016; Magalhães et al., 2018).

Der Ansatz des Graded Exposure (GE) bedeutet übersetzte graduelle bzw. stufenweise Exposition. In der Therapie chronischer Schmerzen basiert GE auf dem Angst-Vermeidungs-Modell und zielt darauf ab, schmerzassoziierte Ängste und Vermeidungsverhalten zu reduzieren. GE adressiert die bei vielen chronischen Schmerzpatienten die vorhandene Kinesiophobie, welche zu Vermeidungsverhalten und letztlich zu einer Verstärkung der Schmerzsymptomatik führt (Leeuw et al., 2007).

Die Kernelemente von GE sind:

1. Identifikation gefürchteter Aktivitäten oder Bewegungen
2. Hierarchische Anordnung dieser Aktivitäten nach dem Grad der ausgelösten Angst
3. Schrittweise Exposition gegenüber diesen Aktivitäten in vivo, beginnend mit den am wenigsten gefürchteten.
4. Kognitive Umstrukturierung zur Korrektur hinderlicher Überzeugungen bezüglich Schmerz und Bewegung, welche durch edukative und physisch umgesetzte Exposition erfolgt.

Ziel ist es, durch wiederholte Exposition die Angst vor Bewegung zu reduzieren und positive Erfahrungen mit körperlicher Aktivität zu ermöglichen (de Jong et al., 2005). Studien haben die Wirksamkeit dieses Ansatzes bei verschiedenen chronischen Schmerzsyndromen belegt, insbesondere bei chronischen Rückenschmerzen und CRPS (Leeuw et al., 2008; den Hollander et al., 2016).
GA und GE sind therapeutische Ansätze zur Behandlung chronischer Schmerzen, welche fest in der CBT verwurzelt. Sie basieren auf den Prinzipien der Verhaltensänderung und der Modifikation von Gedanken und Überzeugungen, die zentrale Elemente der CBT sind. Obwohl sie einige Gemeinsamkeiten aufweisen, gibt es wichtige Unterschiede in ihren theoretischen Grundlagen und praktischen Anwendungen.

1. Zielsetzung:
   – GA: zielt darauf ab, gesundes Verhalten zu verstärken und konzentriert sich auf die schrittweise Steigerung der allgemeinen körperlichen Aktivität.
   – GE: zielt darauf ab, schmerzassoziierte Ängste zu reduzieren und fokussiert die Konfrontation mit spezifischen angstbesetzten Bewegungen
2. Durchführung:
   – GA: Die Aktivitätssteigerung erfolgt zeitbasiert, unabhängig von den Schmerzen.
   – GE: Die Exposition erfolgt angst- und erfahrungsbasiert, wobei auch hier der Schmerz als Teil der Erfahrung akzeptiert wird.

Gemeinsamkeiten:

1. Beide Ansätze verwenden eine schrittweise, strukturierte Herangehensweise.
2. Beide erfordern aktive Beteiligung des Patienten und fördern Selbstmanagement.
3. Beide können zu einer Reduktion von Schmerzen und Behinderung führen.

Beide Konzepte zielen darauf ab, maladaptive Assoziationen zwischen spezifischen Bewegungen und Schmerzerfahrungen zu durchbrechen, die im Laufe der Zeit im Nervensystem erlernt wurden und sich manifestiert haben. Diese erlernten Verknüpfungen basieren oft auf vergangenen Schmerzerlebnissen und führen dazu, dass bestimmte Bewegungen weiterhin als bedrohlich wahrgenommen werden und Schmerzen auslösen, selbst wenn kein akuter Gewebeschaden oder keine Bedrohung mehr vorliegt. Auf neurobiologischer Ebene wird hierbei angestrebt, die Überempfindlichkeit zentraler Schmerznetzwerke zu reduzieren und neue adaptive neuronale Verbindungen zu fördern. Durch wiederholte und kontrollierte Exposition gegenüber den als bedrohlich wahrgenommenen Bewegungen soll eine Gewöhnung (Habituation) erreicht werden. Dies ermöglicht es dem Gehirn, die Bedrohungswahrnehmung neu zu bewerten und zu lernen, dass die Bewegung sicher ausgeführt werden kann. Ziel ist es, die erlernte Assoziation *Bewegung = Schmerz* und die daraus resultierende Überzeugung *Schmerz = Gefahr* aufzubrechen, zu verlernen und durch neue positive Bewegungserfahrungen zu ersetzen. Diese Umstrukturierung kann durch GA und GE und weitere Maßnahmen im Rahmen einer CBT, wie Edukation, Stressmanagement und Entspannungstechniken, herbeigeführt werden (Ehde et al., 2014). Die Effektivität von CBT in Bezug auf Schmerzlinderung kann durch ihre Fähigkeit, neuroplastische Veränderungen umzukehren, zu erklären sein. Seminowicz und Kollegen (2013) beobachteten strukturelle Veränderungen im Gehirn nach CBT bei chronischen Schmerzpatienten, was auf die Reversibilität einiger neuroplastischer Veränderungen hindeutet. CBT ist ein breit anwendbarer therapeutischer Ansatz, der ursprünglich für die Behandlung psychiatrischer Störungen entwickelt wurde (Urits et al., 2019). Bei der Anwendung auf chronische Schmerzen zielt CBT darauf ab, maladaptive Verhaltensweisen, Denkmuster und Situationen zu identifizieren und zu verändern, die zur Aufrechterhaltung oder Verschlimmerung des Schmerzerlebens beitragen können. Der Ansatz umfasst verschiedene Techniken wie Entspannungsübungen, Atemübungen, kognitive Umstrukturierung und Problemlöseaktivitäten. Patienten lernen, neue adaptivere Verhaltensweisen zu entwickeln, um ihre psychologische Funktionsfähigkeit zu verbessern und besser mit Schmerzen umzugehen. Graded Activity und Graded Exposure können im Rahmen einer CBT eingebaut werden, genauso wie im Rahmen einer CFT (englisch: cognitive functional therapy). CFT ist neuerer Ansatz und wurde anders als CBT spezifisch von Physiotherapeuten für die Behandlung chronischer Rückenschmerzen entwickelt (O'Sullivan et al., 2018). Es handelt sich um einen verhaltensorientierten Ansatz, der darauf abzielt, modifizierbare Risikofaktoren zu identifizieren, Verhaltensweisen und maladaptive Denkmuster zu ändern, um die Funktionalität wiederzuerlangen und das Schmerzmanagement zu verbessern. CFT folgt einem dreistufigen Prozess: kognitives Training, funktionelles Bewegungstraining mit Exposition und Kontrolle, sowie körperliche Aktivität und Lebensstiländerungen (Urits et al., 2019; Hadley & Novic, 2021). Beide Therapieformen zielen darauf ab, maladaptive Denk- und Verhaltensmuster zu verändern und berücksichtigen psychologische Faktoren bei der Schmerzwahrnehmung und -bewältigung. Sie streben eine Verbesserung der Funktionalität und Lebensqualität an und fördern das Selbstmanagement sowie die aktive Beteiligung des Patienten. Der Hauptunterschied zwischen den beiden Ansätzen liegt in ihrer Fokussierung und Struktur. Während CBT primär auf psychologische Aspekte ausgerichtet ist und für eine breitere Palette von Erkrankungen eingesetzt wird, integriert CFT bewusst körperliche Bewegung und Funktionalität und wurde speziell für Rückenschmerzen entwickelt. CFT hat eine spezifischere Struktur mit dem Ziel, zu funktionellen Aktivitätsänderungen überzugehen. Beide Therapieformen haben sich als effektiv in der Behandlung chronischer Schmerzen erwiesen. Die Wahl zwischen CBT und CFT hängt oft von der spezifischen Situation des Patienten, der Art der Schmerzen und den verfügbaren Ressourcen ab. In vielen Fällen können Elemente beider Ansätze kombiniert werden, um eine umfassende und individualisierte Therapie zu gewährleisten, wobei CFT spezifisch auf Patienten mit chronischen Beschwerden am Bewegungsapparat ausgerichtet wurde. Aufgrund von großen Gemeinsamkeiten sind die praktischen Grenzen zwischen den beiden Ansätzen ohnehin fließend.

**Akzeptanz-Kommitment Therapie**

ACT ist eine Form der Verhaltenstherapie, die darauf abzielt, die psychologische Flexibilität zu erhöhen. ACT wurde in den 1980er Jahren von Steven Hayes und Kollegen entwickelt und im Kontext der Schmerztherapie adaptiert, um spezifisch auf die Herausforderungen chronischer Schmerzpatienten einzugehen (Vowles et al., 2014).

Bei chronischen Schmerzen fokussiert sich die ACT nicht primär auf eine Schmerzreduktion, sondern auf die Akzeptanz des Schmerzes. Sie unterstützt Patienten dabei, trotz chronischer Schmerzen ein erfülltes Leben zu führen, indem die Erwartungen der Patienten von der vollständigen Schmerzbefreiung hin zu einem möglichst guten Leben trotz chronischer Schmerzen verändert werden. Das primäre Ziel ist den Patienten eine nicht-wertende Haltung gegenüber Schmerzerfahrungen beizubringen. Eine erhöhte Akzeptanz von Schmerz und die Ausführung von Aktivitäten trotz Schmerzen korrelieren positiv mit einer verbesserten Lebensqualität und führt zu einer Schmerzlinderung; vermutlich durch ein verbessertes Coping und einer Neubewertung von Empfindungen, welche die Bedrohungs- und somit Schmerzwahrnehmung reduziert (Johnston et al., 2010; Wetherell et al., 2011; Veehof et al., 2016; Hughes et al., 2017). ACT fördert die Offenheit gegenüber Emotionen, Gedanken und körperlichen Empfindungen. Der präfrontale Cortex, der hauptsächlich an der kognitiven Kontrolle beteiligt ist, spielt hierbei eine zentrale Rolle. Durch ACT wird die Aktivität in diesem Bereich moduliert, was zu einer verbesserten Regulation von Emotionen und Schmerzwahrnehmung führen kann (Jensen et al., 2012). Nach der ACT-Behandlung wurde eine erhöhte Aktivierung in Bereichen des ventrolateralen präfrontalen und lateralen orbitofrontalen Kortex (vlPFC/lOFC) beobachtet. Diese Regionen sind wichtig für die Emotionsregulation und Neubewertung von Situationen. Die verstärkte Aktivierung in diesen Bereichen könnte erklären, warum Patienten nach ACT besser in der Lage sind, mit Schmerzen und negativen Emotionen umzugehen. Die Veränderungen in der Hirnaktivität korrelieren zudem mit einer Reduktion von Angstsymptomen. Zudem wird nach ACT eine erhöhte Konnektivität zwischen vlPFC und dem Thalamus beobachtet: Dies ist bedeutsam, weil der Thalamus eine wichtige Rolle bei der Weiterleitung und Modulation von Sinnesinformationen, einschließlich Nozizeption, spielt. Eine verstärkte Verbindung zwischen vlPFC und Thalamus könnte auf eine verbesserte Top-Down-Kontrolle nozizeptiver Afferenzen hindeuten. In einer weiteren Studie konnte ebenso der Einfluss von ACT auf schmerzrelevante Hirnaktivitäten dokumentiert werden (Smallwood et al., 2016). Nach der ACT-Intervention zeigten die Patienten eine signifikante Abnahme der Aktivierung in mehreren Hirnregionen, wie der Insula und dem anterioren zingulären Cortex. Diese verringerte Aktivierung deutet darauf hin, dass ACT die affektivemotionale Reaktivität des Gehirns auf schmerzhafte Reize reduziert. Zudem führt sie zu einer verringerten Konnektivität zwischen schmerzverarbeitenden Bereichen und dem Default Mode Network (DMN). Das DMN ist ein Netzwerk von Gehirnregionen, das aktiv ist, wenn man nicht auf die Außenwelt fokussiert ist und sich im Ruhezustand befindet.

**Sensorisches Diskriminationstraining**

Patienten mit chronischen Rückenschmerzen haben eine reduzierte Diskriminationsfähigkeit sensorischer Reize im Vergleich zu asymptomatischen Menschen. Sie können beispielsweise sensorische Reize, die am Rücken appliziert werden, nicht gut lokalisieren oder zwei Punkte auf engem Raum nur schwer oder gar nicht voneinander unterschieden, wofür eine kortikale somatotopische Umstrukturierung als Ursache angesehen wird. Beispielsweise hängt nach Amputationen die Intensität der Phantomschmerzen sehr stark mit dem Grad der kortikalen Umstrukturierung (der Ausdehnung der kortikalen Repräsentation des amputierten Glieds) zusammen (Flor et al., 1995). Sensorisches Diskriminationstraining (SDT) zielt darauf ab, die sensorische Wahrnehmung zu verbessern und die kortikale Repräsentation des betroffenen Körperteils zu normalisieren. Zudem haben mehrere Studien gezeigt, dass SDT sowohl bei Phantomschmerzen (Flor et al., 2001), Fibromyalgie- (Mhalla et al., 2010) und CRPS-Patienten (Pleger et al., 2005; Moseley et al., 2008), als auch bei chronischen Rückenschmerzpatienten (Wand et al., 2011; Louw et al., 2015) zu einer signifikanten Schmerzreduktion und Funktionsverbesserung führte. Die Schmerzreduktion ging mit einem Rückgang neuroplastischer Veränderungen, genauer einer kortikalen Reorganisation und Normalisierung der Somatotopie einher. Diese Studien zeigen die zunehmende Evidenz für die Effektivität von SDT bei verschiedenen chronischen Schmerzsyndromen. Bildgebende Studien schreiben dem Graded Motor Imagery ähnliche Mechanismen und Effekte zu, bei der sowohl Schmerzen gelindert als auch die Aktivierung verschiedener Gehirnareale, die an der Schmerzverarbeitung beteiligt sind, normalisiert werden können (Diers et al., 2010).

**Graded Motor Imagery**

Graded Motor Imagery (GMI) ist ein therapeutischer Ansatz, der im Kontext der chronischen Schmerztherapie entwickelt wurde, insbesondere für komplexe Schmerzsyndrome wie CRPS oder Phantomschmerzen. GMI wurde maßgeblich von Lorimer Moseley entwickelt, basierend auf neurowissenschaftlichen Erkenntnissen über die Plastizität des Gehirns und die Rolle der kortikalen Repräsentation bei chronischen Schmerzen (Moseley, 2004, 2006). GMI basiert auf der Idee, dass bei chronischen Schmerzen oft eine Störung in der Verarbeitung und Repräsentation von Bewegungen im Gehirn vorliegt. Durch eine schrittweise und kontrollierte Aktivierung der motorischen Vorstellungskraft soll eine Reorganisation dieser kortikalen Repräsentationen erreicht werden. GMI besteht typischerweise aus drei aufeinanderfolgenden Phasen:

1. Lateralitätstraining: Patienten üben, schnell zu erkennen, ob ein gezeigtes Körperteil (z. B. eine Hand) links- oder rechtsseitig ist.
2. Explizite Bewegungsvorstellung: Patienten stellen sich vor, bestimmte Bewegungen auszuführen, ohne sie tatsächlich durchzuführen.
3. Spiegeltherapie: Patienten beobachten Bewegungen des nicht betroffenen Körperteils in einem Spiegel, was die Illusion erzeugt, dass das betroffene Körperteil sich schmerzfrei bewegt.

Mehrere Studien haben die Wirksamkeit von GMI bei verschiedenen chronischen Schmerzsyndromen untersucht:

- Eine systematische Übersichtsarbeit von Bowering und Kollegen (2013) fand moderate Evidenz für die Wirksamkeit von GMI bei CRPS und Phantomschmerzen.
- Eine Meta-Analyse von Lakatos und Kollegen (2016) zeigte, dass GMI signifikant effektiver in der Schmerzreduktion war als konventionelle Physiotherapie mit Manual- und Übungstherapie bei Patienten mit CRPS.
- Zudem kann GMI auch zur Reduktion von Schmerzen bei chronischen Rückenschmerzpatienten eingesetzt werden (Wand et al., 2012).

GMI wird oft als Teil eines umfassenderen Therapieplans eingesetzt. Die Therapie erfolgt schrittweise und wird individuell angepasst, wobei jede Phase typischerweise 2–4 Wochen dauert. Patienten üben täglich, oft mithilfe von speziellen Bildkarten oder digitalen Anwendungen. Die Evidenz für den Einsatz von GMI bei chronischen Rückenschmerzen ist noch begrenzt. Die Anwendung basiert oft auf der Übertragung von Erkenntnissen aus anderen chronischen Schmerzsyndromen und der theoretischen Grundlage, dass auch bei chronischen Rückenschmerzen die Veränderung kortikaler Repräsentation des Rückens eine Rolle spielen könnte.

**Achtsamkeitsbasierte Stressreduktion**
Die **achtsamkeitsbasierte Stressreduktion** (englisch: mindfulness-based stress reduction, MBSR) wurde 1979 von Jon Kabat-Zinn in den USA entwickelt, der einen säkularen, wissenschaftlich fundierten Ansatz schaffen wollte, um chronischen Schmerzpatienten zu helfen (Kabat-Zinn, 2005). MBSR ist als westliches Pendant der Meditation zu verstehen. Eine durch Achtsamkeit auf den eigenen Körper verursachte Entspannung sorgt für eine Stressreduktion, welche chronische Schmerzen und damit verbundene Ängste lindern kann (Reich et al., 2017; Liu et al., 2019; Schell et al., 2019; Burrowes et al., 2022; Soundararajan et al., 2022). Zentraler Bestandteil der MBSR ist der Bodyscan, bei dem aus der Rückenlage und mit geschlossenen Augen eine Körperreise von den Füßen beginnend bis zum Kopf gemacht wird. Dabei sollen die Patienten ihre Empfindungen beschreiben ohne diese zu bewerten. Dadurch wird eine nicht-wertende Haltung gegenüber Empfindungen trainiert, wodurch eine Emotionsregulation angestrebt wird. Auch Nicht-Empfindungen, also schmerzfreie Körperareale, sollen bewusst wahrgenommen werden. Weitere Inhalte der MBSR, sind Sitzmeditation, aktive Yogaübungen und edukative Inhalte zu Auswirkungen von Stress mit Erfahrungsaustausch. MBSR zeigt ähnliche schmerzlindernde Effekte wie CBT (Cherkin et al., 2016) und kann zu einer kortikalen Reorganisation führen und schmerzbedingte neuroplastische Veränderungen umzukehren (Hölzel et al., 2011; Zeidan et al., 2011; Tang et al., 2015; Wielgosz et al., 2022).

**Schlaf und Ernährung**

Die Kombination multimodaler, also unterschiedlich ansetzender, und auf den Patienten zugeschnittener Therapie wird als die vielversprechendste Behandlung für chronische Schmerzen empfohlen (Nijs et al., 2024). Diese beinhaltet neben dem bereits erwähnten Bewegungs- und Stressmanagement auch weitere Lifestyle Faktoren, wie Schlaf und Ernährung. Zwischen Schlafmangel und chronischem Schmerz gibt es einen bidirektionalen Zusammenhang (Finan et al., 2013). Die Therapie von Schlafstörungen kann chronische Schmerzen positiv beeinflussen (Jungquist et al., 2010; Whale & Gooberman-Hill, 2022). Mechanismen umfassen eine verbesserte absteigende Schmerzhemmung, reduzierte Entzündungsmarker, verbesserte Stimmung und besseres Coping. Eine integrative Therapie, die sowohl Schlafstörungen (falls vorhanden) als auch chronische Schmerzen adressiert, wird als ein sehr effektiver Ansatz betrachtet. Auch die Ernährungstherapie hat einen wachsenden Einfluss auf die Therapie chronischer Schmerzen, wie einige Studien belegen. Ernährungsinterventionen können Entzündungen reduzieren, die antioxidative Kapazität verbessern, das Darmmikrobiom positiv beeinflussen und die Neurotransmittermodulation unterstützen, was zur Schmerzlinderung beiträgt (Rondanelli et al., 2018; Brain et al., 2019; Kaushik et al., 2020). Die Ernährungsempfehlungen beinhalten Basics, wie den täglichen Verzehr von genügend Wasser, Vollkornprodukten (Vollkornbrot, Vollkornpasta, Reis, Quinoa), Gemüse (grünes Blattgemüse, Brokkoli, Kohl), Obst (Beeren und farbintensive Früchte), sowie entzündungshemmenden Kräutern und Gewürzen (Kurkuma, Ingwer, Rosmarin, Thymian). Mehrmals wöchentlich sollten Hülsenfrüchte (Bohnen, Linsen, Kichererbsen), Nüsse und Samen (Walnüsse, Mandeln, Leinsamen, Chiasamen), Olivenöl und Fisch (Lachs, Makrele, Sardinen) konsumiert werden, um von deren Omega-3-Fettsäuren und anderen Nährstoffen zu profitieren. Mageres Fleisch, Eier und fermentierte Milchprodukte sind in Maßen erlaubt, während rotes Fleisch, verarbeitete Produkte und Zucker nur selten gegessen werden sollten. Die Ernährungspyramide von Rondanelli und Kollegen für chronische Schmerzpatienten hebt die Bedeutung von Omega-3-Fettsäuren, Vitamin D, Magnesium und anderen Mikronährstoffen hervor, um Entzündungen und somit den Unterhalt zentraler Sensibilisierungsprozesse zu reduzieren.

All die therapeutischen Ansätze (PNE, Training, GA, GE, CBT, CFT, ACT, SDT, GMI und MBSR) erkennen die Multidimensionalität chronischer Schmerzen an und geben Hoffnung für vielversprechende Ergebnisse für die häufig ausweglos erscheinenden Schmerzpatienten. Diese Therapien fokussieren nicht nur den Schmerz, der als Symptom noziplastischer Veränderungen gesehen werden kann, sondern auch ihre bio-psycho-sozialen Treiber. Für die Praxis können einfache Ableitungen getroffen werden:

1. Aufklärung über Schmerzmechanismen und -treibern
2. Förderung progressiver Bewegung, Aktivität und Teilhabe
3. Reduktion von Ängsten durch Förderung positiver Gedanken, Aussagen und Überzeugungen
4. Schulung von Selbstwirksamkeit und wertfreiem Umgang mit Empfindungen

5. Kognitive Entspannungstechniken
6. Lifestyle-Veränderungen wie Schlaf- und Ernährungsoptimierung

Komplexe Mechanismen, wie die des chronischen Schmerzes, erfordern keine komplizierten Herangehensweisen. Andererseits werden reduktionistische und übersimplifizierte Ansätze seiner Komplexität nicht gerecht. Dennoch sollten Take-Aways für Patienten greifbar sein. Möglicherweise reicht zum Einstieg ein guter Mix aus Basics, wie eine kurze Edukation und angepasste Bewegungsübungen. Individuell relevante Lifestyle-Veränderungen, systematische Trainingspläne und verhaltenstherapeutische Ansätze können nach und nach hinzugefügt werden, damit der Patient zu Beginn nicht überfordert wird.

## 5.3.3 Change Management

In diesem philosophisch-logischen Unterkapitel wird Veränderung, und das, was dafür notwendig ist, diskutiert. In der Schmerztherapie steht die Veränderung im Mittelpunkt. Sei es die Linderung von Schmerzen oder die Anwendung einer neuen Therapiemethode – das Ziel ist stets eine Veränderung des bestehenden Zustands. Doch Veränderung ist ein komplexer Prozess, der sowohl aufseiten der Patienten als auch der Therapeuten und des Gesundheitssystems als Ganzes Herausforderungen mit sich bringt. Dieses Kapitel beleuchtet die verschiedenen Aspekte des Change Managements in der Schmerztherapie und zeigt Wege auf, wie Veränderungen erfolgreich initiiert und umgesetzt werden können.

1. Die therapeutische Sichtweise: Um Veränderungen in der Schmerztherapie herbeizuführen, ist es zunächst entscheidend, die Sichtweise der Therapeuten zu betrachten. Therapeuten spielen eine Schlüsselrolle bei der Implementierung neuer Ansätze und der Beeinflussung der Patientenperspektive. Dabei ist nicht nur das *Was* wichtig, sondern vor allem das *Wie*. Die Art und Weise, wie Therapeuten Veränderungen kommunizieren und umsetzen, hat einen direkten Einfluss auf deren Erfolg. Ein wesentlicher Aspekt ist die Überzeugung der Therapeuten selbst. Nur wenn sie von der Notwendigkeit und dem Nutzen einer Veränderung, wie beispielsweise ihres eigenen Wissensstandes, überzeugt sind, können sie diese aufarbeiten und dann glaubwürdig an die Patienten vermitteln. Dies erfordert oft einen Prozess der Selbstreflexion und der kontinuierlichen Weiterbildung. Therapeuten müssen bereit sein, ihre eigenen Überzeugungen und Praktiken kritisch zu hinterfragen und gegebenenfalls anzupassen. Die Zusammenarbeit und der Austausch mit Kollegen spielen ebenfalls eine wichtige Rolle. Durch den fachlichen Diskurs können neue Ideen entstehen und verbreitet werden. Gleichzeitig kann dies auch zu Widerständen führen, wenn etablierte Praktiken infrage gestellt werden. Es ist daher wichtig, eine Kultur des offenen Dialogs und der konstruktiven Kritik zu fördern.
2. Systemische Perspektive: Bei der Betrachtung von Veränderungen in der Schmerztherapie ist es unerlässlich, auch die systemischen Aspekte zu

berücksichtigen. Der Umgang mit Schmerz ist je nach Bevölkerungsgruppe oft von tief verwurzelten kulturellen und gesellschaftlichen Mustern geprägt. Diese können Veränderungen erschweren oder begünstigen. Ein wesentlicher Systemfehler liegt in der oft zu einseitigen Fokussierung auf die rein physische Dimension des Schmerzes. Dies führt häufig zu einer Überbetonung von bildgebenden Verfahren und medikamentösen Therapien, während psycho-soziale und kontextuelle Faktoren vernachlässigt werden. Um diesen Systemfehler zu korrigieren, ist ein ganzheitlicher Ansatz erforderlich, der die bio-psycho-soziale Natur des Schmerzes berücksichtigt. Strukturelle Hindernisse wie die Vorgaben der gesetzlichen Krankenversicherungen, begrenzte Zeitressourcen in Praxen oder standardisierte Anamnesefragebögen können ebenfalls Veränderungen erschweren. Diese Strukturen müssen flexibler gestaltet werden, um innovative Ansätze in der Schmerztherapie zu ermöglichen.

3. Die Patientenperspektive: Letztendlich sind es die Patienten, bei denen eine Veränderung stattfinden soll. Ihre Sichtweise und Bereitschaft zur Veränderung sind entscheidend für den Erfolg jeder Therapie. Dabei ist zu beachten, dass Patienten oft mit festgefahrenen Überzeugungen und Erwartungen in die Therapie kommen. Viele Patienten erwarten eine schnelle, passive Lösung für ihre Schmerzen, oft in Form von Medikamenten, operativen Eingriffen oder wundersamen manuellen Techniken. Die Umstellung auf einen aktiveren, selbstverantwortlichen Ansatz kann zunächst auf Widerstand stoßen. Hier ist es wichtig, Patienten behutsam an neue Konzepte heranzuführen und ihnen die Vorteile einer ganzheitlichen Herangehensweise zu vermitteln. Ein wesentlicher Aspekt ist die Edukation der Patienten. Nur wenn sie verstehen, wie Schmerz entsteht und welche Faktoren ihn beeinflussen, können sie aktiv an ihrer Genesung mitwirken. Dies erfordert Zeit und Geduld seitens der Therapeuten, zahlt sich aber langfristig aus.

4. Umsetzung von Veränderungen: Die Umsetzung von Veränderungen in der Schmerztherapie ist oft mit Herausforderungen verbunden. Psychologisch gesehen fällt es Menschen schwer, Altbewährtes aufzugeben und sich auf Neues einzulassen. Der Komfort des Bekannten und verschiedene kognitive Verzerrungen (Biases) können den Veränderungsprozess behindern.

Um diese Hindernisse zu überwinden, ist ein strategischer Ansatz erforderlich. Dieser kann folgende Schritte umfassen:

a) Problemerkennung: Der erste Schritt besteht darin, das Problem klar zu identifizieren und zu kommunizieren. Dies erfordert oft eine detaillierte Analyse des Ist-Zustands.

b) Statusquo-Bericht: Eine genaue Messung und Dokumentation der aktuellen Situation ist wichtig, um später Fortschritte bewerten zu können.

c) Akzeptanz: Sowohl Therapeuten als auch Patienten müssen die aktuelle Situation akzeptieren. Nur durch Akzeptanz des Ist-Zustands können Veränderungen zu einem Soll-Zustand herbeigeführt werden.

d) Veränderung von Gedanken und Aktionen: Basierend auf der Akzeptanz können nun konkrete Schritte zur Veränderung eingeleitet werden. Dies umfasst sowohl kognitive Umstrukturierungen als auch verhaltensorientierte Maßnahmen.

e) Neubewertung: Nach einer festgelegten Zeit sollte der Status quo erneut gemessen und das Problem neu analysiert werden. Dies ermöglicht eine Bewertung des Fortschritts und gegebenenfalls eine Anpassung der Strategie.

Die Frage, wie man Menschen am besten zu Veränderungen bewegt, ist komplex. Soll man ein gegensätzliches Extrem aufzeigen, um Menschen in die Mitte zu bewegen? Oder ist es effektiver, direkt die regulierte Mitte anzustreben? In der Praxis zeigt sich oft, dass der Weg zur Mitte über das Erleben von Extremen führt. Menschen tendieren dazu, von einem Extrem ins andere zu wechseln, bevor sie eine ausgewogene Position finden. In der Schmerztherapie könnte dies bedeuten, dass der Weg von einer rein biomedizinischen Sichtweise zu einem ausgewogenen bio-psycho-sozialen Ansatz über eine Phase führt, in der psycho-soziale Faktoren überbewertet werden. Die Herausforderung besteht darin, diesen Prozess so zu gestalten, dass er nicht zu neuen Problemen führt. Um Veränderungen herbeizuführen, ist es entscheidend, Menschen zu überzeugen. Dies gilt sowohl für Therapeuten, die neue Ansätze implementieren sollen, als auch für Patienten, die ihre Einstellung zum Schmerz und zur Therapie ändern müssen.

Effektives Überzeugen basiert auf mehreren Faktoren:

- Sympathie: Menschen sind eher bereit, Ideen von jemandem anzunehmen, den sie mögen. Eine vertrauensvolle, empathische Beziehung zwischen Therapeut und Patient ist daher von großer Bedeutung.
- Konsistenz: Die Botschaft muss in sich stimmig sein. Widersprüchliche Aussagen untergraben die Glaubwürdigkeit und erschweren die Akzeptanz neuer Ideen.
- Evidenz: Wissenschaftliche Belege für die Wirksamkeit neuer Ansätze können helfen, Skeptiker zu überzeugen.
- Anpassung: Die Art der Kommunikation sollte an den jeweiligen Empfänger angepasst werden. Was bei einem Kollegen funktioniert, muss nicht unbedingt bei einem Patienten wirksam sein.

Die Frage, ob man sich dem Ziel der Veränderung vollständig anpassen oder einen Kompromiss finden sollte, hängt von der spezifischen Situation ab. In manchen Fällen kann es sinnvoll sein, schrittweise vorzugehen und zunächst einen Zwischenstopp einzulegen, um das eigentliche Ziel attraktiver zu machen. In der Schmerztherapie könnte dies bedeuten, dass man Patienten zunächst mit weniger radikalen Veränderungen vertraut macht, bevor man umfassendere Ansätze einführt. Beispielsweise könnte man mit einfachen Entspannungstechniken beginnen, bevor man komplexere verhaltenstherapeutische Interventionen einführt.

Change Management in der Schmerztherapie ist ein komplexer Prozess, der Geduld, Empathie und strategisches Denken erfordert. Es geht darum, ein

**Abb. 5.4** Korrektur zur
Mitte, eigene Anfertigung

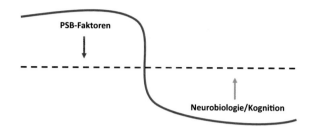

Gleichgewicht zu finden zwischen der Notwendigkeit von Veränderungen und der Beibehaltung bewährter Praktiken. Er ermutigt zu einem kontinuierlichen Prozess der Reflexion und Anpassung, sowohl auf individueller als auch auf systemischer Ebene.

**Exkurs**
Sowohl in der Lehre und Wissenserweiterung von Gesundheitsexperten, als auch in der Patientenedukation gilt das Motto: **Die Korrektur zur Mitte** (Abb. 5.4) – Aufklärung zwecks Regulation, nicht Elimination. Nicht alles Alte ist falsch, und nicht alles Neue ist richtig. Es geht darum, überrepräsentierte, womöglich weniger wirksame Ansichten/Interventionen/Überzeugungen zu ermäßigen und zu relativieren und unterrepräsentierte, womöglich relevantere Ansichten zu unterstreichen und anzuwerben.

So werden Überzeugungen in eine Homöostase gebracht, welche koexistieren, miteinander interagieren und sich sogar ergänzen können, ohne eine Kluft zwischen vermeintlich Gutem und vermeintlich Schlechtem zu schaffen.

## Literatur

Allen, M. L., Cook, B. L., Carson, N., Interian, A., La Roche, M., & Alegría, M. (2017). Patient-provider therapeutic alliance contributes to patient activation in community mental health clinics. *Administration and policy in mental health, 44*(4), 431–440. https://doi.org/10.1007/s10488-015-0655-8.

Airaksinen, O., Brox, J. I., Cedraschi, C., Hildebrandt, J., Klaber-Moffett, J., Kovacs, F., Mannion, A. F., Reis, S., Staal, J. B., Ursin, H., Zanoli, G., & COST B13 Working Group on Guidelines for Chronic Low Back Pain (2006). Chapter 4. European guidelines for the management of chronic nonspecific low back pain. *European spine Journal : Official publication of the European Spine Society, the European Spinal Deformity Society, and the European Section of the Cervical Spine Research Society, 15 Suppl 2*(Suppl 2), S192–S300. https://doi.org/10.1007/s00586-006-1072-1.

Apkarian, A. V., Baliki, M. N., & Geha, P. Y. (2009). Towards a theory of chronic pain. *Progress in neurobiology, 87*(2), 81–97. https://doi.org/10.1016/j.pneurobio.2008.09.018.

Arnold, B., Brinkschmidt, T., Casser, H.-R., Diezemann, A., Gralow, I., Irnich, D., Kaiser, U., Klasen, B., Klimczyk, K., Lutz, J., Nagel, B., Pfingsten, M., Sabatowski, R., Schesser, R., Schesser, R., Schiltenwolf, M., Seeger, D., & Söllner, W. (2014). Multimodale Schmerztherapie für die Behandlung chronischer Schmerzsyndrome. *Der Schmerz, 28*(5), 459–472. https://doi.org/10.1007/s00482-014-1471-x.

Artus, M., van der Windt, D., Jordan, K. P., & Croft, P. R. (2014). The clinical course of low back pain: A meta-analysis comparing outcomes in randomised clinical trials (RCTs) and observational studies. *BMC musculoskeletal disorders, 15*, 68. https://doi.org/10.1186/1471-2474-15-68.

Atalay, E., Akova, B., Gür, H., & Sekir, U. (2017). Effect of upper-extremity strengthening exercises on the lumbar strength, disability and pain of patients with chronic low back pain: A randomized controlled study. *Journal of sports science & medicine, 16*(4), 595–603.

Bareiss, S. K., Nare, L., & McBee, K. (2019). Evaluation of pain knowledge and attitudes and beliefs from a pre-licensure physical therapy curriculum and a stand-alone pain elective. *BMC Medical Education, 19*(1), 375. https://doi.org/10.1186/s12909-019-1820-7.

Barker, K. L., Reid, M., & Minns Lowe, C. J. (2009). Divided by a lack of common language? A qualitative study exploring the use of language by health professionals treating back pain. *BMC musculoskeletal disorders, 10*, 123. https://doi.org/10.1186/1471-2474-10-123.

Baron, R., Perrot, S., Guillemin, I., Alegre, C., Dias-Barbosa, C., Choy, E., Gilet, H., Cruccu, G., Desmeules, J., Margaux, J., Richards, S., Serra, E., Spaeth, M., & Arnould, B. (2014). Improving the primary care physicians' decision making for fibromyalgia in clinical practice: Development and validation of the Fibromyalgia Detection (FibroDetect®) screening tool. *Health and quality of life outcomes, 12*, 128. https://doi.org/10.1186/s12955-014-0128-x.

Bassimtabar, A., & Alfuth, M. (2023). Entwicklung und Validierung eines Fragebogens zur Erfassung postural-strukturell-biomechanisch orientierter Überzeugungen von Physiotherapeut:Innen zu Schmerzen [Development and validation of a questionnaire to assess physiotherapists' postural-structural-biomechanical-oriented beliefs about pain]. *Schmerz (Berlin, Germany),* https://doi.org/10.1007/s00482-023-00757-y. Advance online publication. https://doi.org/10.1007/s00482-023-00757-y.

Bassimtabar, A., & Alfuth, M. (2024). Aktueller Wissensstand deutscher Physiotherapieschüler und -studenten über Schmerz und der Einfluss einer Lehrintervention [Current knowledge of German physiotherapy trainees and students on pain and the influence of a teaching intervention]. *Schmerz (Berlin, Germany),* https://doi.org/10.1007/s00482-024-00832-y. Advance online publication. https://doi.org/10.1007/s00482-024-00832-y.

Benedetti, F., Frisaldi, E., Barbiani, D., Camerone, E., & Shaibani, A. (2020). Nocebo and the contribution of psychosocial factors to the generation of pain. *Journal of neural transmission (Vienna, Austria: 1996), 127*(4), 687–696. https://doi.org/10.1007/s00702-019-02104-x.

Bennett, M. I., Smith, B. H., Torrance, N., & Potter, J. (2005). The S-LANSS score for identifying pain of predominantly neuropathic origin: Validation for use in clinical and postal research. *The Journal of pain, 6*(3), 149–158. https://doi.org/10.1016/j.jpain.2004.11.007.

Bera, S. C., Khandelwal, S. K., Sood, M., & Goyal, V. (2014). A comparative study of psychiatric comorbidity, quality of life and disability in patients with migraine and tension type headache. *Neurology India, 62*(5), 516–520. https://doi.org/10.4103/0028-3886.144445.

Blasini, M., Corsi, N., Klinger, R., & Colloca, L. (2017). Nocebo and pain: An overview of the psychoneurobiological mechanisms. *Pain reports, 2*(2), e585. https://doi.org/10.1097/PR9.0000000000000585.

Bodes Pardo, G., Lluch Girbés, E., Roussel, N. A., Gallego Izquierdo, T., Jiménez Penick, V., & Pecos Martín, D. (2018). Pain Neurophysiology education and therapeutic exercise for patients with chronic low back pain: A single-blind randomized controlled trial. *Archives of physical medicine and rehabilitation, 99*(2), 338–347. https://doi.org/10.1016/j.apmr.2017.10.016.

Bond, M. R., & Pilowsky, I. (1966). Subjective assessment of pain and its relationship to the administration of analgesics in patients with advanced cancer. *Journal of psychosomatic research, 10*(2), 203–208. https://doi.org/10.1016/0022-3999(66)90064-x.

Bonezzi, C., Fornasari, D., Cricelli, C., Magni, A., & Ventriglia, G. (2020). Not all pain is created equal: Basic definitions and diagnostic work-up. *Pain and therapy, 9*(Suppl 1), 1–15. https://doi.org/10.1007/s40122-020-00217-w.

Bouhassira, D., Attal, N., Alchaar, H., Boureau, F., Brochet, B., Bruxelle, J., Cunin, G., Fermanian, J., Ginies, P., Grun-Overdyking, A., Jafari-Schluep, H., Lantéri-Minet, M., Laurent, B., Mick, G., Serrie, A., Valade, D., & Vicaut, E. (2005). Comparison of pain syndromes associated with nervous or somatic lesions and development of a new neuropathic pain diagnostic questionnaire (DN4). *Pain, 114*(1–2), 29–36. https://doi.org/10.1016/j.pain.2004.12.010.

Bowering, K. J., O'Connell, N. E., Tabor, A., Catley, M. J., Leake, H. B., Moseley, G. L., & Stanton, T. R. (2013). The effects of graded motor imagery and its components on chronic pain: A systematic review and meta-analysis. *The Journal of pain, 14*(1), 3–13. https://doi.org/10.1016/j.jpain.2012.09.007.

Brain, K., Burrows, T. L., Rollo, M. E., Chai, L. K., Clarke, E. D., Hayes, C., Hodson, F. J., & Collins, C. E. (2019). A systematic review and meta-analysis of nutrition interventions for chronic noncancer pain. *Journal of human nutrition and dietetics: The official Journal of the British Dietetic Association, 32*(2), 198–225. https://doi.org/10.1111/jhn.12601.

Burns, L. C., Ritvo, S. E., Ferguson, M. K., Clarke, H., Seltzer, Z., & Katz, J. (2015). Pain catastrophizing as a risk factor for chronic pain after total knee arthroplasty: A systematic review. *Journal of pain research, 8*, 21–32. https://doi.org/10.2147/JPR.S64730.

Burrowes, S. A. B., Goloubeva, O., Stafford, K., McArdle, P. F., Goyal, M., Peterlin, B. L., Haythornthwaite, J. A., & Seminowicz, D. A. (2022). Enhanced mindfulness-based stress reduction in episodic migraine-effects on sleep quality, anxiety, stress, and depression: A secondary analysis of a randomized clinical trial. *Pain, 163*(3), 436–444. https://doi.org/10.1097/j.pain.0000000000002372.

Calatayud, J., Guzmán-González, B., Andersen, L. L., Cruz-Montecinos, C., Morell, M. T., Roldán, R., Ezzatvar, Y., & Casaña, J. (2020). Effectiveness of a group-based progressive strength training in primary care to improve the recurrence of low back pain exacerbations and function: A randomised trial. *International Journal of environmental research and public health, 17*(22), 8326. https://doi.org/10.3390/ijerph17228326.

Calle, M. C., & Fernandez, M. L. (2010). Effects of resistance training on the inflammatory response. *Nutrition research and practice, 4*(4), 259–269. https://doi.org/10.4162/nrp.2010.4.4.259.

Callow, D. D., Arnold-Nedimala, N. A., Jordan, L. S., Pena, G. S., Won, J., Woodard, J. L., & Smith, J. C. (2020). The mental health benefits of physical activity in older adults survive the COVID-19 pandemic. *The American Journal of geriatric psychiatry: Official Journal of the American Association for Geriatric Psychiatry, 28*(10), 1046–1057. https://doi.org/10.1016/j.jagp.2020.06.024.

Cappelleri, J. C., Koduru, V., Bienen, E. J., & Sadosky, A. (2016). Characterizing neuropathic pain profiles: Enriching interpretation of painDETECT. *Patient related outcome measures, 7*, 93–99. https://doi.org/10.2147/PROM.S101892.

Catley, M. J., O'Connell, N. E., & Moseley, G. L. (2013). How good is the neurophysiology of pain questionnaire? A rasch analysis of psychometric properties. *The Journal of pain: Official Journal of the American Pain Society, 14*(8), 818–827. https://doi.org/10.1016/j.jpain.2013.02.008.

Chelimsky, T. C., Fischer, R. L., Levin, J. B., Cheren, M. I., Marsh, S. K., & Janata, J. W. (2013). The primary practice physician program for chronic pain (© 4PCP): Outcomes of a primary physician-pain specialist collaboration for community-based training and support. *The Clinical Journal of pain, 29*(12), 1036–1043. https://doi.org/10.1097/AJP.0b013e3182851584.

Chen, Y., Campbell, P., Strauss, V. Y., Foster, N. E., Jordan, K. P., & Dunn, K. M. (2018). Trajectories and predictors of the long-term course of low back pain: Cohort study with 5-year follow-up. *Pain, 159*(2), 252–260. https://doi.org/10.1097/j.pain.0000000000001097.

Chiarotto, A., Maxwell, L. J., Terwee, C. B., Wells, G. A., Tugwell, P., & Ostelo, R. W. (2016). Roland-morris disability questionnaire and oswestry disability index: Which has better measurement properties for measuring physical functioning in nonspecific low back pain? Systematic review and meta-analysis. *Physical therapy, 96*(10), 1620–1637. https://doi. org/10.2522/ptj.20150420.

Clenzos, N., Naidoo, N., & Parker, R. (2013). Physiotherapists' knowledge of pain: A cross-sectional correlational study of members of the South African Sports and Orthopaedic Manipulative Special Interest Groups. *South African Journal of Sports Medicine, 25,* 95. https://doi. org/10.17159/2078-516X/2013/v25i4a337.

Colleary, G., O'Sullivan, K., Griffin, D., Ryan, C. G., & Martin, D. J. (2017). Effect of pain neurophysiology education on physiotherapy students' understanding of chronic pain, clinical recommendations and attitudes towards people with chronic pain: A randomised controlled trial. *Physiotherapy, 103*(4), 423–429. https://doi.org/10.1016/j.physio.2017.01.006.

Copay, A. G., & Cher, D. J. (2016). Is the Oswestry disability Index a valid measure of response to sacroiliac joint treatment? *Quality of life research: An international Journal of quality of life aspects of treatment, care and rehabilitation, 25*(2), 283–292. https://doi.org/10.1007/ s11136-015-1095-3.

Cormack, B., & Rossettini, G. (2023). Are patients picking up what we are putting down? Considering nocebo effects in exercise for musculoskeletal pain. *Frontiers in psychology, 14,* 1291770. https://doi.org/10.3389/fpsyg.2023.1291770.

Cortell-Tormo, J. M., Sánchez, P. T., Chulvi-Medrano, I., Tortosa-Martínez, J., Manchado-López, C., Llana-Belloch, S., & Pérez-Soriano, P. (2018). Effects of functional resistance training on fitness and quality of life in females with chronic nonspecific low-back pain. *Journal of back and musculoskeletal rehabilitation, 31*(1), 95–105. https://doi.org/10.3233/BMR-169684.

Cox, T., Louw, A., & Puentedura, E. J. (2017). An abbreviated therapeutic neuroscience education session improves pain knowledge in first-year physical therapy students but does not change attitudes or beliefs. *The Journal of manual & manipulative therapy, 25*(1), 11–21. https://doi.org/10.1080/10669817.2015.1122308.

Darlow, B., Dean, S., Perry, M., Mathieson, F., Baxter, G. D., & Dowell, A. (2015). Easy to harm, hard to heal: patient views about the back. *Spine, 40*(11), 842–850. https://doi.org/10.1097/ BRS.0000000000000901.

Darnall, B. D., & Colloca, L. (2018). Optimizing placebo and minimizing nocebo to reduce pain, catastrophizing, and opioid use: a review of the science and an evidence-informed clinical toolkit. *International review of neurobiology, 139,* 129–157. https://doi.org/10.1016/ bs.irn.2018.07.022.

de Jong, J. R., Vlaeyen, J. W. S., Onghena, P., Cuypers, C., den Hollander, M., & Ruijgrok, J. (2005). Reduction of pain-related fear in complex regional pain syndrome type I: The application of graded exposure in vivo. *Pain, 116*(3), 264–275. https://doi.org/10.1016/j. pain.2005.04.019.

den Hollander, M., Goossens, M., de Jong, J., Ruijgrok, J., Oosterhof, J., Onghena, P., Smeets, R., & Vlaeyen, J. W. S. (2016). Expose or protect? A randomized controlled trial of exposure in vivo vs pain-contingent treatment as usual in patients with complex regional pain syndrome type 1. *Pain, 157*(10), 2318–2329. https://doi.org/10.1097/j.pain.0000000000000651.

Delgado, D. A., Lambert, B. S., Boutris, N., McCulloch, P. C., Robbins, A. B., Moreno, M. R., & Harris, J. D. (2018). Validation of digital visual analog scale pain scoring with a traditional paper-based visual analog scale in adults. *Journal of the American Academy of Orthopaedic Surgeons. Global research & reviews, 2*(3), e088. https://doi.org/10.5435/JAAOSGlobal-D-17-00088.

de Zoete, R. M., Armfield, N. R., McAuley, J. H., Chen, K., & Sterling, M. (2020). Comparative effectiveness of physical exercise interventions for chronic non-specific neck pain: A systematic review with network meta-analysis of 40 randomised controlled trials. *British Journal of sports medicine,* bjsports-2020–102664. Advance online publication. https://doi.org/10.1136/ bjsports-2020-102664.

de Zoete, R. M. J., Berryman, C. F., Nijs, J., Walls, A., & Jenkinson, M. (2023). Differential structural brain changes between responders and nonresponders after physical exercise therapy for chronic nonspecific neck pain. *The Clinical Journal of pain, 39*(6), 270–277. https://doi.org/10.1097/ AJP.0000000000001115.

Diers, M., Christmann, C., Koeppe, C., Ruf, M., & Flor, H. (2010). Mirrored, imagined and exe-
cuted movements differentially activate sensorimotor cortex in amputees with and without
phantom limb pain. *Pain, 149*(2), 296–304. https://doi.org/10.1016/j.pain.2010.02.020.

Dupuis, F., Cherif, A., Batcho, C., Massé-Alarie, H., & Roy, J. S. (2023). The Tampa scale of
Kinesiophobia: A systematic review of its psychometric properties in people with mu-
sculoskeletal pain. *The clinical Journal of pain, 39*(5), 236–247. https://doi.org/10.1097/
AJP.0000000000001104.

Ehde, D. M., Dillworth, T. M., & Turner, J. A. (2014). Cognitive-behavioral therapy for individuals with chronic pain: Efficacy, innovations, and directions for research. *The American
psychologist, 69*(2), 153–166. https://doi.org/10.1037/a0035747.

Erk, S. M., Toet, A., & Van Erp, J. B. (2015). Effects of mediated social touch on affective experiences and trust. *PeerJ, 3,* e1297. https://doi.org/10.7717/peerj.1297.

Fang, X. X., Zhai, M. N., Zhu, M., He, C., Wang, H., Wang, J., & Zhang, Z. J. (2023). Inflammation in pathogenesis of chronic pain: Foe and friend. *Molecular pain, 19,*
17448069231178176. https://doi.org/10.1177/17448069231178176.

Fedorak, C., Ashworth, N., Marshall, J., & Paull, H. (2003). Reliability of the visual assessment
of cervical and lumbar lordosis: How good are we? *Spine, 28*(16), 1857–1859. https://doi.
org/10.1097/01.BRS.0000083281.48923.BD.

Fieke Linskens, F. G., van der Scheer, E. S., Stortenbeker, I., Das, E., Staal, J. B., & van Lank-
veld, W. (2023). Negative language use of the physiotherapist in low back pain education impacts anxiety and illness beliefs: A randomised controlled trial in healthy respondents. *Patient
education and counseling, 110,* 107649. https://doi.org/10.1016/j.pec.2023.107649.

Finan, P. H., Goodin, B. R., & Smith, M. T. (2013). The association of sleep and pain: An update and a path forward. *The Journal of pain, 14*(12), 1539–1552. https://doi.org/10.1016/j.
jpain.2013.08.007.

Fischerauer, S. F., Talaei-Khoei, M., Bexkens, R., Ring, D. C., Oh, L. S., & Vranceanu, A. M.
(2018). What is the relationship of fear avoidance to physical function and pain intensity in
injured athletes? *Clinical orthopaedics and related research, 476*(4), 754–763. https://doi.
org/10.1007/s11999.0000000000000085.

Fitzgerald, K., Fleischmann, M., Vaughan, B., de Waal, K., Slater, S., & Harbis, J. (2018). Changes in pain knowledge, attitudes and beliefs of osteopathy students after completing a clinically focused pain education module. *Chiropractic & manual therapies, 26,* 42. https://doi.
org/10.1186/s12998-018-0212-0.

Fletcher, C., Bradnam, L., & Barr, C. (2016). The relationship between knowledge of pain neurophysiology and fear avoidance in people with chronic pain: A point in time, observational
study. *Physiotherapy theory and practice, 32*(4), 271–276. https://doi.org/10.3109/09593985.
2015.1138010.

Flor, H., Elbert, T., Knecht, S., Wienbruch, C., Pantev, C., Birbaumer, N., Larbig, W., & Taub, E.
(1995). Phantom-limb pain as a perceptual correlate of cortical reorganization following arm
amputation. *Nature, 375*(6531), 482–484. https://doi.org/10.1038/375482a0.

Foadi, N., Winkelmann, I., Rhein, M., et al. (2024). Retrospektive Auswertung elektronisch er-
hobener Patientenfragebögen einer universitären Schmerzambulanz mit dem painDETECT®-
Fragebogen. *Schmerz, 38,* 205–215. https://doi.org/10.1007/s00482-022-00677-3.

Fujii, T., Oka, H., Takano, K., Asada, F., Nomura, T., Kawamata, K., Okazaki, H., Tanaka, S., &
Matsudaira, K. (2019). Association between high fear-avoidance beliefs about physical activity and chronic disabling low back pain in nurses in Japan. *BMC musculoskeletal disorders,
20*(1), 572. https://doi.org/10.1186/s12891-019-2965-6.

Fusaro, M., Bufacchi, R. J., Nicolardi, V., & Provenzano, L. (2022). The analgesic power of plea-
sant touch in individuals with chronic pain: Recent findings and new insights. *Frontiers in
integrative neuroscience, 16,* 956510. https://doi.org/10.3389/fnint.2022.956510.

Gadotti, I. C., Armijo-Olivo, S., Silveira, A., & Magee, D. (2013). Reliability of the craniocer-
vical posture assessment: Visual and angular measurements using photographs and radio-
graphs. *Journal of manipulative and physiological therapeutics, 36*(9), 619–625. https://doi.
org/10.1016/j.jmpt.2013.09.002.

Gatchel, R. J., Peng, Y. B., Peters, M. L., Fuchs, P. N., & Turk, D. C. (2007). The biopsychosocial approach to chronic pain: Scientific advances and future directions. *Psychological bulletin, 133*(4), 581–624. https://doi.org/10.1037/0033-2909.133.4.581.

Geneen, L. J., Martin, D. J., Adams, N., Clarke, C., Dunbar, M., Jones, D., McNamee, P., Schofield, P., & Smith, B. H. (2015). Effects of education to facilitate knowledge about chronic pain for adults: A systematic review with meta-analysis. *Systematic reviews, 4,* 132. https://doi.org/10.1186/s13643-015-0120-5.

Geneen, L. J., Moore, R. A., Clarke, C., Martin, D., Colvin, L. A., & Smith, B. H. (2017). Physical activity and exercise for chronic pain in adults: An overview of Cochrane Reviews. *The Cochrane database of systematic reviews, 4*(4), CD011279. https://doi.org/10.1002/14651858.CD011279.pub3.

George, S. Z., Valencia, C., & Beneciuk, J. M. (2010). A psychometric investigation of fear-avoidance model measures in patients with chronic low back pain. *The Journal of orthopaedic and sports physical therapy, 40*(4), 197–205. https://doi.org/10.2519/jospt.2010.3298.

Gilanyi, Y. L., Wewege, M. A., Shah, B., Cashin, A. G., Williams, C. M., Davidson, S. R. E., McAuley, J. H., & Jones, M. D. (2023). Exercise increases pain self-efficacy in adults with nonspecific chronic low back pain: A systematic review and meta-analysis. *The Journal of orthopaedic and sports physical therapy, 53*(6), 335–342. https://doi.org/10.2519/jospt.2023.1162.

Goldstein, P., Weissman-Fogel, I., & Shamay-Tsoory, S. G. (2017). The role of touch in regulating inter-partner physiological coupling during empathy for pain. *Scientific reports, 7*(1), 3252. https://doi.org/10.1038/s41598-017-03627-7.

Goode, A., Hegedus, E. J., Sizer, P., Brismee, J. M., Linberg, A., & Cook, C. E. (2008). Three-dimensional movements of the sacroiliac joint: A systematic review of the literature and assessment of clinical utility. *The Journal of manual & manipulative therapy, 16*(1), 25–38. https://doi.org/10.1179/106698108790818639.

Hadley, G., & Novitch, M. B. (2021). CBT and CFT for chronic pain. *Current pain and headache reports, 25*(5), 35. https://doi.org/10.1007/s11916-021-00948-1.

Hall, A. M., Ferreira, P. H., Maher, C. G., Latimer, J., & Ferreira, M. L. (2010). The influence of the therapist-patient relationship on treatment outcome in physical rehabilitation: A systematic review. *Physical therapy, 90*(8), 1099–1110. https://doi.org/10.2522/ptj.20090245.

Hapidou, E. G., O'Brien, M. A., Pierrynowski, M. R., de Las Heras, E., Patel, M., & Patla, T. (2012). Fear and avoidance of movement in people with chronic pain: Psychometric properties of the 11-Item Tampa Scale for Kinesiophobia (TSK-11). *Physiotherapy Canada. Physiotherapie Canada, 64*(3), 235–241. https://doi.org/10.3138/ptc.2011-10.

Harris, J. M., Jr, Elliott, T. E., Davis, B. E., Chabal, C., Fulginiti, J. V., & Fine, P. G. (2008). Educating generalist physicians about chronic pain: Live experts and online education can provide durable benefits. *Pain medicine (Malden, Mass.), 9*(5), 555–563. https://doi.org/10.1111/j.1526-4637.2007.00399.x.

Hasenbring, M., Hallner, D., & Klasen, B. (2001). Psychologische Mechanismen im Prozess der Schmerzchronifizierung. *Der Schmerz, 15,* 442–447.

Haugen, F. P., & Livingston, W. K. (1953). Experiences with the Hardy-Wolff-Goodell dolorimeter. *Anesthesiology, 14*(2), 109–116. https://doi.org/10.1097/00000542-195303000-00001.

Holmgren, U., & Waling, K. (2008). Inter-examiner reliability of four static palpation tests used for assessing pelvic dysfunction. *Manual therapy, 13*(1), 50–56. https://doi.org/10.1016/j.math.2006.09.009.

Hölzel, B. K., Carmody, J., Vangel, M., Congleton, C., Yerramsetti, S. M., Gard, T., & Lazar, S. W. (2011). Mindfulness practice leads to increases in regional brain gray matter density. *Psychiatry research, 191*(1), 36–43. https://doi.org/10.1016/j.pscychresns.2010.08.006.

Houts, C. R., McGinley, J. S., Wirth, R. J., Cady, R., & Lipton, R. B. (2021). Reliability and validity of the 6-item headache impact test in chronic migraine from the PROMISE-2 study. *Quality of life research: An international Journal of quality of life aspects of treatment, care and rehabilitation, 30*(3), 931–943. https://doi.org/10.1007/s11136-020-02668-2.

Hughes, L. S., Clark, J., Colclough, J. A., Dale, E., & McMillan, D. (2017). Acceptance and Commitment Therapy (ACT) for chronic pain: A systematic review and meta-analyses. *The clinical Journal of pain, 33*(6), 552–568. https://doi.org/10.1097/AJP.0000000000000425.

Hush, J. M., Nicholas, M., & Dean, C. M. (2018). Embedding the IASP pain curriculum into a 3-year pre-licensure physical therapy program: Redesigning pain education for future clinicians. *Pain reports, 3*(2), e645. https://doi.org/10.1097/PR9.0000000000000645.

Hüter-Becker, A. (2000). Der Paradigmenwechsel in der Physiotherapie und das Bobath-Konzept. *Krankengymnastik, 52*(2), 277–282.

International Association for the Study of Pain (IASP). IASP Curriculum outline on pain for physical therapy (2018). Abgerufen 07.07.2024 von https://www.iasp-pain.org/Education/CurriculumDetail.aspx?ItemNumber=2055.

Jackson, J. K., Shepherd, T. R., & Kell, R. T. (2011). The influence of periodized resistance training on recreationally active males with chronic nonspecific low back pain. *Journal of strength and conditioning research, 25*(1), 242–251. https://doi.org/10.1519/JSC.0b013e3181b2c83d.

Jackson, T., Wang, Y., Wang, Y., & Fan, H. (2014). Self-efficacy and chronic pain outcomes: A meta-analytic review. *The Journal of pain, 15*(8), 800–814. https://doi.org/10.1016/j.jpain.2014.05.002.

Jensen, K. B., Kosek, E., Wicksell, R., Kemani, M., Olsson, G., Merle, J. V., Kadetoff, D., & Ingvar, M. (2012). Cognitive behavioral therapy increases pain-evoked activation of the prefrontal cortex in patients with fibromyalgia. *Pain, 153*(7), 1495–1503. https://doi.org/10.1016/j.pain.2012.04.010.

Jiang, Y., Angeletti, P. C., & Hoffman, A. J. (2023). Investigating the physiological mechanisms between resistance training and pain relief in the cancer population: A literature review. *Journal of cancer therapy, 14*(2), 80–101. https://doi.org/10.4236/jct.2023.142008.

Johnston, M., Foster, M., Shennan, J., Starkey, N. J., & Johnson, A. (2010). The effectiveness of an acceptance and commitment therapy self-help intervention for chronic pain. *The clinical Journal of pain, 26*(5), 393–402. https://doi.org/10.1097/AJP.0b013e3181cf59ce.

Jorritsma, W., Dijkstra, P. U., de Vries, G. E., Geertzen, J. H., & Reneman, M. F. (2012). Detecting relevant changes and responsiveness of neck pain and disability scale and neck disability index. *European spine Journal: Official publication of the European Spine Society, the European Spinal Deformity Society, and the European Section of the Cervical Spine Research Society, 21*(12), 2550–2557. https://doi.org/10.1007/s00586-012-2407-8.

Jungquist, C. R., O'Brien, C., Matteson-Rusby, S., Smith, M. T., Pigeon, W. R., Xia, Y., Lu, N., & Perlis, M. L. (2010). The efficacy of cognitive-behavioral therapy for insomnia in patients with chronic pain. *Sleep medicine, 11*(3), 302–309. https://doi.org/10.1016/j.sleep.2009.05.018.

Kabat-Zinn, J. (2005). Full catastrophe living: using the wisdom of your body and mind to face stress, pain, and illness. *Random House.* https://books.google.de/books?hl=de&lr=&id=TVsrK0sjGiUC&oi=fnd&pg=PR13&ots=eHm4d0jn00&sig=mLgIysnSpXAQseewyHzNlxHF9VM&redir_esc=y#v=onepage&q&f=false. Zugegriffen: 22. Aug. 2024.

Kami, K., Tajima, F., & Senba, E. (2022). Brain mechanisms of exercise-induced Hypoalgesia: To find a way out from "Fear-Avoidance Belief". *International Journal of molecular sciences, 23*(5), 2886. https://doi.org/10.3390/ijms23052886.

Kaushik, A. S., Strath, L. J., & Sorge, R. E. (2020). Dietary interventions for treatment of chronic pain: oxidative stress and inflammation. *Pain and therapy, 9*(2), 487–498. https://doi.org/10.1007/s40122-020-00200-5.

Koltyn, K. F., Brellenthin, A. G., Cook, D. B., Sehgal, N., & Hillard, C. (2014). Mechanisms of exercise-induced hypoalgesia. *The Journal of pain, 15*(12), 1294–1304. https://doi.org/10.1016/j.jpain.2014.09.006.

Krug, J. (2022). Motorische Fähigkeiten: Konzept, Entwicklungen, Theorienvergleiche. In Güllich, A., & Krüger, M. (Eds) Bewegung, Training, Leistung und Gesundheit. Springer, Berlin, Heidelberg. https://doi.org/10.1007/978-3-662-53386-4_40-2.

Kuss, K., Leonhardt, C., Quint, S., Seeger, D., Pfingsten, M., Wolf Pt, U., Basler, H. D., & Becker, A. (2016). Graded activity for older adults with chronic low back pain: Program development and mixed methods feasibility cohort study. *Pain medicine (Malden, Mass.)*, *17*(12), 2218–2229. https://doi.org/10.1093/pm/pnw062.

Lakke, S. E., Soer, R., Krijnen, W. P., van der Schans, C. P., Reneman, M. F., & Geertzen, J. H. (2015). Influence of physical therapists' Kinesiophobic beliefs on lifting capacity in healthy adults. *Physical therapy, 95*(9), 1224–1233. https://doi.org/10.2522/ptj.20130194.

Lederman, E. (2011). The fall of the postural-structural-biomechanical model in manual and physical therapies: Exemplified by lower back pain. *Journal of bodywork and movement therapies, 15*(2), 131–138. https://doi.org/10.1016/j.jbmt.2011.01.011.

Leeuw, M., Goossens, M. E., Linton, S. J., Crombez, G., Boersma, K., & Vlaeyen, J. W. (2007). The fear-avoidance model of musculoskeletal pain: Current state of scientific evidence. *Journal of behavioral medicine, 30*(1), 77–94. https://doi.org/10.1007/s10865-006-9085-0.

Leeuw, M., Goossens, M. E. J. B., van Breukelen, G. J. P., de Jong, J. R., Heuts, P. H. T. G., Smeets, R. J. E. M., Köke, A. J. A., & Vlaeyen, J. W. S. (2008). Exposure in vivo versus operant graded activity in chronic low back pain patients: Results of a randomized controlled trial. *Pain, 138*(1), 192–207. https://doi.org/10.1016/j.pain.2007.12.009.

Leonard, M. T., Chatkoff, D. K., & Gallaway, M. (2013). Association between pain catastrophizing, spouse responses to pain, and blood pressure in chronic pain patients: A pathway to potential comorbidity. *International Journal of behavioral medicine, 20*(4), 590–598. https://doi.org/10.1007/s12529-012-9262-1.

Leonardi, M., Lee, H., Kostanjsek, N., Fornari, A., Raggi, A., Martinuzzi, A., Yáñez, M., Almborg, A. H., Fresk, M., Besstrashnova, Y., Shoshmin, A., Castro, S. S., Cordeiro, E. S., Cuenot, M., Haas, C., Maart, S., Maribo, T., Miller, J., Mukaino, M., … Kraus de Camargo, O. (2022). 20 Years of ICF-International Classification of Functioning, disability and health: Uses and applications around the world. *International Journal of environmental research and public health, 19*(18), 11321. https://doi.org/10.3390/ijerph191811321.

Limakatso, K., Madden, V. J., Manie, S., & Parker, R. (2020). The effectiveness of graded motor imagery for reducing phantom limb pain in amputees: A randomised controlled trial. *Physiotherapy, 109*, 65–74. https://doi.org/10.1016/j.physio.2019.06.009.

Liu, H., Gao, X., & Hou, Y. (2019). Effects of mindfulness-based stress reduction combined with music therapy on pain, anxiety, and sleep quality in patients with osteosarcoma. *Revista brasileira de psiquiatria (Sao Paulo, Brazil: 1999), 41*(6), 540–545. https://doi.org/10.1590/1516-4446-2018-0346.

Louw, A., Diener, I., Landers, M. R., & Puentedura, E. J. (2014). Preoperative pain neuroscience education for lumbar radiculopathy: A multicenter randomized controlled trial with 1-year follow-up. *Spine, 39*(18), 1449–1457. https://doi.org/10.1097/BRS.0000000000000444.

Louw, A., Farrell, K., Wettach, L., Uhl, J., Majkowski, K., & Welding, M. (2015). Immediate effects of sensory discrimination for chronic low back pain: A case series. *The New Zealand Journal of physiotherapy, 43*. https://doi.org/10.15619/NZJP/43.2.06.

Louw, A., Puentedura, E. J., Zimney, K., & Schmidt, S. (2016). Know pain, know gain? A perspective on pain neuroscience education in physical therapy. *The Journal of orthopaedic and sports physical therapy, 46*(3), 131–134. https://doi.org/10.2519/jospt.2016.0602.

Lucas, N., Macaskill, P., Irwig, L., Moran, R., & Bogduk, N. (2009). Reliability of physical examination for diagnosis of myofascial trigger points: A systematic review of the literature. *The clinical Journal of pain, 25*(1), 80–89. https://doi.org/10.1097/AJP.0b013e31817e13b6.

Macedo, L. G., Smeets, R. J., Maher, C. G., Latimer, J., & McAuley, J. H. (2010). Graded activity and graded exposure for persistent nonspecific low back pain: A systematic review. *Physical therapy, 90*(6), 860–879. https://doi.org/10.2522/ptj.20090303.

Macêdo Santiago, L. Â., Neto, L. G. L., Borges Pereira, G., Leite, R. D., Mostarda, C. T., de Oliveira Brito Monzani, J., Sousa, W. R., Rodrigues Pinheiro, A. J. M., & Navarro, F. (2018). Effects of resistance training on immunoinflammatory response, TNF-Alpha gene expression, and body composition in elderly women. *Journal of aging research, 2018*, 1467025. https://doi.org/10.1155/2018/1467025.

Maestroni, L., Read, P., Bishop, C., Papadopoulos, K., Suchomel, T. J., Comfort, P., & Turner, A. (2020). The benefits of strength training on musculoskeletal system health: practical applications for interdisciplinary care. *Sports medicine (Auckland, N.Z.), 50*(8), 1431–1450. https://doi.org/10.1007/s40279-020-01309-5.

Magalhães, M. O., Comachio, J., Ferreira, P. H., Pappas, E., & Marques, A. P. (2018). Effectiveness of graded activity versus physiotherapy in patients with chronic nonspecific low back pain: Midterm follow up results of a randomized controlled trial. *Brazilian Journal of physical therapy, 22*(1), 82–91. https://doi.org/10.1016/j.bjpt.2017.07.002.

Maguire, N., Chesterton, P., & Ryan, C. (2019). The effect of pain neuroscience education on sports therapy and rehabilitation students' knowledge, attitudes, and clinical recommendations toward athletes with chronic pain. *Journal of sport rehabilitation, 28*(5), 438–443. https://doi.org/10.1123/jsr.2017-0212.

Maigne, J. Y., Cornelis, P., & Chatellier, G. (2012). Lower back pain and neck pain: Is it possible to identify the painful side by palpation only? *Annals of physical and rehabilitation medicine, 55*(2), 103–111. https://doi.org/10.1016/j.rehab.2012.01.001.

Manchikanti, L., Singh, V., Falco, F. J., Benyamin, R. M., & Hirsch, J. A. (2014). Epidemiology of low back pain in adults. *Neuromodulation: Journal of the International Neuromodulation Society, 17*(Suppl 2), 3–10. https://doi.org/10.1111/ner.12018.

Mancini, F., Nash, T., Iannetti, G. D., & Haggard, P. (2014). Pain relief by touch: A quantitative approach. *Pain, 155*(3), 635–642. https://doi.org/10.1016/j.pain.2013.12.024.

Mannion, A. F., Junge, A., Fairbank, J. C., Dvorak, J., & Grob, D. (2006). Development of a German version of the Oswestry disability index. Part 1: Cross-cultural adaptation, reliability, and validity. *European spine Journal: Official publication of the European Spine Society, the European Spinal Deformity Society, and the European Section of the Cervical Spine Research Society, 15*(1), 55–65. https://doi.org/10.1007/s00586-004-0815-0.

Marques, E., Xarles, T., Antunes, T., da Silva, K. K., Reis, F., Oliveira, L., & Nogueira, L. (2016). Evaluation of physiologic pain knowledge by physiotherapy students. *Revista Dor, 17*. https://doi.org/10.5935/1806-0013.20160008.

Martel, M. O., Wasan, A. D., Jamison, R. N., & Edwards, R. R. (2013). Catastrophic thinking and increased risk for prescription opioid misuse in patients with chronic pain. *Drug and alcohol dependence, 132*(1–2), 335–341. https://doi.org/10.1016/j.drugalcdep.2013.02.034.

Mayer, T. G., Neblett, R., Cohen, H., Howard, K. J., Choi, Y. H., Williams, M. J., Perez, Y., & Gatchel, R. J. (2012). The development and psychometric validation of the central sensitization inventory. *Pain practice: The official Journal of World Institute of Pain, 12*(4), 276–285. https://doi.org/10.1111/j.1533-2500.2011.00493.x.

McCracken, L. M., & Vowles, K. E. (2014). Acceptance and commitment therapy and mindfulness for chronic pain: Model, process, and progress. *The American psychologist, 69*(2), 178–187. https://doi.org/10.1037/a0035623.

Meeus, M., Nijs, J., Van Oosterwijck, J., Van Alsenoy, V., & Truijen, S. (2010). Pain physiology education improves pain beliefs in patients with chronic fatigue syndrome compared with pacing and self-management education: A double-blind randomized controlled trial. *Archives of physical medicine and rehabilitation, 91*(8), 1153–1159. https://doi.org/10.1016/j.apmr.2010.04.020.

Melzack, R., & Torgerson, W. S. (1971). On the language of pain. *Anesthesiology, 34*(1), 50–59. https://doi.org/10.1097/00000542-197101000-00017.

Melzack, R. (2005). The McGill pain questionnaire: From description to measurement. *Anesthesiology, 103*(1), 199–202. https://doi.org/10.1097/00000542-200507000-00028.

Meyer, K., Sprott, H., & Mannion, A. F. (2008). Cross-cultural adaptation, reliability, and validity of the German version of the pain catastrophizing scale. *Journal of psychosomatic research, 64*(5), 469–478. https://doi.org/10.1016/j.jpsychores.2007.12.004.

Mhalla, A., de Andrade, D. C., Baudic, S., Perrot, S., & Bouhassira, D. (2010). Alteration of cortical excitability in patients with fibromyalgia. *Pain, 149*(3), 495–500. https://doi.org/10.1016/j.pain.2010.03.009.

Mine, K., Gilbert, S., Tsuchiya, J., & Nakayama, T. (2017). The Short-Term Effects of a Single Lecture on Undergraduate Physiotherapy Students' Understanding Regarding Pain Neurophysiology: A Prospective Case Series. *Journal of Musculoskeletal Disorders and Treatment, 3.* https://doi.org/10.23937/2572-3243.1510041.

Moseley, L. (2002). Combined physiotherapy and education is efficacious for chronic low back pain. *The Australian Journal of physiotherapy, 48*(4), 297–302. https://doi.org/10.1016/s0004-9514(14)60169-0.

Moseley, L. (2003). Unraveling the barriers to reconceptualization of the problem in chronic pain: The actual and perceived ability of patients and health professionals to understand the neurophysiology. *The Journal of pain, 4*(4), 184–189. https://doi.org/10.1016/s1526-5900(03)00488-7.

Moseley, G. L. (2004). Graded motor imagery is effective for long-standing complex regional pain syndrome: A randomised controlled trial. *Pain, 108*(1–2), 192–198. https://doi.org/10.1016/j.pain.2004.01.006.

Moseley, G. L., Nicholas, M. K., & Hodges, P. W. (2004). A randomized controlled trial of intensive neurophysiology education in chronic low back pain. *The clinical Journal of pain, 20*(5), 324–330. https://doi.org/10.1097/00002508-200409000-00007.

Moseley, G. L. (2005). Widespread brain activity during an abdominal task markedly reduced after pain physiology education: FMRI evaluation of a single patient with chronic low back pain. *The Australian Journal of physiotherapy, 51*(1), 49–52. https://doi.org/10.1016/s0004-9514(05)70053-2.

Moseley, G. L. (2006). Graded motor imagery for pathologic pain: A randomized controlled trial. *Neurology, 67*(12), 2129–2134. https://doi.org/10.1212/01.wnl.0000249112.56935.32.

Moseley, L. G., Zalucki, N. M., & Wiech, K. (2008). Tactile discrimination, but not tactile stimulation alone, reduces chronic limb pain. *Pain, 137*(3), 600–608. https://doi.org/10.1016/j.pain.2007.10.021.

Moseley, G. L., & Butler, D. S. (2015). Fifteen years of explaining pain: The past, present, and future. *The Journal of Pain, 16*(9), 807–813. https://doi.org/10.1016/j.jpain.2015.05.005.

McKeown, J. L., & Warner, M. A. (2009). Enduring contributions of Henry K. Beecher to medicine, science, and society. *Anesthesiology 45*(4), 110–952. https://doi.org/10.1097/ALN.0b013e31819c49ac.

Myburgh, C., Larsen, A. H., & Hartvigsen, J. (2008). A systematic, critical review of manual palpation for identifying myofascial trigger points: Evidence and clinical significance. *Archives of physical medicine and rehabilitation, 89*(6), 1169–1176. https://doi.org/10.1016/j.apmr.2007.12.033.

Naugle, K. M., Ohlman, T., Naugle, K. E., Riley, Z. A., & Keith, N. R. (2017). Physical activity behavior predicts endogenous pain modulation in older adults. *Pain, 158*(3), 383–390. https://doi.org/10.1097/j.pain.0000000000000769.

Neblett, R., Cohen, H., Choi, Y., Hartzell, M. M., Williams, M., Mayer, T. G., & Gatchel, R. J. (2013). The Central Sensitization Inventory (CSI): Establishing clinically significant values for identifying central sensitivity syndromes in an outpatient chronic pain sample. *The Journal of pain, 14*(5), 438–445. https://doi.org/10.1016/j.jpain.2012.11.012.

Nijs, J., Van Houdenhove, B., & Oostendorp, R. A. (2010). Recognition of central sensitization in patients with musculoskeletal pain: Application of pain neurophysiology in manual therapy practice. *Manual therapy, 15*(2), 135–141. https://doi.org/10.1016/j.math.2009.12.001.

Nijs, J., Roussel, N., Paul van Wilgen, C., Köke, A., & Smeets, R. (2013). Thinking beyond muscles and joints: Therapists' and patients' attitudes and beliefs regarding chronic musculoskeletal pain are key to applying effective treatment. *Manual therapy, 18*(2), 96–102. https://doi.org/10.1016/j.math.2012.11.001.

Nijs, J., Meeus, M., Cagnie, B., Roussel, N. A., Dolphens, M., Van Oosterwijck, J., & Danneels, L. (2014). A modern neuroscience approach to chronic spinal pain: Combining pain neuroscience education with cognition-targeted motor control training. *Physical therapy, 94*(5), 730–738. https://doi.org/10.2522/ptj.20130258.

Nijs, J., Malfliet, A., Roose, E., Lahousse, A., Van Bogaert, W., Johansson, E., Runge, N., Goossens, Z., Labie, C., Bilterys, T., Van Campenhout, J., Polli, A., Wyns, A., Hendrix, J., Xiong, H. Y., Ahmed, I., De Baets, L., & Huysmans, E. (2024). Personalized multimodal lifestyle intervention as the best-evidenced treatment for chronic pain: State-of-the-art clinical perspective. *Journal of clinical medicine, 13*(3), 644. https://doi.org/10.3390/jcm13030644.

Oesch, P., Kool, J., Hagen, K. B., & Bachmann, S. (2010). Effectiveness of exercise on work disability in patients with non-acute non-specific low back pain: Systematic review and meta-analysis of randomised controlled trials. *Journal of rehabilitation medicine, 42*(3), 193–205. https://doi.org/10.2340/16501977-0524.

O'Sullivan, P., Caneiro, J. P., O'Keeffe, M., & O'Sullivan, K. (2016). Unraveling the complexity of low back pain. *The Journal of orthopaedic and sports physical therapy, 46*(11), 932–937. https://doi.org/10.2519/jospt.2016.0609.

O'Sullivan, P. B., Caneiro, J. P., O'Keeffe, M., Smith, A., Dankaerts, W., Fersum, K., & O'Sullivan, K. (2018). Cognitive functional therapy: An integrated behavioral approach for the targeted management of disabling low back pain. *Physical therapy, 98*(5), 408–423. https://doi.org/10.1093/ptj/pzy022.

Owen, P. J., Miller, C. T., Mundell, N. L., Verswijveren, S. J. J. M., Tagliaferri, S. D., Brisby, H., Bowe, S. J., & Belavy, D. L. (2020). Which specific modes of exercise training are most effective for treating low back pain? Network meta-analysis. *British Journal of sports medicine, 54*(21), 1279–1287. https://doi.org/10.1136/bjsports-2019-100886.

Paraskevopoulos, E., Papandreou, M., & Gliatis, J. (2020). Reliability of assessment methods for scapular dyskinesis in asymptomatic subjects: A systematic review. *Acta orthopaedica et traumatologica turcica, 54*(5), 546–556. https://doi.org/10.5152/j.aott.2020.19088.

Pate, J. W., Veage, S., Lee, S., Hancock, M. J., Hush, J. M., & Pacey, V. (2019). Which patients with chronic pain are more likely to improve pain biology knowledge following education? *Pain practice: The official Journal of World Institute of Pain, 19*(4), 363–369. https://doi.org/10.1111/papr.12748.

Pleger, B., Tegenthoff, M., Ragert, P., Förster, A. F., Dinse, H. R., Schwenkreis, P., Nicolas, V., & Maier, C. (2005). Sensorimotor retuning [corrected] in complex regional pain syndrome parallels pain reduction. *Annals of neurology, 57*(3), 425–429. https://doi.org/10.1002/ana.20394.

Reich, R. R., Lengacher, C. A., Alinat, C. B., Kip, K. E., Paterson, C., Ramesar, S., Han, H. S., Ismail-Khan, R., Johnson-Mallard, V., Moscoso, M., Budhrani-Shani, P., Shivers, S., Cox, C. E., Goodman, M., & Park, J. (2017). Mindfulness-based stress reduction in post-treatment breast cancer patients: Immediate and sustained effects across multiple symptom clusters. *Journal of pain and symptom management, 53*(1), 85–95. https://doi.org/10.1016/j.jpainsymman.2016.08.005.

Richter, M., Eck, J., Straube, T., Miltner, W., & Weiss, T. (2010). Do words hurt? Brain activation during the processing of pain-related words. *Pain, 148*(2), 198–205. https://doi.org/10.1016/j.pain.2009.08.009.

Rondanelli, M., Faliva, M. A., Miccono, A., Naso, M., Nichetti, M., Riva, A., Guerriero, F., De Gregori, M., Peroni, G., & Perna, S. (2018). Food pyramid for subjects with chronic pain: Foods and dietary constituents as anti-inflammatory and antioxidant agents. *Nutrition research reviews, 31*(1), 131–151. https://doi.org/10.1017/S0954422417000270.

Saltychev, M., Pylkäs, K., Karklins, A., & Juhola, J. (2024). Psychometric properties of neck disability index—A systematic review and meta-analysis. *Disability and rehabilitation, 1–17.* Advance online publication. https://doi.org/10.1080/09638288.2024.2304644.

Schell, L. K., Monsef, I., Wöckel, A., & Skoetz, N. (2019). Mindfulness-based stress reduction for women diagnosed with breast cancer. *The Cochrane database of systematic reviews, 3*(3), CD011518. https://doi.org/10.1002/14651858.CD011518.pub2.

Scudds, R., Scudds, R., & Simmonds, M. (2009). Pain in the physical therapy (PT) curriculum: A faculty survey. *Physiotherapy Theory and Practice, 17,* 239–256. https://doi.org/10.1080/095939801753385744.

Seminowicz, D. A., Shpaner, M., Keaser, M. L., Krauthamer, G. M., Mantegna, J., Dumas, J. A., Newhouse, P. A., Filippi, C. G., Keefe, F. J., & Naylor, M. R. (2013). Cognitive-behavioral therapy increases prefrontal cortex gray matter in patients with chronic pain. *The Journal of pain, 14*(12), 1573–1584. https://doi.org/10.1016/j.jpain.2013.07.020.

Setchell, J., Costa, N., Ferreira, M., Makovey, J., Nielsen, M., & Hodges, P. W. (2017). Individuals' explanations for their persistent or recurrent low back pain: A cross-sectional survey. *BMC musculoskeletal disorders, 18*(1), 466. https://doi.org/10.1186/s12891-017-1831-7.

Sheahan, P. J., Nelson-Wong, E. J., & Fischer, S. L. (2015). A review of culturally adapted versions of the oswestry disability index: The adaptation process, construct validity, test-retest reliability and internal consistency. *Disability and rehabilitation, 37*(25), 2367–2374. https://doi.org/10.3109/09638288.2015.1019647.

Shinohara, Y., Wakaizumi, K., Ishikawa, A., Ito, M., Hoshino, R., Tanaka, C., Takaoka, S., Kawakami, M., Tsuji, O., Fujisawa, D., Fujiwara, T., Tsuji, T., Morisaki, H., & Kosugi, S. (2022). Improvement in disability mediates the effect of self-efficacy on pain relief in chronic low back pain patients with exercise therapy. *Pain research & management, 2022,* 4203138. https://doi.org/10.1155/2022/4203138.

Slade, S. C., Molloy, E., & Keating, J. L. (2009). 'Listen to me, tell me': A qualitative study of partnership in care for people with non-specific chronic low back pain. *Clinical rehabilitation, 23*(3), 270–280. https://doi.org/10.1177/0269215508100468.

Slater, D., Korakakis, V., O'Sullivan, P., Nolan, D., & O'Sullivan, K. (2019). "Sit Up Straight": Time to re-evaluate. *The Journal of orthopaedic and sports physical therapy, 49*(8), 562–564. https://doi.org/10.2519/jospt.2019.0610.

Sluka, K. A., Frey-Law, L., & Hoeger Bement, M. (2018). Exercise-induced pain and analgesia? Underlying mechanisms and clinical translation. *Pain, 159 Suppl 1*(Suppl 1), S91–S97. https://doi.org/10.1097/j.pain.0000000000001235.

Smallwood, R. F., Potter, J. S., & Robin, D. A. (2016). Neurophysiological mechanisms in acceptance and commitment therapy in opioid-addicted patients with chronic pain. *Psychiatry research. Neuroimaging, 250,* 12–14. https://doi.org/10.1016/j.pscychresns.2016.03.001.

Smeets, R. J., Vlaeyen, J. W., Kester, A. D., & Knottnerus, J. A. (2006). Reduction of pain catastrophizing mediates the outcome of both physical and cognitive-behavioral treatment in chronic low back pain. *The Journal of pain, 7*(4), 261–271. https://doi.org/10.1016/j.jpain.2005.10.011.

Soer, R., Köke, A. J., Speijer, B. L., Vroomen, P. C., Smeets, R. J., Coppes, M. H., Reneman, M. F., Gross, D. P., & Groningen Spine Study Group (2015). Reference values of the pain disability index in patients with painful musculoskeletal and spinal disorders: A cross-national study. *Spine, 40*(9), E545–E551. https://doi.org/10.1097/BRS.0000000000000827.

Song, J. S., Yamada, Y., Kataoka, R., Wong, V., Spitz, R. W., Bell, Z. W., & Loenneke, J. P. (2022). Training-induced hypoalgesia and its potential underlying mechanisms. *Neuroscience and biobehavioral reviews, 141,* 104858. https://doi.org/10.1016/j.neubiorev.2022.104858.

Soundararajan, K., Prem, V., & Kishen, T. J. (2022). The effectiveness of mindfulness-based stress reduction intervention on physical function in individuals with chronic low back pain: Systematic review and meta-analysis of randomized controlled trials. *Complementary therapies in clinical practice, 49,* 101623. https://doi.org/10.1016/j.ctcp.2022.101623.

Synnott, A., O'Keeffe, M., Bunzli, S., Dankaerts, W., O'Sullivan, P., & O'Sullivan, K. (2015). Physiotherapists may stigmatise or feel unprepared to treat people with low back pain and psychosocial factors that influence recovery: A systematic review. *Journal of physiotherapy, 61*(2), 68–76. https://doi.org/10.1016/j.jphys.2015.02.016.

Syroyid Syroyid, I., Cavero-Redondo, I., & Syroyid Syroyid, B. (2022). Effects of resistance training on pain control and physical function in older adults with low back pain: A systematic review with meta-analysis. *Journal of geriatric physical therapy (2001), 46*(3), E113–E126. https://doi.org/10.1519/JPT.0000000000000374.

Tan, H. S., Sultana, R., Han, N. R., Tan, C. W., Sia, A., & Sng, B. L. (2020). The association between preoperative pain catastrophizing and chronic pain after hysterectomy—Secondary analysis of a prospective cohort study. *Journal of pain research, 13*, 2151–2162. https://doi.org/10.2147/JPR.S255336.

Tashani, O. A., & Johnson, M. I. (2010). Avicenna's concept of pain. *The Libyan Journal of medicine, 5*, https://doi.org/10.3402/ljm.v5i0.5253. https://doi.org/10.3402/ljm.v5i0.5253.

Tang, Y. Y., Hölzel, B. K., & Posner, M. I. (2015). The neuroscience of mindfulness meditation. *Nature reviews. Neuroscience, 16*(4), 213–225. https://doi.org/10.1038/nrn3916.

Urits, I., Hubble, A., Peterson, E., Orhurhu, V., Ernst, C. A., Kaye, A. D., & Viswanath, O. (2019). An update on cognitive therapy for the management of chronic pain: A comprehensive review. *Current pain and headache reports, 23*(8), 57. https://doi.org/10.1007/s11916-019-0794-9.

Vadivelu, N., Mitra, S., Hines, R., Elia, M., & Rosenquist, R. W. (2012). Acute pain in undergraduate medical education: An unfinished chapter! *Pain practice: The official Journal of World Institute of Pain, 12*(8), 663–671. https://doi.org/10.1111/j.1533-2500.2012.00580.x.

Van Oosterwijck, J., Meeus, M., Paul, L., De Schryver, M., Pascal, A., Lambrecht, L., & Nijs, J. (2013). Pain physiology education improves health status and endogenous pain inhibition in fibromyalgia: A double-blind randomized controlled trial. *The clinical Journal of pain, 29*(10), 873–882. https://doi.org/10.1097/AJP.0b013e31827c7a7d.

van Tulder, M., Becker, A., Bekkering, T., Breen, A., del Real, M. T., Hutchinson, A., Koes, B., Laerum, E., Malmivaara, A., & COST B13 Working Group on Guidelines for the Management of Acute Low Back Pain in Primary Care (2006). Chapter 3. European guidelines for the management of acute nonspecific low back pain in primary care. *European spine Journal: Official publication of the European Spine Society, the European Spinal Deformity Society, and the European Section of the Cervical Spine Research Society, 15 Suppl 2*(Suppl 2), S169–S191. https://doi.org/10.1007/s00586-006-1071-2.

Veehof, M. M., Trompetter, H. R., Bohlmeijer, E. T., & Schreurs, K. M. (2016). Acceptance- and mindfulness-based interventions for the treatment of chronic pain: A meta-analytic review. *Cognitive behaviour therapy, 45*(1), 5–31. https://doi.org/10.1080/16506073.2015.1098724.

Velly, A. M., Look, J. O., Carlson, C., Lenton, P. A., Kang, W., Holcroft, C. A., & Fricton, J. R. (2011). The effect of catastrophizing and depression on chronic pain–a prospective cohort study of temporomandibular muscle and joint pain disorders. *Pain, 152*(10), 2377–2383. https://doi.org/10.1016/j.pain.2011.07.004.

Verbrugghe, J., Agten, A., Stevens, S., Hansen, D., Demoulin, C., O Eijnde, B., Vandenabeele, F., & Timmermans, A. (2019). Exercise intensity matters in chronic nonspecific low back pain rehabilitation. *Medicine and science in sports and exercise, 51*(12), 2434–2442. https://doi.org/10.1249/MSS.0000000000002078.

Verghese, A., & Horwitz, R. I. (2009). In praise of the physical examination. *BMJ (Clinical research ed.), 339*, b5448. https://doi.org/10.1136/bmj.b5448.

Vincent, H. K., George, S. Z., Seay, A. N., Vincent, K. R., & Hurley, R. W. (2014). Resistance exercise, disability, and pain catastrophizing in obese adults with back pain. *Medicine and science in sports and exercise, 46*(9), 1693–1701. https://doi.org/10.1249/MSS.0000000000000294.

Vlaeyen, J. W., Haazen, I. W., Schuerman, J. A., Kole-Snijders, A. M., & van Eek, H. (1995). Behavioural rehabilitation of chronic low back pain: Comparison of an operant treatment, an operant-cognitive treatment and an operant-respondent treatment. *The British Journal of clinical psychology, 34*(1), 95–118. https://doi.org/10.1111/j.2044-8260.1995.tb01443.x.

Vlaeyen, J. W. S., & Linton, S. J. (2000). Fear-avoidance and its consequences in chronic musculoskeletal pain: A state of the art. *Pain, 85*(3), 317–332. https://doi.org/10.1016/S0304-3959(99)00242-0.

Vowles, K. E., Sowden, G., & Ashworth, J. (2014). A comprehensive examination of the model underlying acceptance and commitment therapy for chronic pain. *Behavior therapy, 45*(3), 390–401. https://doi.org/10.1016/j.beth.2013.12.009.

Walker, H. K., Hall, W. D., & Hurst, J. W. (Hrsg.). (1990). *Clinical methods: The history, physical, and laboratory examinations* (3. Aufl.). Butterworths.

Wälti, P., Kool, J., & Luomajoki, H. (2015). Short-term effect on pain and function of neurophysiological education and sensorimotor retraining compared to usual physiotherapy in patients with chronic or recurrent non-specific low back pain, a pilot randomized controlled trial. *BMC musculoskeletal disorders, 16,* 83. https://doi.org/10.1186/s12891-015-0533-2.

Wand, B. M., & O'Connell, N. E. (2008). Chronic non-specific low back pain—Sub-groups or a single mechanism? *BMC musculoskeletal disorders, 9,* 11. https://doi.org/10.1186/1471-2474-9-11.

Wand, B. M., O'Connell, N. E., Di Pietro, F., & Bulsara, M. (2011). Managing chronic non-specific low back pain with a sensorimotor retraining approach: Exploratory multiple-baseline study of 3 participants. *Physical therapy, 91*(4), 535–546. https://doi.org/10.2522/ptj.20100150.

Wand, B. M., Tulloch, V. M., George, P. J., Smith, A. J., Goucke, R., O'Connell, N. E., & Moseley, G. L. (2012). Seeing it helps: Movement-related back pain is reduced by visualization of the back during movement. *The clinical Journal of pain, 28*(7), 602–608. https://doi.org/10.1097/AJP.0b013e31823d480c.

Wassinger, C. A., Williams, D. A., Milosavljevic, S., & Hegedus, E. J. (2015). Clinical reliability and diagnostic accuracy of visual scapulohumeral movement evaluation in detecting patients with shoulder impairment. *International Journal of sports physical therapy, 10*(4), 456–463.

Watson, J. A., Ryan, C. G., Cooper, L., Ellington, D., Whittle, R., Lavender, M., Dixon, J., Atkinson, G., Cooper, K., & Martin, D. J. (2019). Pain Neuroscience education for adults with chronic musculoskeletal pain: A mixed-methods systematic review and meta-analysis. *The Journal of pain, 20*(10), 1140.e1–1140.e22. https://doi.org/10.1016/j.jpain.2019.02.011.

Wertli, M. M., Rasmussen-Barr, E., Weiser, S., Bachmann, L. M., & Brunner, F. (2014). The role of fear avoidance beliefs as a prognostic factor for outcome in patients with nonspecific low back pain: A systematic review. *The spine Journal: Official Journal of the North American Spine Society, 14*(5), 816–36.e4. https://doi.org/10.1016/j.spinee.2013.09.036.

Westcott, W. L. (2012). Resistance training is medicine: Effects of strength training on health. *Current sports medicine reports, 11*(4), 209–216. https://doi.org/10.1249/JSR.0b013e-31825dabb8.

Wetherell, J. L., Afari, N., Rutledge, T., Sorrell, J. T., Stoddard, J. A., Petkus, A. J., Solomon, B. C., Lehman, D. H., Liu, L., Lang, A. J., & Atkinson, H. J. (2011). A randomized, controlled trial of acceptance and commitment therapy and cognitive-behavioral therapy for chronic pain. *Pain, 152*(9), 2098–2107. https://doi.org/10.1016/j.pain.2011.05.016.

Wewege, M. A., Booth, J., & Parmenter, B. J. (2018). Aerobic vs. resistance exercise for chronic non-specific low back pain: A systematic review and meta-analysis. *Journal of back and musculoskeletal rehabilitation, 31*(5), 889–899. https://doi.org/10.3233/BMR-170920.

Whale, K., & Gooberman-Hill, R. (2022). The importance of sleep for people with chronic pain: Current insights and evidence. *JBMR plus, 6*(7), e10658. https://doi.org/10.1002/jbm4.10658.

Wielgosz, J., Kral, T. R. A., Perlman, D. M., Mumford, J. A., Wager, T. D., Lutz, A., & Davidson, R. J. (2022). Neural signatures of pain modulation in short-term and long-term mindfulness training: A randomized active-control trial. *The American Journal of psychiatry, 179*(10), 758–767. https://doi.org/10.1176/appi.ajp.21020145.

Wood, L., & Hendrick, P. A. (2019). A systematic review and meta-analysis of pain neuroscience education for chronic low back pain: Short-and long-term outcomes of pain and disability. *European Journal of pain (London, England), 23*(2), 234–249. https://doi.org/10.1002/ejp.1314.

Yang, S., & Chang, M. C. (2019). Chronic pain: Structural and functional changes in brain structures and associated negative affective states. *International Journal of molecular sciences, 20*(13), 3130. https://doi.org/10.3390/ijms20133130.

Zeidan, F., Martucci, K. T., Kraft, R. A., Gordon, N. S., McHaffie, J. G., & Coghill, R. C. (2011). Brain mechanisms supporting the modulation of pain by mindfulness meditation. *The Journal of neuroscience: The official Journal of the Society for Neuroscience, 31*(14), 5540–5548. https://doi.org/10.1523/JNEUROSCI.5791-10.2011.

Zheng, Y. N., Zheng, Y. L., Wang, X. Q., & Chen, P. J. (2024). Role of exercise on inflammation cytokines of neuropathic pain in animal models. *Molecular neurobiology.* https://doi. org/10.1007/s12035-024-04214-4.Advanceonlinepublication.doi:10.1007/s12035-024-04214-4.

Zimney, K., Van Bogaert, W., & Louw, A. (2023). The biology of chronic pain and its implications for pain neuroscience education: State of the art. *Journal of clinical medicine, 12*(13), 4199. https://doi.org/10.3390/jcm12134199.

Zou, J., & Hao, S. (2024). Exercise-induced neuroplasticity: A new perspective on rehabilitation for chronic low back pain. *Frontiers in molecular neuroscience, 17,* 1407445. https://doi. org/10.3389/fnmol.2024.1407445.

# Übungsplanung in der Schmerztherapie

6

**Zusammenfassung**

Bewegung und Training spielen bei der Therapie von akuten und chronischen Schmerzen eine zentrale Rolle. Es wurden unterschiedliche effektive Bewegungs- und Trainingsformen entwickelt, die sich für die Linderung von Schmerzen bewährt haben. Die Ziele sind hierbei einerseits die Schmerzlinderung und andererseits die Funktionswiederherstellung der beeinträchtigten Körperbereiche. Schmerzhafte oder problematische Bewegungen können jedoch auch unabhängig von einer spezifischen Trainingsform modifiziert und durch Pro- und Regression an den Zustand des Patienten angepasst werden. Somit lassen sich auf den Patienten zugeschnittene progressive Bewegungsmuster und individualisierte Übungspläne aufstellen, welche die Aktivität stufenweise erhöhen und eine Vermeidung und übermäßige Schonung verhindern.

Die Implementierung von Bewegung als zentraler Pfeiler in der multidimensionalen Schmerztherapie hat sich in den letzten Jahrzehnten als essentiell erwiesen (Sullivan et al., 2012; Geneen et al., 2017; Mittinty et al., 2018; Cashin et al., 2022; Kechichian et al., 2022). Spezifische Bewegungen jedoch wiederherzustellen kann besonders in der chronischen Schmerztherapie herausfordernd sein, da sie aufgrund von psycho-sozialen und neuroplastischen Treibern nicht zwangsweise den Gesetzmäßigkeiten der klassischen Trainingslehre folgen. Patienten haben bereits oft über Monate und Jahre Bewegungsmuster verändert, die es erneut aufzuarbeiten gilt.

## 6.1    Ein progressiver Ansatz

Schmerzbedingte Bewegungsveränderungen erfolgen nicht immer bewusst. Schmerzen dienen als Schutzmechanismus, der Bewegungsänderungen hervorrufen kann. Diese Veränderungen können initial angemessen sein, aber wenn sie beibehalten werden, können sie die Genesung beeinträchtigen, Behinderungen verlängern und die Lebensqualität mindern. Schmerz beeinflusst die Bewegung und kann sowohl vor- als auch nachteilhafte Veränderungen hervorrufen, die individuell unterschiedlich sind und bei der Beurteilung und Planung der Rehabilitation berücksichtigt werden müssen (Butera et al., 2016). Es kann unterschiedliche Gründe geben, wieso der Körper Bewegungen schmerzinduziert verändert. Einerseits ist der Beibehalt *normaler* Bewegungsmuster, beispielsweise nach einer Kniedistorsion, suboptimal für die Regeneration der verletzten Strukturen, andererseits besteht die Gefahr von potenziell erneut schädigenden Bewegungen, weshalb alte Bewegungsmuster, die zu Schmerzen führten, vermieden werden (Merkle et al., 2020).

In der Schmerztherapie lassen sich drei Copingstrategien identifizieren, wenn Patienten mit schmerzhaften Bewegungen konfrontiert werden.

1. Akzeptanz
2. Modifikation
3. Elimination

Die Akzeptanzstrategie basiert auf dem Konzept der Schmerztoleranz und -resistenz und involviert die bewusste Fortsetzung der Bewegung trotz Schmerzen. Dieser Ansatz zielt darauf ab, maladaptive Verhaltensweisen zu durchbrechen, Sorgen zu minimieren und die Selbstwirksamkeit des Patienten zu steigern. Hierfür ist ein Ausschluss von Red Flags, eine adäquate Edukation und Überzeugung des Patienten und systematische Erfassung von potenziellen Reaktionen sinnvoll.

Die Modifikationsstrategie kann als eine sanfte Vermeidung umschrieben werden. Sie umfasst die gezielte Anpassung spezifischer Bewegungsparameter, um die Schmerzintensität zu reduzieren, ohne die Bewegung vollständig zu eliminieren. Diese Strategie steht im Einklang mit dem Prinzip der graduellen Exposition und fördert die neuroplastische Reorganisation schmerzassoziierter kortikaler Netzwerke. Die Modifikationsstrategie wird im weiteren Verlauf des Kapitels vertieft.

Die Eliminationsstrategie repräsentiert eine Form der starken Vermeidung und impliziert den vollständigen Ausschluss schmerzhafter Bewegungsmuster. Während diese Strategie kurzfristig zur Schmerzreduktion führen kann und bei akuten Verletzungen temporär sinnvoll und physiologisch ist, birgt sie bei chronischen Schmerzpatienten durch negative Verstärkung das Risiko der Förderung von Kinesiophobie und muskuloskelettaler Dekonditionierung.

Die Auswahl der adäquaten Strategie sollte auf einer multifaktoriellen Evaluation basieren, die sowohl biomechanische als auch psycho-soziale Faktoren berücksichtigt. Hierbei spielen die Schmerzintensität, die funktionelle Relevanz der

Bewegung sowie die individuellen Coping-Ressourcen des Patienten eine zentrale Rolle.

## 6.1.1 Bewegungsmodifikation

Die Frage, die sich Therapeuten und Patienten gleichermaßen stellen, ist die nach der adäquaten Art und Weise der Bewegungsausführung und deren patientenspezifischer Anpassung. In diesem Kapitel liegt ein besonderes Augenmerk auf der systematischen Modifikation von Bewegungsparametern. Ziel ist es, ein fundiertes Verständnis für die Konzeption und Implementierung individualisierter Bewegungspläne in der Schmerztherapie zu vermitteln und die Eliminationsstrategie möglichst zu verhindern (Vlaeyen & Linton, 2012).

Die moderne Auffassung über die Notwendigkeit einer Bewegungsmodifikation basiert auf dem Erhalt und der Verbesserung funktioneller Kapazitäten. Diese Sicht impliziert, dass die Belastung zwar an die individuelle Belastbarkeit des Patienten adaptiert werden muss, dies jedoch nicht zwangsläufig die vollständige Elimination potenziell schmerzhafter Bewegungsmuster erfordert. Vielmehr wird ein gradueller Ansatz empfohlen, bei dem der Patient ermutigt wird, innerhalb seiner aktuellen Fähigkeiten zu handeln, gleichzeitig aber auch an der Erweiterung seiner Grenzen zu arbeiten und systematisch jene Bereiche zu verbessern, die momentan noch Schwierigkeiten bereiten. Die Belastungsmodifikation folgt dem Grundsatz *So viel wie nötig, so wenig wie möglich*. Dies basiert auf der Erkenntnis, dass eine exzessive Reduktion von Bewegungsumfang und -intensität zu einer Reduktion der körperlichen Kapazitäten führt. Spezifisch manifestiert sich dies in einer Verminderung der Belastbarkeit und der grundmotorischen Fähigkeiten. Diese Entwicklung resultiert in einer verlängerten und erschwerten Rehabilitationsphase, da neue Belastungsreize behutsamer implementiert werden müssen, um ein Gleichgewicht zwischen akuten neuen Belastungen und der abgebauten Belastbarkeit zu gewährleisten. Eine zu schnelle Zustandsänderung könnte sonst zu Rückfällen und Überlastungen führen. Erinnerung an Avicennas Theorien: Er widersprach Galen und sah die Ursache von Schmerzen nicht in einem Gewebeschaden, sondern in dessen Zustandsänderung. Findet eine Zustandsänderung rasch statt, entstünden Schmerzen, finde sie langsam statt, adaptiert der Körper und Schmerzen würden nicht entstehen. Diese Theorie besagt, dass eine rapide Zustandsänderung des Gewebes das Risiko für Schmerzen erhöht, während eine graduelle Veränderung eine Adaptation des Körpers ermöglicht und somit keine Schmerzen induziert. Diese Überlegungen können als frühe Konzeptualisierung des Prinzips des progressiven Overloads interpretiert werden. Dieser Ansatz zielt darauf ab, die Belastungstoleranz des Patienten sukzessive zu steigern, ohne dabei übermäßigen Stress auf das neuromuskuläre System auszuüben. Dies sollte insbesondere bei Patienten mit chronisch reduzierter Belastbarkeit berücksichtigt werden.

Auf der Mikroebene fokussiert sich die Übungsplanung auf die spezifischen Anpassungsmöglichkeiten individuell problematischer Bewegungen. Ein zentrales

Prinzip hierbei ist einerseits der Erhalt von Funktionen und Aktivitäten. Diese
Strategie dient nicht nur dem Erhalt der mechanisch-physischen Gewebebelastbarkeit, sondern erfüllt auch eine wichtige psychologische Funktion: Sie verhindert
die Entwicklung kognitiver Abwärtsspiralen, minimiert Vermeidungsverhalten
und reduziert das Risiko einer fortschreitenden Kinesiophobie (Nijs et al., 2015).
Neben dem Erhaltungstraining ist andererseits die Verbesserung der bereits vorhandenen Fähigkeiten des Patienten ein Ziel der Bewegungstherapie. Um diesen
Ansatz effektiv zu implementieren, ist eine detaillierte und systematische Untersuchung des Patienten unerlässlich. Ziel dieser Untersuchung ist die präzise Definition der individuellen Komfort- und Diskomfortzonen (Abb. 6.1). Diese können sich in verschiedenen Parametern manifestieren, die zu Schmerzen führen,
wie beispielsweise einer spezifischen Dauer beim Joggen, einem bestimmten Gewicht beim Bankdrücken oder einem konkreten Winkel bei Schulterbewegungen.
Die Analyse dieser Zonen ist von hoher Bedeutung, um eine inadäquate und vollständige Vermeidung bestimmter Bewegungsmuster zu verhindern.

Neben dem Erhalt der nicht-schmerzhaften, bzw. tolerablen und nicht schmerz-
exazerbierenden Bewegungsmustern, sollte versucht werden, die Diskomfortzone systematisch zu verringern. Die graduelle Erweiterung der Komfortzone
bei gleichzeitiger Reduktion der Diskomfortzone erfordert eine systematische
Progression im Übungsplan. Obwohl es in der Praxis der chronischen Schmerztherapie keine universell anwendbare Formel für diese Progression gibt, existieren diverse Modifikationsparameter, die individuell angepasst und sukzessive aus-
gebaut werden können.

Für eine Bewegung lassen sich folgende Modifikationsparameter identifizieren:

1. Last/Gewicht
2. Range of Motion (ROM)
3. Unterstützungsfläche
4. Geschlossene/offene Kette
5. Geschwindigkeit
6. Reaktivität/Perturbation

Bereits marginale Modifikationen einer Bewegung können oft zu einer signifikanten Reduktion der Schmerzwahrnehmung führen. Bei der Reduktion von
Parametern wie Last oder ROM gilt wiederum das Prinzip *So viel wie nötig, so
wenig wie möglich*, um eine Dekonditionierung zu vermeiden.

Für ein Training, das mehrere Bewegungen oder Übungen umfasst, können folgende übergeordnete Parameter modifiziert werden:

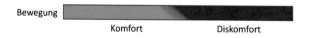

**Abb. 6.1**  Komfort- und Diskomfortzone, eigene Anfertigung

1. Anzahl der Sätze
2. Anzahl der Wiederholungen
3. Anzahl der Übungen
4. Pausendauer zwischen den Sätzen/Übungen
5. Häufigkeit des Trainings pro Woche

In der praktischen Anwendung ist es empfehlenswert zunächst zu evaluieren, ob minimale Anpassungen, wie eine Verlängerung der Pausen zwischen den Sätzen oder eine moderate Reduktion der Wiederholungszahl, bereits einen signifikanten und für den Patienten zufriedenstellendem Einfluss auf die Schmerzwahrnehmung haben kann. Sollte dies der Fall sein, kann häufig auf eine vollständige Elimination schmerzhafter Übungen verzichtet werden – eine Praxis, die in der Vergangenheit oft vorschnell angewandt wurde.

Abschließend lässt sich zusammenfassen, dass einerseits der Erhalt der Komfortzone und andererseits ihre Erweiterung bzw. die Reduktion der Diskomfortzone in der Bewegungstherapie angestrebt werden sollten. Die erfolgreiche Implementation einer individualisierten und progressiven Bewegungstherapie bei Schmerzpatienten erfordern ein hohes Maß an Expertise und Fingerspitzengefühl. Die kontinuierliche Re-Evaluation und Anpassung der Trainingsparameter unter Berücksichtigung sowohl physischer als auch psychologischer Faktoren bildet die Basis für einen nachhaltigen therapeutischen Erfolg. Durch die gezielte Anwendung der diskutierten Modifikationsstrategien kann eine optimale Balance zwischen Belastung und Regeneration erreicht werden, die letztendlich zu einer Steigerung der Belastbarkeit, einer Reduktion von Schmerzwahrnehmung und Vermeidungsstrategien und einer Verbesserung der Lebensqualität des Patienten führen kann.

## 6.1.2 Sind Schmerzen bei Übungen erlaubt?

Bei der Erstellung von Trainingsempfehlungen im Rahmen der Physiotherapie und Rehabilitation stellt sich häufig die Frage, ob Schmerzen während der Übungen akzeptabel sind. Diese Fragestellung erfordert eine differenzierte Betrachtung, die einerseits wissenschaftliche Erkenntnisse und andererseits individuelle Patientenfaktoren berücksichtigt.

Zunächst ist es wichtig festzuhalten, dass ein Training völlig ohne Schmerzen in vielen Fällen nicht möglich ist, insbesondere bei Patienten mit chronischen Schmerzzuständen, die einen durchgängigen Ruheschmerz aufweisen. Zudem ist logischerweise eine höhere Trainingsdosis möglich, wenn die Belastungsprogression nicht nur bei Schmerzfreiheit erfolgt. Ein weiterer wesentlicher Vorteil des Trainings mit kontrollierten Schmerzen liegt in der Desensibilisierung und Neubewertung von Schmerzwahrnehmungen. Patienten assoziieren Schmerz häufig automatisch mit Schaden/Verletzung oder der Gefahr einer solchen, was zu Angst und Vermeidungsverhalten führen kann. Durch eine gezielte Aufklärung mittels Pain Neuroscience Education (PNE) kann der Therapeut verdeutlichen, dass Schmerz auch ohne akute Gewebeschäden durch neurobiologische Prozesse entstehen kann und nicht zwangsläufig ein Zeichen der Verletzungsgefahr ist. Diese Edukation ist entscheidend, um das Verständnis des Patienten für seinen Schmerz zu verbessern und eine aktive Teilnahme am Rehabilitationsprozess zu fördern. Paradoxerweise nehmen viele Therapeuten trotzdem eine schmerzvermeidende Haltung ein, indem sie bei Schmerzäußerungen des Patienten die Übungen modifizieren oder abbrechen. Diese Praxis steht jedoch im Widerspruch zu neueren Erkenntnissen der Schmerzforschung und kann kontraproduktiv für den Heilungsprozess sein.

Das kontrollierte Training in den Schmerz hinein kann dazu beitragen, die Assoziation *Schmerz = Schaden* aufzulösen und die Vermeidung vermeintlich gefährlicher Bewegungen zu reduzieren (Nijs et al., 2015). Dieser Ansatz basiert auf dem Konzept der Graded Exposure (GE), bei dem Patienten schrittweise an gefürchtete Bewegungen herangeführt werden. Dadurch können sie lernen, dass diese Bewegungen trotz kurzfristiger Schmerzverstärkung langfristig sicher und sogar heilsam sein können. Mehrere Studien untermauern die Effektivität schmerzhafter Übungen im Rehabilitationsprozess. Smith und Kollegen (2017) zeigten, dass schmerzhafte Übungen im Vergleich zu schmerzfreien Übungen kurzfristig eine größere Schmerzlinderung bewirken können. Dies mag zunächst konträr erscheinen, lässt sich aber durch verschiedene neurobiologische Mechanismen (s. u.) erklären. Besonders interessant ist die Beobachtung, dass selbst eine kurzfristige Symptomverschlechterung durch intensives Training langfristig zu einer größeren Schmerzreduktion von ca. 25 % führen kann im Vergleich zu einem nicht schmerzhaften Training (Sandal et al., 2016). Dies unterstreicht die Notwendigkeit, den Patienten auf mögliche vorübergehende Schmerzverstärkungen vorzubereiten und die langfristigen Vorteile zu betonen.

Ein neurobiologischer Erklärungsansatz für die schmerzlindernde Wirkung schmerzhafter Übungen liegt in der Aktivierung des absteigenden inhibierenden Systems, bekannt als Conditioned Pain Modulation (CPM) (Smith et al., 2019). Dieses System basiert auf dem Konzept der Diffuse Noxious Inhibitory Control (DNIC), welches eine Schmerzhemmung durch konkurrierende Schmerzreize erklärt (Yarnitsky, 2010). Bei der CPM führt ein schmerzhafter Stimulus zur Aktivierung absteigender schmerzhemmender Bahnen im zentralen Nervensystem, was die Schmerzwahrnehmung in anderen Körperregionen reduzieren kann. Dieser Mechanismus könnte erklären, warum schmerzhafte Übungen paradoxerweise zu einer Gesamtreduktion der Schmerzwahrnehmung führen können. Darüber hinaus können Übungen im Schmerzbereich zu einem verbesserten Schmerzmanagement führen. Sie schulen die Schmerzakzeptanz, ein Konzept aus der Akzeptanz- und Commitment-Therapie (ACT), das sich als wirksam in der Behandlung chronischer Schmerzen erwiesen hat. Durch die kontrollierte Konfrontation mit Schmerz lernen Patienten, dass sie trotz Schmerzen funktionieren und ihre Lebensqualität verbessern können. Dies kann dazu beitragen das oft tief verwurzelte Vermeidungsverhalten aufzubrechen und die Selbstwirksamkeitserwartung des Patienten zu steigern (Smith et al., 2019). Das Training mit kontrollierten Schmerzen kann diese Überzeugung stärken, indem es den Patienten direkte Erfolgserlebnisse vermittelt.

Trotz dieser ermutigenden Erkenntnisse stellt sich die Frage nach der tolerierbaren Schmerzintensität. Einige wissenschaftliche Empfehlungen orientieren sich an der numerischen Skala der NRPS und betrachten Werte von 3–5 als akzeptabel (Ageberg et al., 2010; Sandal et al., 2016), während höhere Werte vermieden werden sollten. Es ist jedoch wichtig zu beachten, dass diese Zahlen individuell interpretiert und nicht als starre Grenzwerte verstanden werden sollten. Die subjektive Wahrnehmung und Bedeutung eines Schmerzwertes kann von Patient zu Patient stark variieren und wird von verschiedenen Faktoren beeinflusst, wie z. B. früheren Schmerzerfahrungen, kulturellem Hintergrund, Erwartungen und psycho-sozialen Faktoren. Daher ist es entscheidend, nicht nur auf die numerische Schmerzangabe zu achten, sondern auch die non-verbale Kommunikation des Patienten zu berücksichtigen. Die Mimik, Körperhaltung und die Art der Schmerzäußerung können wertvolle Hinweise auf die tatsächliche Belastung des Patienten geben. Ergänzende Fragen zur Tolerierbarkeit des Schmerzes und zur subjektiven Einschätzung der Gefährlichkeit können zusätzliche Informationen liefern. Ein Patient könnte beispielsweise einen Schmerzwert von 3 als beunruhigend empfinden und Angst vor Verschlimmerung zeigen, während ein anderer einen Wert von 6 als normal und ungefährlich einstuft. Diese individuelle Variabilität unterstreicht die Notwendigkeit einer personalisierten Herangehensweise in der Schmerztherapie. Der Therapeut sollte eine vertrauensvolle Beziehung zum Patienten aufbauen, um offen über Schmerzerfahrungen und -erwartungen sprechen zu können. Situative Rücksprachen während des Trainings ermöglichen es, die Schmerztoleranz des Patienten kontinuierlich zu evaluieren und die Übungsintensität entsprechend anzupassen.

Zudem ist es wichtig, zwischen verschiedenen Schmerzqualitäten zu unterscheiden. Während ein dumpfer Muskelschmerz oder ein leichtes Ziehen in den Gelenken oft unbedenklich sind, sollten scharfe, stechende oder ausstrahlende Schmerzen genauer untersucht werden. Der Therapeut muss hier eine sorgfältige Differentialdiagnostik durchführen, um potenzielle Kontraindikationen für schmerzhafte Übungen auszuschließen.

Ein weiterer wichtiger Aspekt ist die zeitliche Dynamik des Schmerzes. Es sollte beobachtet werden, wie sich der Schmerz während und nach der Übung entwickelt. Ein Schmerz, der während der Übung auftritt, aber schnell wieder abklingt, ist oft weniger bedenklich als ein Schmerz, der über Stunden oder Tage anhält. Die Verwendung von Schmerztagebüchern kann hierbei hilfreich sein, um Muster zu erkennen und die Trainingsplanung anzupassen.

Ein Aktionsplan für das Schmerzmonitoring (Abb. 6.2) könnte – je nach Patient und individuellen Faktoren – wie folgt aussehen:

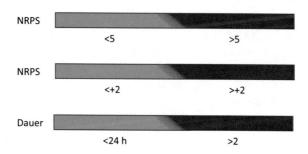

**Abb. 6.2**  Schmerzmonitoring, eigene Anfertigung. Aktionsplan für 1. Schmerzintensität, 2. -zunahme und 3. -dauer

Weitermachen, wenn:

- Schmerzen erträglich sind (Beispiel: kleiner/gleich NRPS 5)
- Schmerzen während oder nach der Aktivität konstant sind oder bis zu zwei Punkten zunehmen
- Neue Symptome oder Schmerzzunahmen noch vor 24 h abklingen

Anpassen, wenn: ●

- Schmerzen zu stark sind (Beispiel mehr als NRPS 5)
- Schmerzen um mehr als 2 Punkte auf der NRPS zunehmen
- Diese mehr als 24 h anhalten
- Neue Symptome auftreten wie Entzündungszeichen oder starke Reduktion der ROM oder Kraft

Zusammenfassend lässt sich sagen, dass Schmerz im Training nicht per se vermieden werden muss und sogar positive Effekte haben kann. Die Dosierung sollte jedoch individuell angepasst werden, wobei die menschliche Interaktion und Kommunikation mit dem Patienten von entscheidender Bedeutung sind. Ein gut geschulter Therapeut kann Schmerz als Werkzeug nutzen, um die Rehabilitation zu optimieren und dem Patienten zu einem verbesserten Schmerzmanagement zu verhelfen. Letztendlich sollte das Ziel sein, den Patienten zu befähigen, eigenverantwortlich mit seinem Schmerz umzugehen und trotz gelegentlicher Schmerzen ein aktives und erfülltes Leben zu führen. Dies erfordert eine kontinuierliche Edukation, Ermutigung und Unterstützung durch den Therapeuten, sowie die Bereitschaft des Patienten, alte Denkmuster zu hinterfragen und neue Erfahrungen zuzulassen.

## 6.2 Spezifische Übungsempfehlungen

In diesem Kapitel werden verschiedene Beispiele bewegungsinduzierter Schmerz-problematiken dargestellt, anhand derer eine hypothetische Übungsplanung und -anpassung erfolgt. Bei allen vorgestellten Fällen liegt kein Trauma vor und klinisch sind Ausstrahlungen, neurologische Auffälligkeiten sowie andere Red Flags ausgeschlossen. Der Fokus liegt ausschließlich auf bewegungsspezifischen Schmerzangaben.

Für jedes Beispiel werden beide Domänen der Bewegungsmodifikation erläutert:

1. Aktivitätserhalt: Hier wird aufgezeigt, wie in dem konkreten Fall eine Anpassung der Aktivität innerhalb der Komfortzone erfolgen kann, um Bewegung weiterhin zu ermöglichen. Dies beinhaltet auch das Training peripherer, nicht schmerzhafter Muskelgruppen.

2. Ausbau von Bewegungskapazitäten: Dieser Aspekt umfasst das graduierte Herantasten an die Diskomfortzone durch gezielte Progressionen, wobei die schmerzhafte Region direkt adressiert wird. Durch Bewegungsanpassung können vom Gehirn erlernte bzw. als Bedrohung und somit schmerzhaft eingestufte Bewegungen umgangen und verlernt werden.

In den folgenden Fallbeispielen wird bewusst auf die Einbeziehung struktureller Informationen und spezifischer Pathologien verzichtet. Diese Herangehensweise basiert auf der Berücksichtigung von noziplastischen Mechanismen. Bei noziplastischen Schmerzpatienten hat sich gezeigt, dass funktionsbezogene Interventionsstrategien oft effektiver sind als strukturbezogene Ansätze. Der Fokus liegt auf einer Analyse der individuellen Patientensituation, einschließlich einer sorgfältigen Evaluation von Komfort- und Diskomfortzonen. Basierend auf diesen Erkenntnissen werden gemeinsam mit dem Patienten realistische Ziele formuliert. Die Interventionen konzentrieren sich auf die Modifikation von Bewegungsmustern und deren gradueller Steigerung, wobei stets die individuelle Belastbarkeit und Schmerztoleranz berücksichtigt werden. Es sei betont, dass alternative Interventionsmöglichkeiten – wie Bewegungsmuster in entgegengesetzte Richtungen der problematischen Bewegung, Dehnübungen oder weitere Bewegungsmaßnahmen – keineswegs als weniger bedeutsam oder relevant erachtet werden sollen. Der Schwerpunkt dieses Kapitels und der darin enthaltenen Übungsbeispiele liegt vielmehr auf der Bewegungsanbahnung in Richtung der spezifischen problematischen Bewegung des Patienten.

### 6.2.1 Chronische untere Rückenschmerzen

**Beispiel 1**

Ein Patient berichtet von seit einem Jahr bestehenden Schmerzen im unteren Lendenbereich, die zentral beim Bücken und Heben auftreten. Die Beschwerden begannen mit einem klassischen Hexenschuss. Der Patient versucht nun vermehrt aus den Beinen zu heben, um den Rücken zu entlasten. Dennoch persistieren die Schmerzen bei stärkerer Rückenbeanspruchung, wie beim normalen Bücken, beim Heben leichter Gegenstände oder beim Kreuzheben, selbst mit neutraler Lendenwirbelsäulenposition ohne Krümmung. ◄

**Problematische Bewegung:** Rumpf-/LWS-Flexion aus dem Stand

**Schmerzangaben:**

- Kreuzheben: Schmerzhaft ab 50 kg und einer Tiefe von ca. 80° Hüftflexion, NRPS 6 (Abb. 6.3)
- Gewichtfreies Bücken: Schmerzhaft (NRPS 4) ab einem Fingerbodenabstand von 60 cm (Abb. 6.4)

**Übungsempfehlungen:**

1. LWS-Flexionsprogression aus alternativen schmerzärmeren Positionen:
   - Indirekte Flexionsanbahnung (Abb. 6.5–6.7):
   - Flexionsanbahnung aus dem Vierfüßlerstand (Vfstnd) (s. Abb. 6.8–6.10):
   - Direkte Flexionsanbahnung Vorbeuge mit rundem Rücken (Abb. 6.11–6.13):
   - Assistierte Widerlagerübungen (s. Abb. 6.14–6.17):

**Abb. 6.3**  schmerzhaftes
Kreuzheben

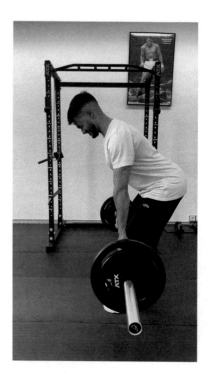

**Abb. 6.4**   schmerzhaftes
Bücken

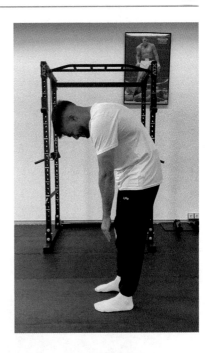

**Abb. 6.5**   Knie zur Brust
bilateral. Weiterlaufende
LWS-Flexion über maximale
Hüft-Flexion mit Nachdruck
über ein Handtuch

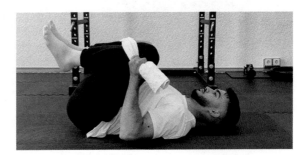

**Abb. 6.6**   Knie zur Brust
unilateral. Regression zu 6.5,
weniger weiterlaufende LWS-
Flexion durch kontralaterale
Hüftstreckung

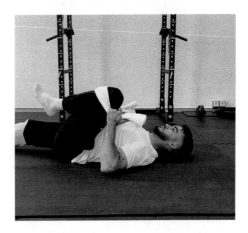

**Abb. 6.7**  Knie zur Brust
bilateral mit Kopferhöhung.
Progression zu 6.5. Mehr
Flexions-Voreinstellung
von kranial und mehr
weiterlaufende LWS-Flexion

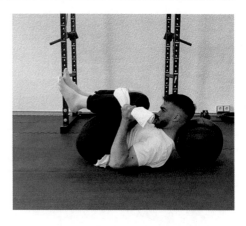

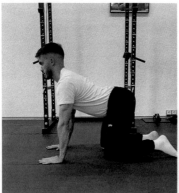
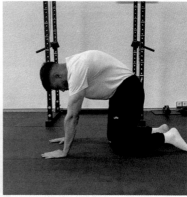

**Abb. 6.8**  LWS-Flexion aus Vfstnd. Näher an der problematischen Bewegungen als eine Flexion
aus der Rückenlage

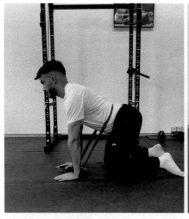
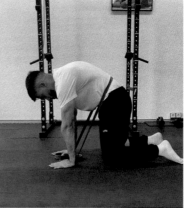

**Abb. 6.9**  LWS-Flexion aus Vfstnd mit Band. Progression der Intensität im Vgl. zu 6.8

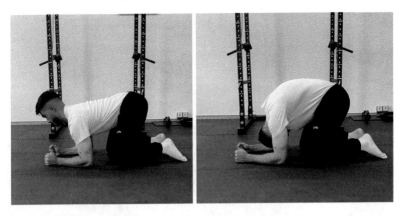

**Abb. 6.10** LWS-Flexion aus Vfstnd mit Ellenbogenstütz. Progression der Kinematik im Vgl. zu 6.8. Durch den Ellenbogenstütz gibt es mehr Oberköpervorlage und mehr Hüft-Flexion und somit mehr tiefe LWS-Flexion

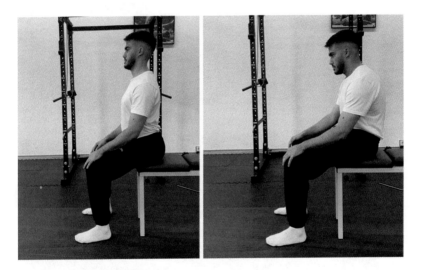

**Abb. 6.11** LWS-Flexion aus dem Sitz

2. Erhaltungstraining des Kreuzhebens:
   - Aufwärmsätze (unter 50 kg) mit voller Bewegungsamplitude durchführen
   - 2–3 Trainingssätze (ab 50 kg, je nach individueller Belastbarkeit) mit angepasster Bewegungsamplitude bis ca. 70° Hüftflexion
   - Progression: Langsame Steigerung des Gewichts und/oder der Bewegungsamplitude über mehrere Wochen
   - Variation der Grifftechniken (z. B. Sumo-Stil, konventioneller Stil) zur Ermittlung der am besten tolerierten Form

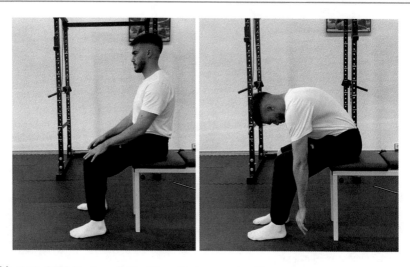

**Abb. 6.12**  LWS-Flexion mit Oberkörper-Vorlage aus dem Sitz

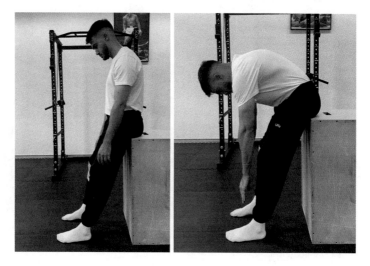

**Abb. 6.13**  LWS-Flexion aus assistiertem Stand

3. Jefferson Curls mit moderatem Gewicht:
    - Bewegungsausmaß bis zu einem Fingerbodenabstand von 50–70 cm (Abb. 6.18), abhängig von tolerierbaren Schmerzen und Reaktion in den Folgestunden
    - Beginn mit sehr leichtem Gewicht und schrittweiser Steigerung
    - Fokus auf kontrollierte Bewegungsausführung und bewusste Wahrnehmung der Rückenflexion

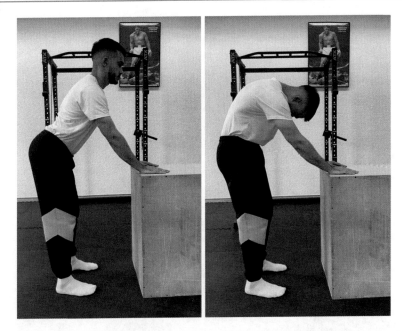

**Abb. 6.14** LWS-Flexion aus dem Stand mit Abstützen. Durch die Gewichtsabgabe durch die Hände kann dem Patienten Sicherheit vermittelt und Belastung reduziert werden. Zudem wird zunächst mit neutraler LWS die Oberkörper-Vorlage initiiert und später die LWS-Flexion hinzugefügt. Dies ist kognitiv betrachtet für den Patienten nicht die als schmerzhaft abgespeicherte Bückbewegung

- Alternative Regressionen: Veränderung der Hebel und Unterstützungsflächen (s. Abb. 6.19–6.22):
4. Belastbarkeitsaufbau umliegender Strukturen:
   - Hip Thrusts
   - Kniebeugen
   - Core-Übungen:
     - statische Halteübungen wie Planks in verschiedenen Variationen
     - Integration von kontrollierten Anti-Rotations-Übungen (z. B. Pallof Press)
     - Einführung dynamischer Bewegungen mit kleiner Amplitude (z. B. Dead Bugs, Bird Dogs)
     - Steigerung der Komplexität durch Kombination von Bewegungen und Erhöhung der Instabilität

Diese Übungen zielen darauf ab, die umliegenden Strukturen der Lendenwirbelsäule indirekt zu stärken und zu mobilisieren. Durch die kontrollierte Ausführung und graduale Steigerung wird eine Desensibilisierung des betroffenen Bereichs gefördert. Gleichzeitig wird die allgemeine Belastbarkeit des Bewegungsapparats verbessert, was langfristig zu einer Reduzierung der Rückenschmerzen beitragen

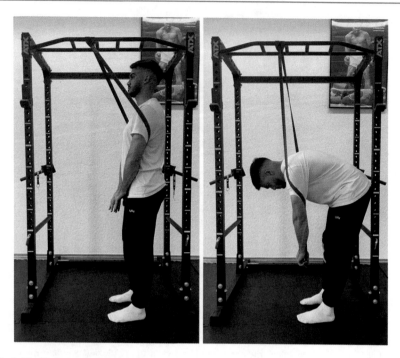

**Abb. 6.15** Entlastende Bückbewegung mit Band. Mit den Handflächen in ein ausreichend festes Band greifen, welches etwas Körpergewicht abnimmt. Dies ermöglicht eine entspanntere Position für den Patienten und womöglich weniger Schutzspannung der hinteren Muskelkette

kann. Es ist wichtig, die Übungen stets schmerzadaptiert durchzuführen und die Intensität sowie den Bewegungsumfang individuell an die Toleranz des Patienten anzupassen. Häufig ist nicht wichtig, was genau gemacht wird, sondern dass etwas gemacht wird und über Progressionen Momente der bewussten Verbesserung erzeugt werden.

## 6.2.2  Chronische hochzervikale Schmerzen

**Beispiel 2**

Eine Patientin leidet seit mehreren Monaten unter Schmerzen im oberen Halswirbelsäulenbereich. Sie hat Schwierigkeiten bei alltäglichen Rotationsbewegungen, wie zum Beispiel beim Schulterblick beim Autofahren. Als Kompensation dreht sie sich vermehrt aus dem Rumpf und versucht, die HWS zu entlasten und wenig zu rotieren. Aus Sorge um ihre Bandscheiben hat sie ihr Hobby, das Volleyballspielen, aufgegeben, da sie befürchtet, dass die vermehrt extendierte hochzervikale Haltung bei Sprüngen und die Landungen allgemein schädlich für die Bandscheiben sein könnten. Nach dem Volleyballspielen hatte sie kurzfristig immer verstärkte Beschwerden, insbesondere nach längeren Spielphasen.

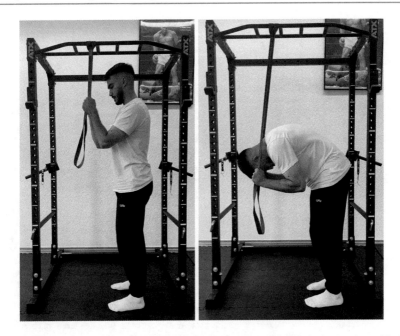

**Abb. 6.16** Bücken mit antagonistischem Widerstand. Durch die Arbeit der vorderen Muskelkette gegen das Band kann womöglich der Fokus von der schmerzhaften Arbeit der hinteren Muskelkette weggelenkt werden

Auch die Trainingshäufigkeit korrelierte mit der Intensität der Beschwerden am Wochenende. Um die Einnahme von Schmerzmitteln am Wochenende zu vermeiden, verzichtet sie nun vollständig auf das Volleyballspielen. ◄

**Problematische Bewegung:** HWS-Rotation

**Schmerzangaben:**

- Ruheschmerz: Dauerhaftes Verspannungsgefühl der gesamten HWS, NRPS 2 (Abb. 6.23)
- Rotation: Schmerzhaft ab 20° beidseits, NRPS 8 (Abb. 6.24)
- Nach Volleyball: Erhöhtes Verspannungsgefühl für 2–3 h (NRPS 5)

**Übungsempfehlungen:**

1. Beibehalt/Wiederaufnahme des Volleyballtrainings
   - Aufklärung über das Schmerzmonitoring und der Nützlichkeit sportlicher Betätigung/Partizipation
   - Gradueller Wiedereinstieg: Zunächst 1–2 mal wöchentlich Volleyballtraining im Komfortbereich für 4–6 Wochen, danach schrittweiser Ausbau möglich
   - Einführung eines Aufwärmprogramms mit Fokus auf HWS-Mobilisation und -Stabilisation vor dem Training

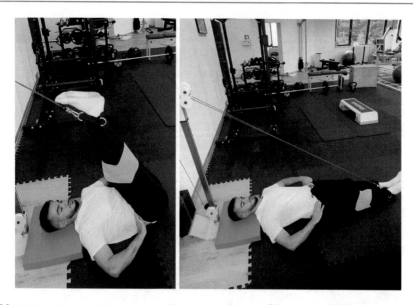

**Abb. 6.17**  Indirekte LWS-Flexion am Seilzug. Durch diese Übung kann die LWS indirekt trainiert werden. Durch die Hüftflexion wird die hintere Muskelkette und die LWS biomechanisch in Flexion belastbarer, jedoch impliziert diese Übung keine LWS-Flexion und der Patient sieht hierin womöglich eine geringere Gefahr als direkte Bückbewegungen. Durch die Umkehr von Punctum Fixum und Punctum Mobile ist häufig ein Umweg für die als schmerzhaft kodierten Bewegungen möglich

**Abb. 6.18**  Jefferson Curl
Hüft- und LWS-dominant

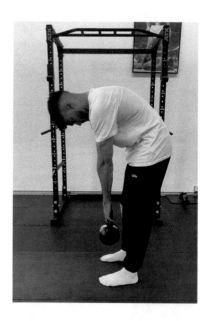

**Abb. 6.19** Jefferson Curl
BWS-dominant. Regression
zu 6.18 durch weniger
Hebel (biomechanisch) und
weniger ähnliche Bewegung
zur problematischen
Bewegung des Patienten
(kognitiv), welche hüft-
und LWS-dominant ist.
Manchmal lohnt es sich über
Edukation dem Patienten
zu verdeutlichen, dass es
sich bei der Durchführung
einer neuen Bewegung wie
beispielsweise dieser um
eine Bewegungsmodifikation
handelt und es nicht dieselbe
Bewegung ist, die sonst
Probleme macht. Womöglich
lässt sich dadurch der Patient
eher darauf ein

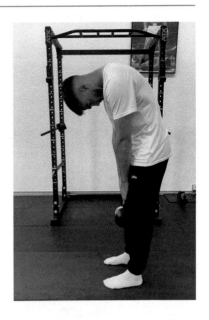

**Abb. 6.20** Jefferson Curl
aus assistiertem Stand.
Regression zu 6.18

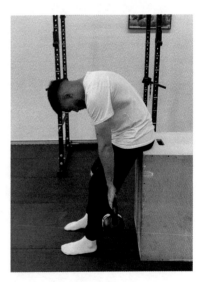

- Bei Unwohlsein trotz mehrwöchigem angepasstem Volleyballtraining Änderung der Spielposition oder -technik oder Implementierung von Pausen während des Trainings zur Selbstwahrnehmung und Entspannung der HWS möglich, um die Partizipation nicht gänzlich zu eliminieren
2. Rotationsübungen aus alternativen schmerzärmeren Positionen
   - Rotation des Kopfes mit weniger Muskelaktivität (Abb. 6.25, 6.26):
   - Indirekte HWS-Rotation (Abb. 6.27, 6.28):

**Abb. 6.21** LWS-Flexion mit Ball aus assistiertem Stand. Biomechanische Regression zu 6.20 durch engere Gewichtsführung und weniger Hebel

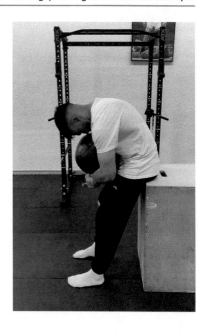

**Abb. 6.22** Jefferson Curl aus dem Sitz. Regression zu 6.20 durch entferntere Position zur problematischen Bückbewegung des Patienten aus dem Stand (kognitiv), womöglich jedoch kinematisch gesehen eine Progression aufgrund der stärkeren Hüft- und somit LWS-Flexion

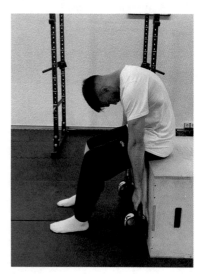

3. Progressives Krafttraining
   - Isometrische Übungen für zervikale Muskelgruppen (Abb. 6.29–6.34):
   - Dynamische Übungen (Abb. 6.35–6.40):Abb. 6.35tiefzervikale Mobilisation. Die Nase zeigt immer Richtung Boden. Dadurch wird eine Bewegung tiefzervikaler und hochthorakaler Segmente erreicht

**Abb. 6.23** verspannte HWS

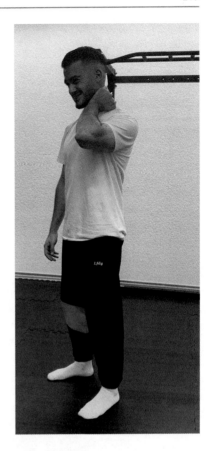

**Abb. 6.24** schmerzhafte HWS-Rotation

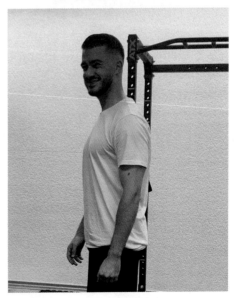

**Abb. 6.25** HWS-Rotation
aus Rückenlage. Durch die
Gewichtsabgabe an den
Boden ist meistens eine
für den Patienten sicherere
Ausführung und größere
Bewegungsamplitude möglich

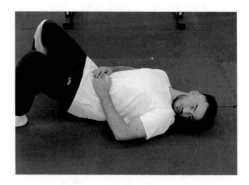

**Abb. 6.26** HWS-Rotation
aus erhöhter Rückenlage.
Progression zu 6.25

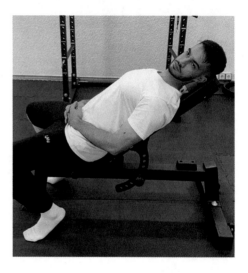

Alle Übungen mit angepasster ROM und Intensität mit tolerierbaren Schmerzen
durchführen und bei Ausbleiben negativer Reaktionen Schwierigkeit zwecks Erhöhung der Belastbarkeit und Verbesserung der Mobilität erhöhen.

### 6.2.3  Chronische Nackenschmerzen

**Beispiel 3**

Einer Büroangestelltin plagen seit mehreren Monaten hartnäckige Nackenschmerzen und -verspannungen. Ergonomische Arbeitsplatz- und Haltungsein-
stellungen brachten bisher nicht den gewünschten Effekt. Sie hat nach längerem
Sitzen Nackenschmerzen, die dann Konzentrationsstörungen mit sich bringen,
weshalb sie versucht so gerade und aufrecht wie möglich zu sitzen um den

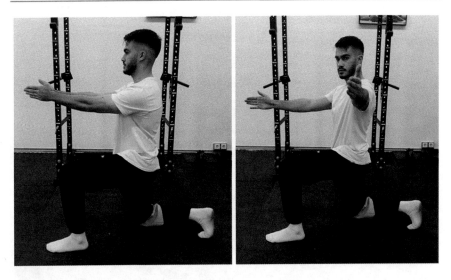

**Abb. 6.27** BWS-dominante Rotation. Durch die visuelle Fixation der sich bewegenden Hand-flächen und der Rotation des Oberkörpers mit horizontaler Schulteradduktion wird zwar die HWS biomechanisch gesehen weiterlaufend mit rotiert, jedoch ist die Bewegung keine implizite HWS-Rotationsübung und kann womöglich als kognitiver Türöffner dienen

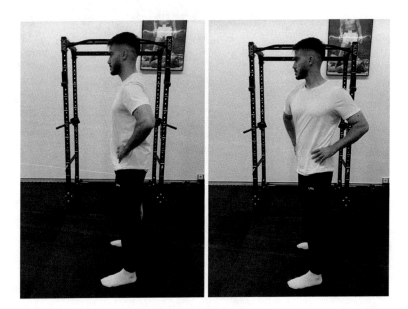

**Abb. 6.28** BWS-Rotation ohne Kopfrotation. Durch die visuelle Fixation eines Punktes und eine BWS-Rotation ohne Kopfrotation wird eine indirekte gegenläufige HWS-Rotation erzeugt. Im folgenden Beispiel findet eine Umkehr von Punctum Fixum und Mobile statt, wobei die BWS nach links und die HWS indirekt nach rechts rotiert

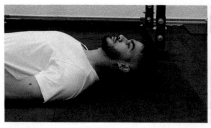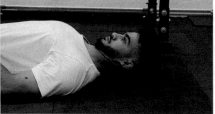

**Abb. 6.29** Chin-in aus Rückenlage. Isometrische Aktivierung der hochzervikalen Flexoren und tiefzervikalen Extensoren

**Abb. 6.30** Isometrie HWS-Extension

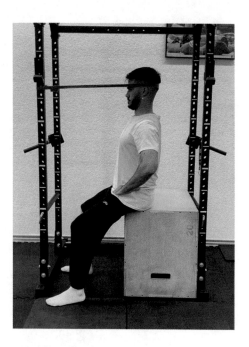

Zeitpunkt der Schmerzzunahme hinauszuzögern. Dies gelingt ihr aber nicht. Zudem ist die Schulterabduktion sehr schmerzhaft für den Nacken, weswegen sie diese Bewegung vermeidet, um eine stärkere Verspannung vorzubeugen. Die Schulter ist deshalb nach ihrem Empfinden etwas steifer geworden. ◄

**Problematische Bewegung:** längeres Sitzen, Schulterabduktion

**Schmerzangaben:**

- dauerhafte Nackenschmerzen NRPS 2, nach 2–3 h Sitzen NRPS 7 (Abb. 6.41)
- Schulterabduktion NRPS 6 ab 80° (Abb. 6.42)

**Abb. 6.31** Isometrie HWS-Flexion

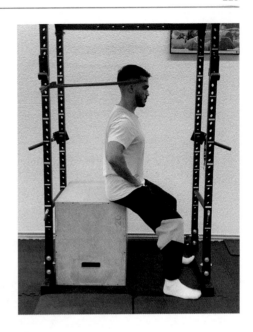

**Abb. 6.32** Isometrie HWS-Lateralflexion links

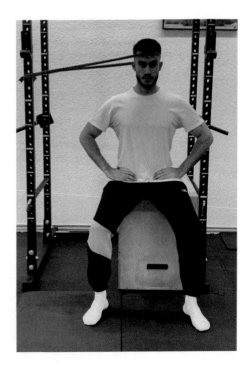

**Abb. 6.33** Isometrie HWS-
Rotation links. Mit einem
Band ist ein Drehmoment in
die Rotation nur schwer zu
kreieren. Es hilft, sich weiter
nach vorne zu setzen, damit
der Zug nach dorso-lateral
geht

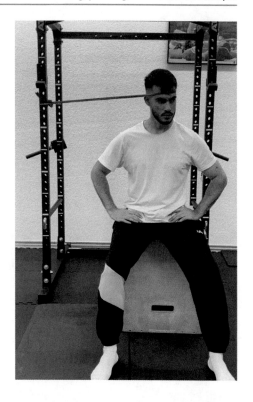

**Abb. 6.34** Isometrie HWS-
Rotation links mit der Hand.
Mit der Hand lässt sich über
einen Druck an der lateralen
Stirn nach medial eine bessere
Anti-Rotationsaktivität
auslösen

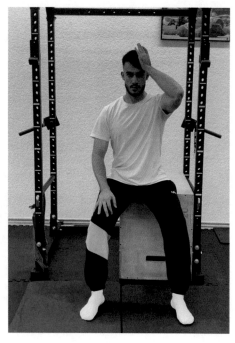

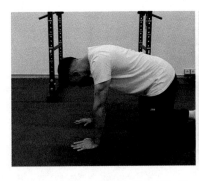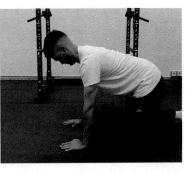

**Abb. 6.35** tiefzervikale Mobilisation. Die Nase zeigt immer Richtung Boden. Dadurch wird eine Bewegung tiefzervikaler und hochthorakaler Segmente erreicht

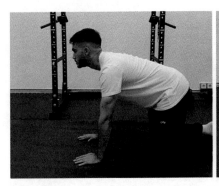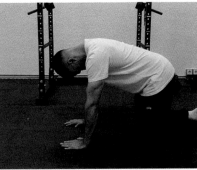

**Abb. 6.36** hochzervikale Mobilisation. Nase und Kopf schwenken mit, Blick nach vorne und hinten unten richten. Progression zu 6.35 im individuellen Patientenfall, der besonders Probleme in hochzervikalen Regionen aufweist

**Abb. 6.37** Dynamische Kräftigung der HWS Flexion. Beispiel für die HWS-Flexion. Extension aus Bauchlage

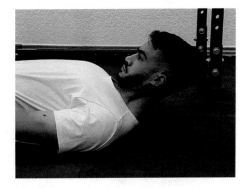

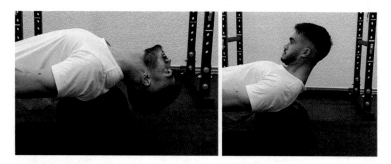

**Abb. 6.38**  Dynamische Kräftigung der HWS-Flexion aus Überhang. Progression zu 6.37 aufgrund größerer Bewegungsamplitude

**Abb. 6.39**  Dynamische
Kräftigung der HWS-Flexion
mit Band

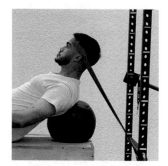

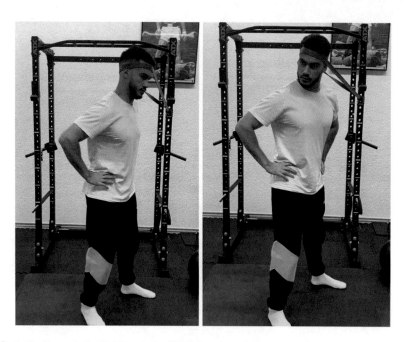

**Abb. 6.40**  Dynamische Kräftigung der HWS-Rotation mit Band

**Abb. 6.41**   schmerzhafter
Nacken

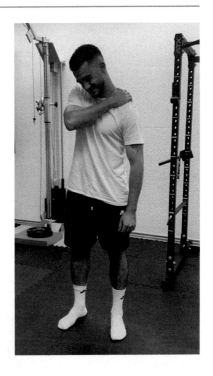

**Abb. 6.42**   schmerzhafte
Schulterabduktion

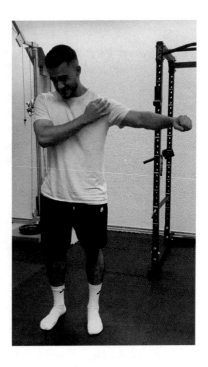

**Übungsempfehlungen:**

1. Beginn einer Bewegungsroutine auf der Arbeit:
   - Edukation über die Notwendigkeit der Haltungsvariation
   - Edukation der Notwendigkeit der Bewegung, selbst der sich fest oder schmerzhaft anfühlenden, welche im Nachhinein positive Ergebnisse mitbringe
   - Allgemeine Bewegungen der Arme, Schultern und Wirbelsäule
2. Beweglichkeitsübungen der Schulter (Abb. 6.43, 6.44 und 6.45):
3. Belastbarkeitsaufbau der Nackenmuskulatur (Abb. 6.46, 6.47, 6.48, 6.49 und 6.50):
   - Progression des Übungsplans mit zusätzlichen Zug- und Druckübungen

### 6.2.4 Chronische Schulterschmerzen

**Beispiel 4**

Ein Patient hat langjährige persistierende postoperative Schmerzen in der rechten Schulter. Besonders die Armhebung über 90° ist schmerzhaft und somit alle Überkopfbewegungen wie der Tennisaufschlag oder druckhafte Kraftübungen wie der Overheadpress. Kraftübungen für die Schulter hat er minimiert und

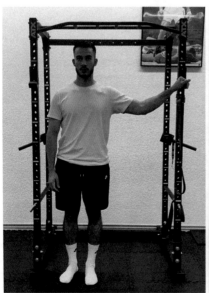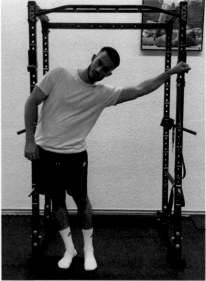

**Abb. 6.43**  Passive Schulterabduktion mit Widerlager. Durch das Tauschen von Punctum Fixum und Mobile werden die abduzierenden Muskeln weniger aktiviert und indirekt eine größere Abduktion erzielt, als es aktiv gegen die Schwerkraft der Fall wäre

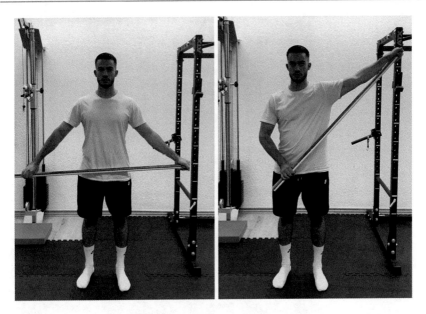

**Abb. 6.44** Assistive Schulterabduktion mit Stab. Progression zu 6.43 durch mehr aktive Arbeit der abduzierenden Muskeln. Durch den Schub der rechten Hand wird die linke Schulter im Vergleich zur Abduktion ohne Stab entlastet

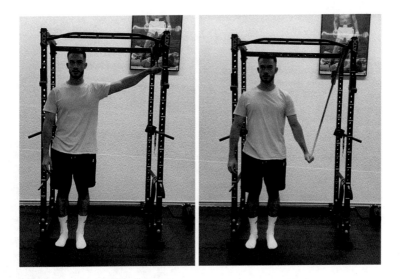

**Abb. 6.45** Schulterabduktion mit antagonistischem Widerstand. Die adduzierenden Muskeln werden während der Abduktion exzentrisch aktiv und können die abduzierenden Muskeln entlasten und die Abduktion erleichtern. Der Bewegungsauftrag ist eine Adduktion, was auch kognitiv ein Umgang für die als schmerzhaft kodierte Abduktion sein kann

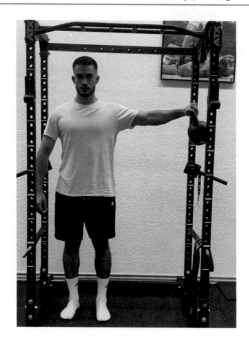

**Abb. 6.46**   Schulterabduktion mit Widerstand

**Abb. 6.47**   Schulterflexion
mit Widerstand

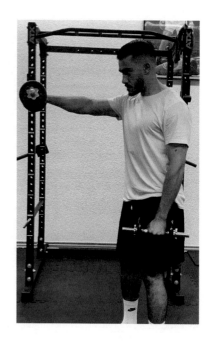

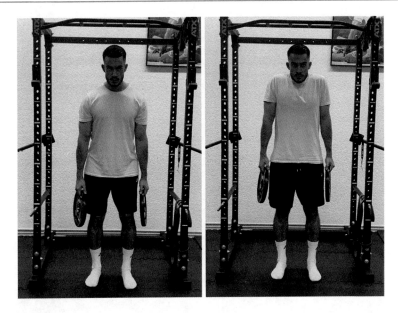

**Abb. 6.48**  Shrugs mit Widerstand

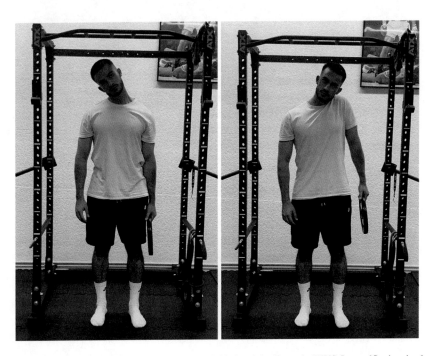

**Abb. 6.49**  Shrugs unilateral. Progression zu 6.48 durch ipsilaterale HWS-Lateralflexion in der konzentrischen Phase und kontralaterale HWS-Lateralflexion in der exzentrischen Phase

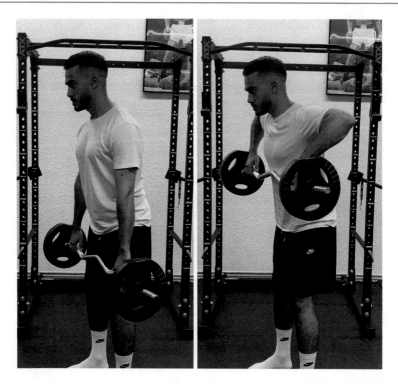

**Abb. 6.50**  Aufrechtes Rudern

Druckübungen wie Overheadpress oder auch das (nicht schmerzhafte) Bankdrücken oder den Latzug eliminiert, um die Schulter nicht zu stressen. Früher
spielte er mit seinen Freunden regelmäßig Tennis, da er jedoch ein vollwertiger
Trainingspartner sein möchte geht er lieber nicht zum Tennis, um das Niveau
nicht herunter zu ziehen. ◄

**Problematische Bewegung:** Schulterelevation und druckhafte Überkopfbewegungen.

**Schmerzangaben:**

- Schulterflexion NRPS 2 ab 90° und endgradig NRPS 5 (Abb. 6.51)
- Overheadpress ab 100° NRPS 3, auch schon mit leichtem Gewicht (Abb. 6.52)
- Tennisaufschlag NRPS 6
- Steifigkeitsgefühl ab 120° Schulterelevation

**Abb. 6.51**  schmerzhafte
Schulterflexion

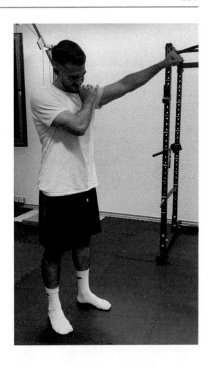

**Abb. 6.52**  schmerzhafter
Overheadpress

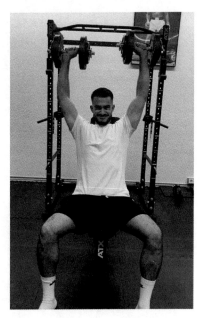

**Übungsempfehlungen:**

1. Beibehalt/Wiederaufnahme des Tennis- und Krafttrainings
   - Offene Kommunikation mit Traningspartnern über die Einschränkungen
   - Tennisspielen ohne Aufschlag
   - Nicht schmerzhafte Druckübungen, wie das Bankdrücken, wieder aufnehmen
   - Nicht schmerzhafte Zugübungen, auch die über 90° Armhebung, wie den Latzug, wieder aufnehmen
2. Mobilisationsübungen aus alternativen schmerzärmeren Positionen (Abb. 6.53 und 6.54)
3. Anpassung der schmerzhaften Überkopfbewegungen (Abb. 6.55, 6.56 und 6.57)
   - Incline Press für Belastbarkeitsaufbau über 90° (Abb. 6.55):
   - Graduelle Steigerung von Überkopfdruckübungen durch Anpassung der ROM beim Overheadpress bis zu einem tolerablen Winkel (Abb. 6.56):
   - Frontraises bis zu einem tolerablen Winkel (Abb. 6.57):

4. Training umliegender Strukturen im Grenzgebiet zum schmerzhaften Bereich:
   - lateral Raises
   - offenes seitliches Rudern
   - Überzüge am Seilzug

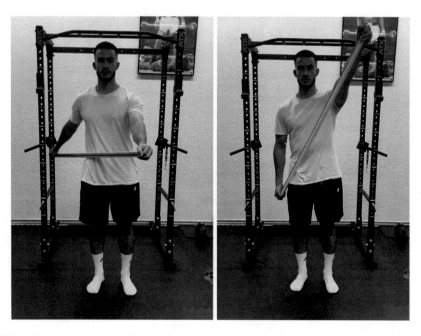

**Abb. 6.53**  assistive Schulterflexion mit Stab

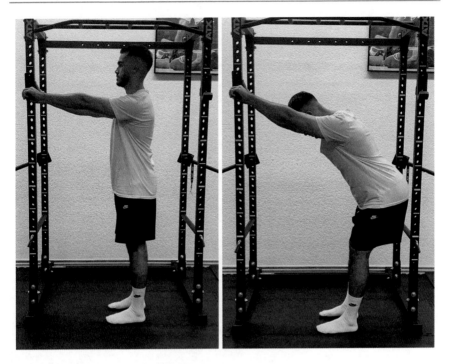

**Abb. 6.54** Schulterflexion mit Widerlager an der Wand

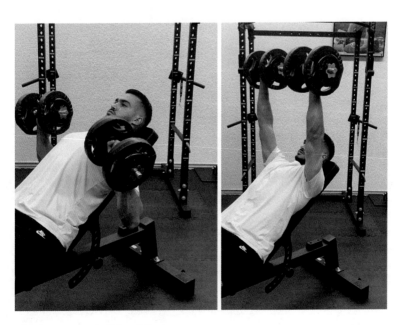

**Abb. 6.55** Incline Dumbell Bench Press

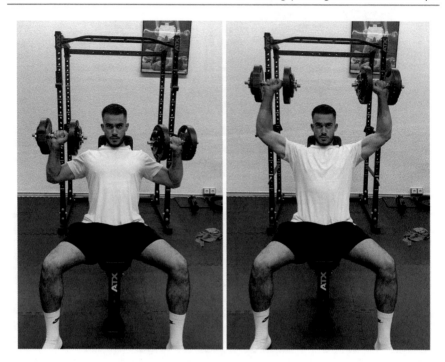

**Abb. 6.56** angepasster Overhead-Press. Ein weitere mögliche Regression ist der Overhead-Press in der geschlossenen Kette mit einer Langhantel oder in einem geführten Gerät

## 6.2.5  Chronische Knieschmerzen

**Beispiel 5**

Ein ambitionierter Läufer hat seit zwei Jahren persistierende Knieschmerzen links kaudo-ventral der Kniescheibe beim Joggen. Normalerweise geht er 3 mal die Woche 5–7 Kilometer laufen. Der Schmerz beginnt nach 5 min und wird mit zunehmender Laufzeit schlimmer, welche nach dem Joggen auch anhält. Deshalb überlegt er gar nicht mehr Joggen zu gehen. Im Krafttraining hat er Schmerzen bei kniedominanten Übungen wie Kniebeugen oder Ausfallschritten, weshalb ihm eine generelle mehrwöchige Kraftsportpause empfohlen wurde. Zudem berichtet er über zunehmende Kniesteifigkeit, besonders in der tiefen Hocke. ◀

**Problematische Bewegung:** Laufen, kniedominante Kraftübungen und endgradige Kniebeugung.

**Schmerzangaben:**

- Laufen ab Minute 5 NRPS 6, zunehmend ab Minute 15 NRPS 8, Schmerz nach dem Laufen bis zu 24 Stunden bei NRPS 4
- Kniebeugen mit 40 kg ab 60° Kniebeugung schmerzhaft, NRPS 3 (Abb. 6.58)

**Abb. 6.57** Front Raise

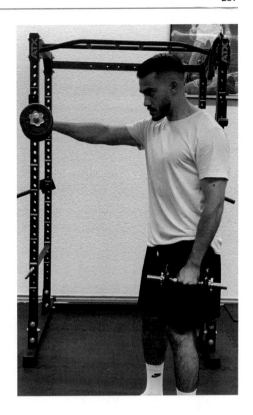

- Ausfallschritte schmerzhaft im vorderen Bein schon ab 50° ohne Zusatzgewicht NRPS 6 (Abb. 6.59)
- Tiefe Hocke Steifgkeitsgefühl im Knie (Abb. 6.60)

**Übungsempfehlungen:**

1. Beibehalt/Anpassung des Lauftrainings
   - Reduzierung des wöchentlichen Laufvolumens: Eine sinnvolle Strategie könnte die Verringerung des wöchentlichen Laufpensums von etwa 15 km auf beispielsweise circa 10 km sein. Dies ließe sich durch zwei Einheiten à 5 km oder drei Einheiten à 3,3 km realisieren. Diese Anpassung zielt darauf ab, die Belastung auf das Kniegelenk zu reduzieren, ohne gänzlich auf das Lauftraining verzichten zu müssen.
   - Anpassung der Laufmechanik wie eine Verringerung der Schrittlänge und Erhöhung der Kadenz. Diese Technikoptimierung könnte es ermöglichen, das bisherige Laufvolumen beizubehalten oder sogar behutsam zu steigern, ohne die Schmerzintensität zu erhöhen.
   - Kombinierte Anpassung: Volumenreduktion und Lauftechnikoptimierung. Hierbei würde zunächst das Laufvolumen temporär reduziert werden, um eine Basisentlastung zu schaffen. Parallel dazu wird die Laufmechanik angepasst. Mit zunehmender Adaptation und bei Schmerzlinderung könnte das Laufvolumen dann schrittweise wieder erhöht werden.

**Abb. 6.58** schmerzhafte
Kniebeuge

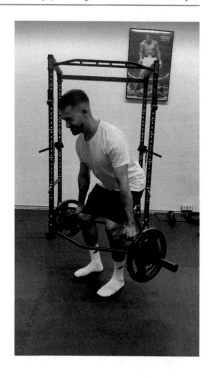

**Abb. 6.59** schmerzhafter
Ausfallschritt

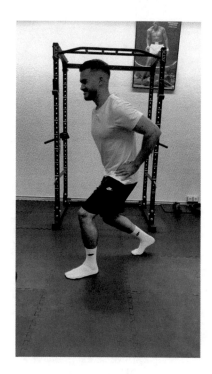

**Abb. 6.60** steife tiefe Hocke

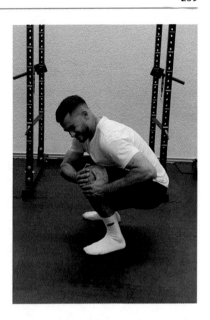

Um die Wirksamkeit einer Anpassung zuverlässig beurteilen zu können, ist es ratsam, diese über einen Zeitraum von mehreren Wochen konsequent umzusetzen. Nur so lassen sich mögliche Veränderungen der Symptome genau beobachten und bewerten. Es ist wichtig zu beachten, dass eine Anpassung nicht vorschnell als unwirksam eingestuft werden sollte, wenn nach nur einer Woche noch keine spürbaren Verbesserungen eingetreten sind. Oftmals benötigt der Körper mehr Zeit, um auf Veränderungen zu reagieren und positive Effekte zu zeigen, besonders bei noziplastischen Schmerzen.

2. Beibehalt/Anpassung des Krafttrainings
   - Keine generelle Kraftsportpause
   - Schmerzfreie hüftdominante Übungen weiter machen oder sogar intensivieren (Beispiele: Kreuzheben, Ab-/Adduktor am Gerät, Hip-Thrusts)
   - Schmerzarme kniedominante Übungen wie Kniestrecker oder -beuger weiterhin trainieren
   - Schmerzhafte Kniebeugen anpassen:
     – Im vollen Bewegungsausmaß weiterhin arbeiten mit unter 40 kg.
     – Ab 40kg für schmerzarme Komfortzone ROM reduzieren auf bis 50° Kniebeugung, beispielsweise an der Hexbar
     – B-Stance-Variante, schmerzhaftes Knie vor und Belastung mehr auf den hinteren Fuß. Dadurch wird die Knieflexion und Belastung im vorderen Knie reduziert (Abb. 6.61)
     – Hüftdominant heben und Knieflexion minimieren (Abb. 6.62)
     – Isometrische Kraftübungen (Abb. 6.63, 6.64, 6.65):
   - Schmerzhafte Ausfallschritte anpassen:

**Abb. 6.61**  B-Stance
Kniebeuge

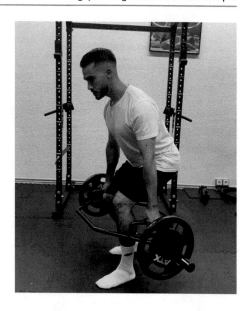

**Abb. 6.62**  Hüftdominante
Kniebeuge. Ähnlich zum
Kreuzheben

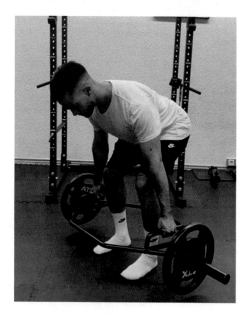

    – Engerer Schritt und angepasste Tiefe.
    – Step-Downs unter der ab 50° schmerzhaften Knieflexion in kleiner Amplitude (Abb. 6.66, 6.67)
3. Plyometrische Anbahnung
    • Da Laufen eine Bewegung bestehend aus zyklischen unilateralen Sprüngen ist, sollten plyometrische Übungen zur Verbesserung der Kniebelastbarkeit

**Abb. 6.63** Wandsitz bilateral

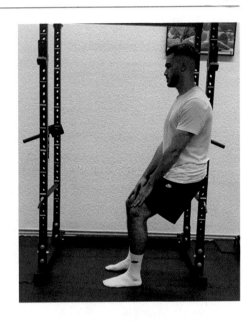

**Abb. 6.64** Wandsitz
unilateral. Progression zu
6.63

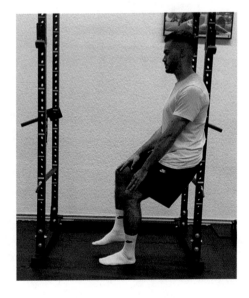

eingesetzt werden. Besonders nach einer Laufpause, um den Einstieg in den Laufsport progressiv zu gestalten. Je nachdem, ob mehr die exzentrische Phase oder konzentrische Phase Probleme macht (falls überhaupt schmerz-anamnestisch erkennbar), kann jeweils die schmerzärmere Bewegungs-form weiter trainiert werden und die problematischere Bewegung langsam

**Abb. 6.65** Isometrie
flektierter Einbeinstand.
Regression zu 6.63, aufgrund
der Oberkörpervorlage mehr
Beteiligung posteriorer
Muskelgruppen

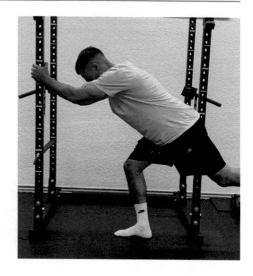

**Abb. 6.66** Step-Down Fuß
lateral runter

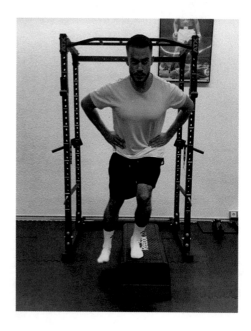

erarbeitet werden. Eine beispielhafte Progression für die exzentrische Phase
(Abb. 6.68–6.73):
4. Beweglichkeitstraining der endgradigen Knieflexion
   - Verbesserung der Knieflexion (Abb. 6.74–6.77):Abb. 6.74tiefe Hocke mit
     Festhalten

**Abb. 6.67** Stepdown
Fuß ventral runter.
Regression zu 6.66 durch
die Oberkörpervorlage mehr
Knieflexion

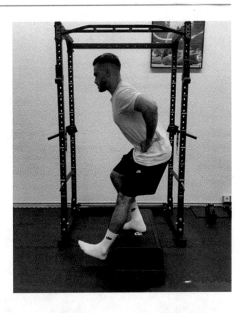

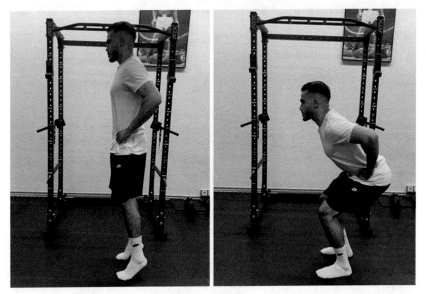

**Abb. 6.68** Landung bilateral aus dem Stand. Diese Bewegung ist kein Sprung. Aus dem Zehenstand erfolgt nur ein Fallen, ohne nach oben zu springen

In den Übungsempfehlungen dieser fünf Beispiele finden sich progressiv-dynamische Bewegungsansätze, ohne den Eindruck eines spezifischen Übungsplans zu erwecken. Es ist als ein Anstoß für kreative Bewegungsmodifikationen und Pro- und Regressionen zu verstehen. Dies soll aber nicht die Möglichkeit, wenn nicht

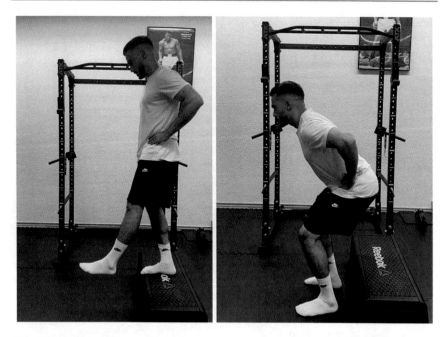

**Abb. 6.69** Landung bilateral aus einer Erhöhung

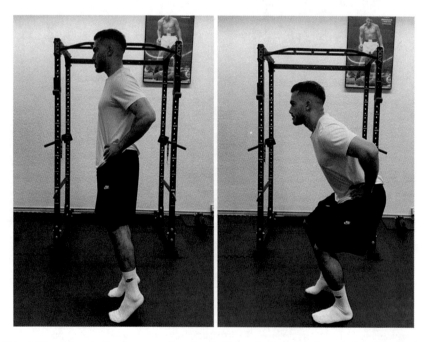

**Abb. 6.70** verlagerte Landung aus dem Stand. Vorbereitung auf unilaterale Landungen. Der rechte Fuß dient hier als leichte Unterstützung für eine Gewichtsabnahme und für mehr Stabilität

**Abb. 6.71** Unilaterale
Landung aus dem Stand.
Progression zu 6.70

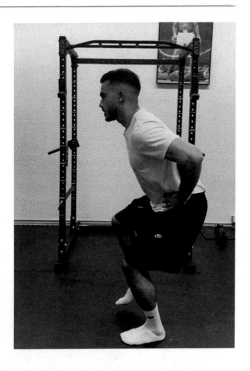

sogar individueller Notwendigkeit, von anderen schmerzlindernden Strategien wie
beispielsweise Entspannungstechniken, Dehnübungen oder anderen Bewegungsformen, wie Spazierengehen, Schwimmen oder anderen Aktivitäten infrage stellen. Das Ziel war ein Einblick in mögliche Bewegungsmodifikationen unter Beibehalt höchstmöglicher Aktivitätslevel und gradueller Annäherung an die jeweils
problematische/schmerzbedingt vermiedene Handlung, welche besonders in der
physio- und sporttherapeutischen Praxis von hoher Relevanz ist, zu geben. Bewusst wurde in diesem Kapitel auf die Präsentation spezifischer Formeln, stan-
dardisierter Trainings- oder Periodisierungsmodelle, sowie starrer inhaltlicher und
zeitlicher Abläufe verzichtet. Stattdessen wird die Bedeutung einer ausgeprägten
klinischen Expertise in der situationsbedingten Anpassungsfähigkeit und der sinn-
vollen Progression bzw. Regression von Bewegungsinterventionen hervorgehoben.
Diese Fähigkeit zur individualisierten Therapiegestaltung ermöglicht es dem Therapeuten, flexibel auf die sich ändernden Bedürfnisse und Kapazitäten des Patienten zu reagieren.

Bei der Therapie chronischer Schmerzen ist es von entscheidender Bedeutung
zu verstehen, dass keine lineare Verbesserung zu erwarten ist. Vielmehr ist der
Heilungsverlauf oft von Fluktuationen gekennzeichnet, die sowohl Fortschritte
als auch vorübergehende Rückschritte beinhalten können. Diese Nicht-Lineari-
tät erfordert vom Therapeuten ein hohes Maß an Flexibilität und die Fähigkeit,
das Therapiekonzept kontinuierlich anzupassen. Die Schmerzwahrnehmung bei
chronischen Zuständen wird durch eine Vielzahl von Faktoren beeinflusst, die

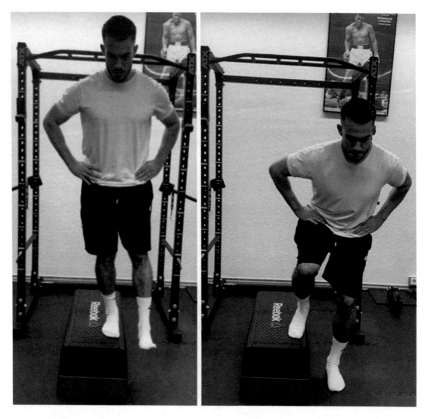

**Abb. 6.72** verlagerte Landung aus einer Erhöhung. Vorbereitung auf unilaterale Landung aus einer Erhöhung. Der rechte Fuß dient hier als leichte Unterstützung für eine Gewichtsabnahme und für mehr Stabilität

weit über rein biomechanische Aspekte hinausgehen. Dementsprechend sollte die Übungstherapie, dessen Wirksamkeit häufig ausschließlich den biomechanischen Veränderungen zugeschrieben werden, auch an kontextuelle, mentale und kognitive Faktoren angepasst und entsprechend graduell gesteigert werden. Die jeweils von den problematischen Bewegungen abgewandelten Regressionen bilden im Zuge der Rehabilitation gleichzeitig die Progression hin zu den alten, problematischen Bewegungen. Ob die graduelle Steigerung zunächst über die Erweiterung des Bewegungsausmaßes oder der Erhöhung des Trainingsvolumens oder der Belastungsintensität erfolgt, sollte situativ entschieden und an die individuellen Faktoren angepasst werden. Dabei ist es wichtig, nicht nur die physischen Aspekte zu berücksichtigen, sondern auch psycho-soziale Faktoren einzubeziehen, wie von O'Sullivan und Kollegen (2018) im Rahmen des CFT vorgeschlagen. Ziel sollte dennoch sein, der problematischen Bewegung immer näher zu kommen, sowohl aus biomechanischer als auch aus kognitiver Sicht. Dies beinhaltet nicht nur die kinematische Annäherung an die problematische Bewegung, sondern auch die

**Abb. 6.73** unilaterale
Landung aus einer Erhöhung

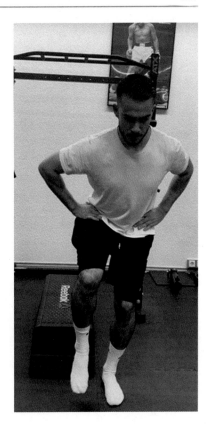

Adressierung von Bewegungsängsten und negativen Überzeugungen bezüglich der Schmerzen. Vlaeyen und Linton (2012) unterstreichen in ihrem Angst-Vermeidungs-Modell die Bedeutung des graduellen Entgegenwirkens gegenüber gefürchteten oder als gefährlich eingestuften Bewegungen, um den Teufelskreis aus Angst und Vermeidungsverhalten zu durchbrechen.

Die Flexibilität in der Therapiegestaltung erfordert vom Therapeuten ein tiefgreifendes Verständnis der Schmerzphysiologie, der Bewegungsbiomechanik und der psycho-sozialen Einflussfaktoren. Nur so kann eine wirklich patientenzentrierte Therapie gestaltet werden, die sich an den individuellen Bedürfnissen, Zielen und Reaktionen des Patienten orientiert. Dies mag auf dem ersten Blick komplexer erscheinen als standardisierte Protokolle, führt jedoch langfristig zu nachhaltigeren Ergebnissen und einer höheren Patientenzufriedenheit, wie Studien zur personalisierten Schmerztherapie zeigen (Foster et al., 2018).

Der Schlüssel zum Erfolg liegt in der Fähigkeit Patienten möglichst in Bewegung zu halten und diese schrittweise auszubauen, ohne dabei Überlastungen oder negative Erfahrungen fahrlässig zu provozieren. Bei Auftreten rückfälliger Ereignisse, wie signifikanter Schmerzzunahme oder funktioneller Einschränkungen, ist es essentiell, die Resilienz des Patienten zu fördern, maladaptive Kognitionen

**Abb. 6.74**  tiefe Hocke mit
Festhalten

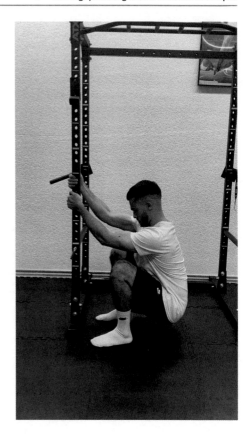

und das Fortschreiten einer Kinesiophobie zu vermeiden sowie die Motivation
durch Edukation und modifizierte therapeutische Ansätze zu reaktivieren. Hierbei
sollte der Fokus auf der Stärkung der Selbstwirksamkeit und der Implementierung
adaptiver Bewältigungsstrategien liegen, um eine nachhaltige Rehabilitation zu gewährleisten. Rückschritte sind normal und sollten nicht dramatisiert werden. Dieser
Ansatz fördert nicht nur die physische Funktionalität, sondern unterstützt auch die
Entwicklung von Selbstwirksamkeit und einem positiven Bewegungsverständnis
bei chronischen Schmerzpatienten.

Schmerz. Ein Symptom – Unzählige Maßnahmen, um diesen lindern zu wollen.
Therapeuten sollten sich an wissenschaftliche Leitlinien orientieren, dessen Autoren entgegen landläufiger Meinung nicht nur Professoren oder Laborforscher ohne
Patientenkontakt sind. Abschließend können ableitend aus aktuellen Forschungs-
ergebnissen einige Do´s und Dont´s formuliert werden, welche Kernstrategien der
chronischen Schmerztherapie darstellen sollten:

**Abb. 6.75**  Fersensitz
Variante 1. Durch die
knienahe Stützposition kann
der tolerierbare Druck auf
das Kniegelenk besser dosiert
werden

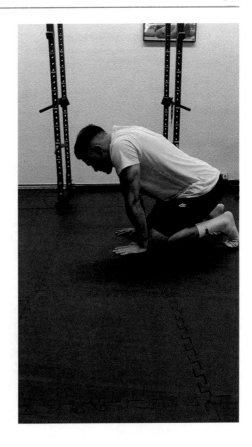

Do´s:

1. Aufrechterhaltung der Aktivität: Kontinuierliche physische Aktivität fördert die Funktionalität und reduziert das Risiko sekundärer Komplikationen (Geneen et al., 2017).
2. Beibehaltung funktionaler Verhaltensweisen: Die Fortführung adaptiver Routinen stärkt die Selbstwirksamkeit und unterstützt die Alltagsbewältigung (Foster et al., 2018).
3. Hedonistische Aktivitäten: Die Integration freudvoller Tätigkeiten fördert positive Affekte und kann die Schmerzwahrnehmung modulieren (Flink et al., 2015). Interventionen sollten Spaß machen.
4. Edukation zur Schmerzphysiologie: Fundiertes Wissen über Schmerzmechanismen kann katastrophisierende Gedanken reduzieren und das Selbstmanagement verbessern (Moseley & Butler, 2015).
5. Fokus auf Lebensqualität: Anstelle einer reinen Schmerzreduktion der betroffenen Körperstelle sollte die Erweiterung der Lebensqualität der betroffenen Person priorisiert werden (Kamper et al., 2015).

**Abb. 6.76** Fersensitz
Variante 2

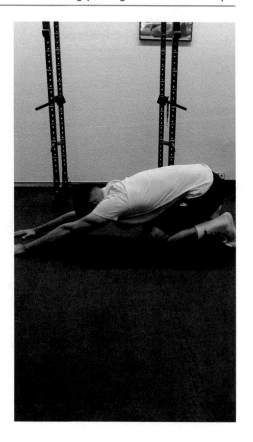

6. Aufrechterhaltung sozialer Beziehungen: Soziale Interaktion und Unterstützung sind essentiell für das psychische Wohlbefinden und die Schmerzadaptation (Karayannis et al., 2019).

Dont´s:

1. Unkritische Informationsaufnahme. Lösung: Selektive Evaluation von Informationsquellen zur Vermeidung maladaptiver Überzeugungen.
2. Überbewertung bildgebender Diagnostik. Lösung: Berücksichtigung der begrenzten Korrelation zwischen strukturellen Befunden und Schmerzerleben (Brinjikji et al., 2015).
3. Pathologisierung physiologischer Phänomene. Lösung: Differenzierung zwischen normalen Variationen und klinisch relevanten Red-Flag Befunden.
4. Gleichsetzung von Schmerz und Gewebeschaden. Lösung: Vermittlung des komplexen bio-psycho-sozialen Schmerzmodells (Moseley & Butler, 2015).
5. Maladaptive Schmerzreaktionen wie Schonung und Vermeidung. Lösung: Förderung adaptiver Copingstrategien zur Vermeidung von Hypervigilanz und Katastrophisierung.

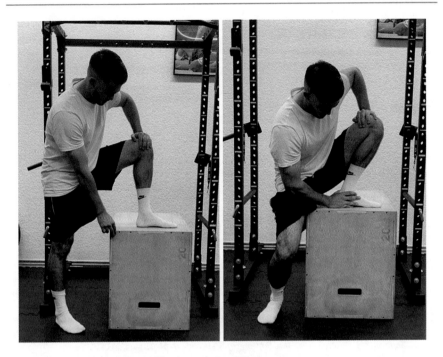

**Abb. 6.77**   Unilaterale Kniemobilisation auf einer Erhöhung

6. Antagonistischer Umgang mit Schmerz. Lösung: Implementation von Akzeptanz-basierten Interventionen als Grundlage für Verhaltensänderungen (McCracken & Vowles, 2014).

Ihre Patienten warten auf Sie. Und freuen sich auf einen Therapeuten, der empathisch ist, auf die Bedürfnisse des Patienten eingehen kann, aktuelle wissenschaftliche Erkenntnisse in seine Therapien einbaut, Bewegung, Freude und Aktivität wiederherstellt, durch positive Kommunikation und Förderung der Motivation aktive Teilhabe einfordert, Nocebos vermeidet, die Selbstwirksamkeitserwartung des Patienten erhöht, die physische Belastbarkeit steigert, Sorgen und Ängste reduziert und somit die Lebensqualität nachhaltig verbessert.

## Literatur

Ageberg, E., Link, A., & Roos, E. M. (2010). Feasibility of neuromuscular training in patients with severe hip or knee OA: The individualized goal-based NEMEX-TJR training program. *BMC musculoskeletal disorders, 11*, 126. https://doi.org/10.1186/1471-2474-11-126

Brinjikji, W., Luetmer, P. H., Comstock, B., Bresnahan, B. W., Chen, L. E., Deyo, R. A., Halabi, S., Turner, J. A., Avins, A. L., James, K., Wald, J. T., Kallmes, D. F., & Jarvik, J. G. (2015). Systematic literature review of imaging features of spinal degeneration in asymptomatic populations. *AJNR. American journal of neuroradiology, 36*(4), 811–816. https://doi.org/10.3174/ajnr.A4173

Butera, K. A., Fox, E. J., & George, S. Z. (2016). Toward a Transformed Understanding: From Pain and Movement to Pain With Movement. *Physical therapy, 96*(10), 1503–1507. https://doi.org/10.2522/ptj.20160211

Cashin, A. G., Booth, J., McAuley, J. H., Jones, M. D., Hübscher, M., Traeger, A. C., Fried, K., & Moseley, G. L. (2022). Making exercise count: Considerations for the role of exercise in back pain treatment. *Musculoskeletal Care, 20*(2), 259–270. https://doi.org/10.1002/msc.1597

Flink, I. K., Smeets, E., Bergboma, S., & Peters, M. L. (2015). Happy despite pain: Pilot study of a positive psychology intervention for patients with chronic pain. *Scandinavian journal of pain, 7*(1), 71–79. https://doi.org/10.1016/j.sjpain.2015.01.005

Foster, N. E., Anema, J. R., Cherkin, D., Chou, R., Cohen, S. P., Gross, D. P., Ferreira, P. H., Fritz, J. M., Koes, B. W., Peul, W., Turner, J. A., Maher, C. G., & Lancet Low Back Pain Series Working Group (2018). Prevention and treatment of low back pain: Evidence, challenges, and promising directions. *Lancet (London, England), 391*(10137), 2368–2383. https://doi.org/10.1016/S0140-6736(18)30489-6

Geneen, L. J., Moore, R. A., Clarke, C., Martin, D., Colvin, L. A., & Smith, B. H. (2017). Physical activity and exercise for chronic pain in adults: An overview of Cochrane Reviews. *The Cochrane database of systematic reviews, 4*(4), CD011279. https://doi.org/10.1002/14651858.CD011279.pub3

Kamper, S. J., Apeldoorn, A. T., Chiarotto, A., Smeets, R. J., Ostelo, R. W., Guzman, J., & van Tulder, M. W. (2015). Multidisciplinary biopsychosocial rehabilitation for chronic low back pain: Cochrane systematic review and meta-analysis. *BMJ (Clinical research ed.), 350*, h444. https://doi.org/10.1136/bmj.h444

Karayannis, N. V., Baumann, I., Sturgeon, J. A., Melloh, M., & Mackey, S. C. (2019). The Impact of Social Isolation on Pain Interference: A Longitudinal Study. *Annals of behavioral medicine : A Publication of the Society of Behavioral Medicine, 53*(1), 65–74. https://doi.org/10.1093/abm/kay017

Kechichian, A., Lafrance, S., Matifat, E., Dubé, F., Lussier, D., Benham, P., Perreault, K., Filiatrault, J., Rainville, P., Higgins, J., Rousseau, J., Masse, J., & Desmeules, F. (2022). Multimodal Interventions Including Rehabilitation Exercise for Older Adults With Chronic Musculoskeletal Pain: A Systematic Review and Meta-analyses of Randomized Controlled Trials. *Journal of geriatric physical therapy (2001), 45*(1), 34–49. https://doi.org/10.1519/JPT.0000000000000279

McCracken, L. M., & Vowles, K. E. (2014). Acceptance and commitment therapy and mindfulness for chronic pain: Model, process, and progress. *The American psychologist, 69*(2), 178–187. https://doi.org/10.1037/a0035623

Merkle, S. L., Sluka, K. A., & Frey-Law, L. A. (2020). The interaction between pain and movement. *Journal of Hand Therapy : Official Journal of the American Society of Hand Therapists, 33*(1), 60–66. https://doi.org/10.1016/j.jht.2018.05.001

Mittinty, M. M., Vanlint, S., Stocks, N., Mittinty, M. N., & Moseley, G. L. (2018). Exploring effect of pain education on chronic pain patients' expectation of recovery and pain intensity. *Scandinavian Journal of Pain, 18*(2), 211–219. https://doi.org/10.1515/sjpain-2018-0023

Moseley, G. L., & Butler, D. S. (2015). Fifteen Years of Explaining Pain: The Past, Present, and Future. *The Journal of Pain, 16*(9), 807–813. https://doi.org/10.1016/j.jpain.2015.05.005

Nijs, J., Lluch Girbés, E., Lundberg, M., Malfliet, A., & Sterling, M. (2015). Exercise therapy for chronic musculoskeletal pain: Innovation by altering pain memories. *Manual Therapy, 20*(1), 216–220. https://doi.org/10.1016/j.math.2014.07.004

O'Sullivan, P. B., Caneiro, J. P., O'Keeffe, M., Smith, A., Dankaerts, W., Fersum, K., & O'Sullivan, K. (2018). Cognitive Functional Therapy: An Integrated Behavioral Approach for the Targeted Management of Disabling Low Back Pain. *Physical Therapy, 98*(5), 408–423. https://doi.org/10.1093/ptj/pzy022

Sandal, L. F., Roos, E. M., Bøgesvang, S. J., & Thorlund, J. B. (2016). Pain trajectory and exercise-induced pain flares during 8 weeks of neuromuscular exercise in individuals with knee and hip pain. *Osteoarthritis and Cartilage, 24*(4), 589–592. https://doi.org/10.1016/j.joca.2015.11.002

Smith, B. E., Hendrick, P., Smith, T. O., Bateman, M., Moffatt, F., Rathleff, M. S., Selfe, J., & Logan, P. (2017). Should exercises be painful in the management of chronic musculoskeletal pain? A systematic review and meta-analysis. *British Journal of Sports Medicine, 51*(23), 1679–1687. https://doi.org/10.1136/bjsports-2016-097383

Smith, B. E., Hendrick, P., Bateman, M., Holden, S., Littlewood, C., Smith, T. O., & Logan, P. (2019). Musculoskeletal pain and exercise-challenging existing paradigms and introducing new. *British Journal of Sports Medicine, 53*(14), 907–912. https://doi.org/10.1136/bjsports-2017-098983

Sullivan, A. B., Scheman, J., Venesy, D., & Davin, S. (2012). The role of exercise and types of exercise in the rehabilitation of chronic pain: Specific or nonspecific benefits. *Current Pain and Headache Reports, 16*(2), 153–161. https://doi.org/10.1007/s11916-012-0245-3

Vlaeyen, J. W. S., & Linton, S. J. (2012). Fear-avoidance model of chronic musculoskeletal pain: 12 years on. *Pain, 153*(6), 1144–1147. https://doi.org/10.1016/j.pain.2011.12.009

Yarnitsky, D. (2010). Conditioned pain modulation (the diffuse noxious inhibitory control-like effect): Its relevance for acute and chronic pain states. *Current Opinion in Anaesthesiology, 23*(5), 611–615. https://doi.org/10.1097/ACO.0b013e32833c348b

Printed in the United States
by Baker & Taylor Publisher Services